高等医药院校应用型创新教材

供中医学、中医养生保健、中医康复技术及临床医学、
预防医学、康复治疗技术、护理等专业使用

U0719627

中医养生学

（第2版）

主　编　邓　沂　高新彦
副主编　刘喜平　王慧铭　王志磊
编　者　（以姓氏笔画为序）

王志磊　山东中医药高等专科学校
王相安　浙江大学医学院附属第一医院
王慧铭　浙江中医药大学
邓　沂　安徽中医药高等专科学校
刘喜平　甘肃中医药大学
安玉霞　安徽中医药高等专科学校
安素红　邢台医学高等专科学校
孙　炜　浙江中医药大学
张玉珊　泉州医学高等专科学校
张俊美　安徽中医药高等专科学校
高新彦　陕西中医药大学
韩世伟　长春中医药大学

西安交通大学出版社
XI'AN JIAOTONG UNIVERSITY PRESS

图书在版编目(CIP)数据

中医养生学 / 邓沂,高新彦主编. — 2版. — 西安:西安
交通大学出版社,2021.1(2024.7重印)

ISBN 978 - 7 - 5605 - 9408 - 8

Ⅰ.①中… Ⅱ.①邓… ②高… Ⅲ.①养生(中医)
Ⅳ.①R212

中国版本图书馆 CIP 数据核字(2020)第 125458 号

书　　名	中医养生学(第2版)
主　　编	邓　沂　高新彦
责任编辑	李　晶
责任校对	郭泉泉
出版发行	西安交通大学出版社
	(西安市兴庆南路1号　邮政编码 710048)
网　　址	http://www.xjtupress.com
电　　话	(029)82668357　82667874(市场营销中心)
	(029)82668315(总编办)
传　　真	(029)82668280
印　　刷	陕西奇彩印务有限责任公司
开　　本	787mm×1092mm　1/16　印张 12.25　彩页 2　字数 309 千字
版次印次	2021 年 1 月第 2 版　　2024 年 7 月第 6 次印刷
书　　号	ISBN 978 - 7 - 5605 - 9408 - 8
定　　价	36.00 元

如发现印装质量问题,请与本社市场营销中心联系。
订购热线:(029)82665248 (029)82667874
投稿热线:(029)82668226 (029)82668804
读者信箱:xjtumpress@163.com

前 言 Preface

　　中医养生学是研究和阐释人类生命发生发展规律、预防疾病、增强体质、益寿延年的基础理论和方法的一门学科，属中医类专业课程之一。

　　随着社会的发展和进步，民众关注、期盼健康，国家关爱民生、提高民众福祉，养生保健正在覆盖全民和人们的全生命周期，民众的养生保健意识得到空前提高，养生保健的技术和产品越来越受到人们的喜爱和关注。在未来我国实现"健康中国2030"中国梦的蓝图中，中医养生将在促进国民健康水平、提高人们生活幸福指数、缓解社会医疗卫生负担等方面发挥巨大的、不可替代的作用。本教材是在西安交通大学出版社策划并指导下，组织全国中医药、医药高等院校相关专家编写，遵循专业培养目标和岗位要求，以培养基本技能为目的，注重突出应用型、技能型教育，恰当把握教材内容的深度、广度和侧重点，同时努力适应新时代的学习要求。

　　本教材分上、中、下三篇，上篇阐述中医养生学基本理论，主要有学科概念、发展概况、基本观念和基本原则等；中篇介绍中医养生保健的常用技术，主要包括精神情志、饮食药膳、运动锻炼、生活起居、内服药物、针灸按摩等养生法，以及气功、拔罐、刮痧、耳贴、足浴等其他养生法；下篇为中医养生保健的应用举例，主要有因地、因时、因人养生及亚健康与中医干预等。本教材有两大特点，一是循序渐进，系统完善，重点突出。从上篇"基本理论"的概念概况、基本观念、基本原则的梗概介绍，到中篇"常用方法"的精神情志、饮食药膳、运动锻炼、生活起居、内服药物、针灸按摩等方法和技术的详细论述，再到下篇"实践运用"的因地、因时、因人养生和亚健康与中医干预的专项介绍，广泛涉及了中医养生保健的基本内容，同时结构完善、重点突出。二是讲究方法，与时俱进，注重效果。为了便于学习，每章均在章前列"学习目标"，方便读者掌握学习目的与知识、能力要求；章中列"知识链接"，方便读者探索增知；章后列"目标检测"，方便读者巩固学习重点以及进行自我检测。为了适应当下学习的新要求，同时注重技能的学习与培养，本次再版，特别配有二维码，扫码即可观看配套的药膳制作与针刺、按摩、拔罐等操作视频。

　　本教材由多所中医药、医药高等院校专家共同编写完成。具体编写分工如下：第一、二、三章由高新彦编写；第四章由安素红编写；第五章由王慧铭、邓沂编写；第六章由王慧铭编写；

1

第七章由韩世伟编写;第八章由孙炜、王相安编写;第九章由王志磊编写;第十章由王志磊、张玉珊编写;第十一、十二章由邓沂编写;第十三章由安玉霞、张俊美编写;第十四章由刘喜平编写。

本教材第一主编邓沂教授拟定了全书的编写计划和编写体例,在第二主编高新彦及刘喜平、王慧铭、王志磊三位副主编分别对各自分管章节认真修改的基础上统审了全书各章节。

本教材适合于高职高专院校中医学、中医养生保健、中医康复技术及临床医学、预防医学、康复治疗技术、护理等相关专业使用,同时也适用于各类养生保健培训班和广大中医爱好者。

由于时间较紧及限于编者水平,本教材疏漏与错误之处实属难免,希冀业内专家、广大师生和读者朋友提出反馈意见,以便修订提高。

《中医养生学》编委会

2020 年 3 月

目 录 Contents

上篇 中医养生学基本理论

中篇　中医养生常用方法

下篇　中医养生实践运用

上 篇

中医养生学基本理论

第一章　中医养生学概论

【学习目的】通过对中医养生学有关概念、特点、目的、意义及发展概况的学习，充分认识中医养生学的重要性和实用性。

【知识要求】掌握养生的概念与中医养生学的概念、特点，熟悉养生的目的和意义，了解中医养生学的发展概况。

【能力要求】熟练应用中医养生学的概念，提高学生查阅中医养生文献的能力，并将其自觉运用于中医养生之中。

中医养生学具有悠久的历史、独特的理论体系、丰富多彩的养生方法、卓有成效的实践经验、鲜明的东方色彩和浓郁的民族风格。它以我国古代的天文学、地理学、生物学、文学、史学、哲学为深厚底蕴，以中医学理论与实践为坚实基础，融汇了历代养生家、医学家的养生经验和研究成果，形成了博大精深的养生理论和方法，是我国传统文化中的瑰宝，也是中医学宝藏中的一颗璀璨明珠。近年来，随着社会的进步和时代的需要，人们对健康越来越重视，中医养生学已成为一门充满生机与活力的古老而新兴的中医分支学科，越来越显示出强大的生命力和实用价值。

第一节　中医养生学的概念与特点

一、中医养生学的概念

（一）养生的概念

养生即保养生命，是中医学特有的概念，古人亦称为摄生、道生、卫生。养生一词最早见于《庄子·内篇》，摄生一词最早见于《道德经·五十》。所谓生，就是生命、生存、生长之意；所谓养，即保养、调养、培养、补养、护养之意，摄则有摄养、调摄等意。养生就是根据生命发展的规律，采取能够保养身体、减少疾病、增进健康、延年益寿的手段所进行的各种保健活动。它是人类为了自身生存和健康长寿所进行的一切物质活动和精神活动的总和。

（二）中医养生学的概念

中医养生学是在中医学理论的指导下，探索和研究人类生命生长发育，寿夭衰老的成因、机制、规律，阐明如何颐养身心、增强体质、防治疾病，以获得更好的生存状态、延年益寿的理论和方法的综合实用性学科。

中医养生学是中华民族优秀文化的一个重要组成部分，中国文化强调"以人为本"。在漫长的历史过程中,人们非常重视养生保健,并在生活实践中积累了丰富的经验,创立了既有系统理论、多种流派、多种方法,又有民族特色的中医养生学,为我国的保健事业和中华民族的繁衍昌盛做出了杰出的贡献。

二、中医养生学的特点

中医养生学以其博大精深的理论和丰富多彩的方法而闻名于世。自古以来,东方人、西方人对养生保健都进行了长期大量的实践和探索。但由于各自的文化背景不同,其养生保健的观点和方法也有差异。中医养生学是在以中华民族文化为主体背景下发生、发展起来的,有它自身的特点,现略述其基本特点。

(一)独特完善的养生理论体系

中医养生学理论根植于中医学理论。它以"天人相应""形神合一"的整体观念为出发点,去认识人体生命活动及其与自然、社会环境的关系。特别强调人与自然环境、社会环境的协调统一,心理与生理的协调一致,讲究体内气化升降出入,并用阴阳五行学说、脏腑经络理论来阐述人体生理病理、生老病死的规律,尤其把精、气、神作为人体三大宝,作为养生保健的核心,进而确定了指导养生实践的种种原则,提出养生必须"法于阴阳,和于术数,食饮有节,起居有常,不妄作劳""形神并养"等一系列养生原则,从而自成独特完善的养生理论体系。

(二)和谐适度的养生保健宗旨

养生保健必须整体协调,其根本宗旨就是和谐适度、中正平和,使体内阴阳平衡,守其中正,保其冲和,则可健康长寿。日常生活之中,衣、食、住、行、坐、卧、言语之间,事事处处都有讲究。保持良好的情绪,避免七情过极,以及节制饮食、节欲保精、睡眠适度、形劳而不倦等,都体现了这种思想。晋代养生家葛洪提出"养生以不伤为本",唐代养生家、医药学家孙思邈提出"不多不少,几于道矣"。养生之道在于遵循自然及生命过程的变化规律,达到和谐适度。

(三)综合多法的辩证养生方法

数千年来,中医养生方法众多,且有着广泛的群众基础,如太极拳,作为一种养生方法,已经风靡国内外;药膳、药酒、药茶以及运用中药调养身体的方法,已经受到国内外养生爱好者的高度重视和普遍采用。然而,养生保健是一项系统工程,并非一功一法就能实现,而是要针对人体生理病理的状况,采取多种调养方法,进行因时、因地、因人施养,才能达到健康长寿的目的。因此,中医养生学包括精神情志养生、生活起居养生、饮食养生、运动锻炼养生、内服药物养生、针灸按摩养生、食疗药膳养生、文化娱乐养生以及因地养生、因时养生、因人养生等方面。切忌千人一法、四时一食,而是针对各自的不同体质或疾病特点,有的放矢,多法联用,综合、辨证调养。

(四)贯穿一生的全面养生实践

养生不仅仅是中老年人的事,而是要自妊娠于母体之始,至耄耋之年,每个年龄阶段都要采用不同的养生方法,必须持之以恒,坚持不懈。中医养生保健学强调养生保健是一辈子的事情,要伴随人的一生一世、一言一行。养生应该从优生优育开始,注重"胎教""胎养"。养生保健务必"居安思危"。在未病之时、患病之际、病愈之后,都要根据不同体质和病情采用相应的养生方法。孙思邈早就强调养生知识"必须家家自学,人人自晓"。全面普及养生知识,提高全民养生保健的自觉性,把养生保健活动作为人生活动的重要组成部分,进行健康教育与健康促进是中医养生学的一个基本特征。

第二节　养生的目的和意义

一、养生的目的

健康与长寿,自古以来就是人类的共同愿望和追求。"人命至重,有贵千金"是孙思邈的一句至理名言,也是养生保健的根本目的和意义所在。人生存在世界上,外有六淫之侵,内有七情之感和饮食劳倦之伤,因而常有疾病发生而威胁生命、损身折寿,不能尽终天年。而养生的目的就在于增强体质,预防疾病,延年益寿。

(一)增强体质

健康与体质关系非常密切。中医养生学认为增进健康最重要的是增强体质。

《灵枢·寿夭刚柔》指出:"人之生也,有刚有柔,有弱有强,有短有长,有阴有阳。"父母体质的好坏往往会对后代体质产生直接影响,是人体体质形成的第一要素,在人的一生中明显或者是潜在地发挥着作用。

一个人后天自身调养包括精神情志、饮食营养、生活起居、运动锻炼及内服药物等,对于体质改善也具有重要意义。尤其是先天薄弱的人如果后天的调养得当,可以使体质变强,从而弥补先天之不足,因此后天的养生极其重要。

世界卫生组织(WHO)经过调研表明:人的健康60%取决于自己,15%取决于遗传,10%取决于社会因素,8%取决于医疗条件,7%取决于气候的影响。因此人的健康在很大程度上取决于自己。换句话说,健康的钥匙掌握在自己手里。加强自我养生保健,是实现"人人享有卫生保健"目标,实行WHO倡导的"健康为人人,人人为健康"的重要方法。

(二)预防疾病

疾病对于人体的危害是极大的,不仅可以削弱人体的功能,耗散人体的精气,而且会缩短人的寿命。然而,人生活在大自然与社会中,受自然和社会环境的影响,不可避免地要受到各种致病因素,即邪气的侵袭。因此,如何抵御邪气、有效地防止疾病的发生,也是养生保健的关键。

《黄帝内经》指出:"正气存内,邪不可干""邪之所凑,其气必虚"。疾病的发生关系到正气和邪气两个方面的因素。中医养生强调扶助正气,抵御邪气,预防疾病;强调"上工不治已病,治未病"。"治未病"包括未病先防、欲病防萌、已病防变和病后康复四个方面,旨在强调通过养生保健防患于未然。一方面做到保养和扶助正气,使心情舒畅、精神愉快,加强身体锻炼,合理饮食,起居有常,劳逸适度,不妄作劳,使气血阴阳调和,提高机体的抗病能力。另一方面是讲究卫生,掌握气候变化规律对人体的影响,避免和防止六淫疫疠之气入侵,防止环境和饮食污染,防止金刃所伤、跌打损伤、虫兽咬伤等各种外伤,还要避免各种有害毒气,避免与传染病患者接触等。这些都是有效预防疾病的措施,是中医养生的重要内容。

(三)延年益寿

人生要经历生、长、壮、老不同的生命阶段。衰老是生命活动中不可抗拒的自然规律,是一个很复杂的生物演变过程,包括了机体的形态、组织器官的生理功能、组织器官之间的协调控制以及机体对环境的适应能力等一系列退行性的变化。衰老的快慢、寿命的长短并非人人相同,但是究其原因,则与人先天的遗传禀赋和后天的自身调养、生存环境有密切关系。

中医养生学的衰老理论有脏腑虚损、气血失调、阴阳失衡等学说,其中主要有肾元亏虚说、脾胃虚弱说、气虚血瘀说。

肾主藏精。肾的精气决定着人体的生长发育、机体的生理活动及衰老速度。肾的精气旺盛之人不易变老,即使进入衰老年龄,变老的速度也比较缓慢。反之,肾的精气亏虚之人,衰老现象往往提前发生,衰老的进程也比较快,即所谓"未老先衰"。所以要延缓衰老,必须培补肾元,如六味地黄丸、左归丸、龟龄集等即有补肾抗衰的作用。

脾胃为仓廪之官、气血生化之源。人体维持生命所需的营养物质,全赖脾胃对食物的消化吸收而获得。脾胃虚衰对于衰老进程有着重要影响,"内伤脾胃,百病由生"。中医名方如四君子汤、补中益气汤、参苓白术散、人参健脾丸等,都有良好的补养脾胃的作用,广泛适用于脾胃虚弱的人群,对于维护健康、延缓衰老具有重要的意义。

气虚血瘀学说认为老年人衰老的本质在于气虚血瘀。由于"气虚血瘀",诸脏腑因瘀而衰,功能失调,直至死亡。因此要延缓机体的衰老,从根本上说就要化解各脏器存在的瘀血,使脏器源源不断地得到气血滋养,纠正脏腑虚衰,使气血由不平衡状态转向新的平衡,以保持脏腑功能的正常发挥。益气化瘀是延缓衰老的可靠途经,如应用具有益气化瘀作用的黄芪、三七、当归、丹参等药物,即能达到气足血活、延缓衰老、使人体健康长寿的目的。

二、养生的意义

养生保健的意义重大,从小处讲,个人要想强身健体、少生疾病、益寿延年就必须养生;从大处说,人类要想与天地自然和谐共处、持续稳定的发展进步而不至于湮灭也必须养生。从时代背景的角度来看,中医养生保健的现实意义有以下几个方面。

(一)真正体现"以人为本"的理念

天地之间,以人为贵。"人命之重,有贵千金""人之所贵,莫贵于生"(《千金要方·养性》)。"健康不是一切,但没有健康就没有一切"已经成为全民的共识。党中央国务院已把增强人民健康作为基本国策。养生的意义首先在于国家、行业主管部门及相关部门都把维护人体健康、养生保健作为制定政策和行为规范的出发点。要促使经济的繁荣和发展,更要重视人体健康长寿。坚持科学发展观,一切发展都要"以人为本",不能以牺牲人的健康作为代价。《黄帝内经》早就对人进行了命名,如《素问·保命全形论》提出"天地合气,命之曰人",将天地自然与人紧密地联系起来,构成了"天地人"三才理论。并进一步说"人以天地之气生,四时之法成",强调天地自然环境对人的影响。人的健康在很大程度上取决于生存的环境,包括自然环境和社会环境。因此,养生的意义在于要求全民珍惜自我,保护环境,促进健康,进而促使全民素质提高和人类繁衍昌盛。

(二)适应疾病谱和医学模式的改变

随着工业化、城市化、全球化、老龄化以及社会经济的高速发展,不利于人类生存和健康的社会环境因素也日益增多,人们在生活逐渐丰裕以后,复杂的生物、社会及心理等综合因素引起的"现代文明病"随之而来。当前疾病谱已从感染性传染性疾病向非传染性感染性疾病演变,身心性、功能性疾病越来越多,慢性病比例越来越高。截至 2018 年,国家卫生健康委员会统计数据显示,我国现有慢性病患者超过 2.9 亿。《中国高血压防治现状蓝皮书 2018 版》显示,我国高血压患病率持续增长,全国年平均新增高血压患者 1000 万人,患病人数达 2.445 亿。根据《国家基层糖尿病防治管理指南 2018 版》,我国约有 1.14 亿糖尿病患者,约占全球糖尿病患者的 27%,已成为世界上糖尿病患者最多的国家。2018 年 2 月,国家癌症中心发布的最新一期全国癌症统计数据(全国肿瘤登记中心的数据一般滞后 3 年)显示,2014 年全国恶性肿瘤估计新发病例数 380.4 万例,平均每天超过 1 万人被确诊为癌症,每分钟有 7 个人被确诊为癌症。

随着疾病谱的改变,医学模式也发生了变化,由过去单纯的"生物医学模式"转向"生物-心理-社会医学模式"。这种模式的主要任务是控制和降低慢性病的发病率。而中医养生学正好与现代疾病谱、医学模式的变化相适应。其天地人理论、四维健康观、整体观、和谐观等基本观念,恰恰为当今人类提供了正确的健康理念,要求我们把人类、社会和环境等因素联系起来,去理解和对待人体的健康和疾病,从而杜绝疾病或减少疾病,增进健康。

知识链接

现代医学模式的内涵

(1)现代医学模式恢复了心理-社会因素在医学研究系统中应有的位置。

(2)现代医学模式更加准确地肯定了生物因素的含义和生物医学的价值。

(3)现代医学模式全方位探求影响人类健康与疾病的因果关系。

现代医学模式:生物-心理-社会。

中医学模式:人体-自然-社会心理(天人一体观)。

(三)符合医疗卫生服务重心前移的要求

中医养生学符合医疗卫生服务重心前移的要求,病后治疗不如病前预防。"预防第一"是医疗卫生服务的基本方针。但是,由于种种原因,许多人不是病前预防,而是有病乱求医;不少医生往往像消防队员一样,哪里"着了火"就扑向哪儿。实际上,中医养生学早就提出"上工不治已病治未病""未病先防"强调高明的医生不是等人得了病再去治,而是防患于未然。中医养生学提出"正气为本""疏通气血""调养脏腑""平衡阴阳"等理念和方法,就能达到"治未病"的目的。

当前,我国大力发展社区、乡镇基层卫生服务,强调健康管理,开展中医养生保健服务,大大降低了卫生经费,有效促进了国民健康,缓解了社会卫生工作负担,其现实意义十分重大。目前,全世界对中医养生保健的关注和需求也为中医养生保健提供了巨大的市场。

(四)促使精神修养与社会和谐发展

应该看到,人类社会在进步,生活节奏在不断加快,随之而来的是对生活、学习、工作的厌倦,精神的紧张和情绪的烦躁。在物质生活不断丰富的背后,是物欲冲击下精神心理的失调。激烈的社会竞争压力,致使很多人神经内分泌失调、血压升高,心脑血管疾病、癌症患者明显增多,不少人处于亚健康状态。中医养生学要求人们"修身养性""形神并养"。《素问·上古天真论》强调:"恬惔虚无,真气存之,精神内守,病安从来?"医圣张仲景更是抨击那些"孜孜汲汲,唯名利是务"之人，指出"皮之不存，毛将安附焉"。药王孙思邈"养生十要"则把"啬神"（即保养精神）作为第一要素。中医养生学强调情志养生，明确指出"怒伤肝，喜伤心，思伤脾，悲伤肺，恐伤肾""百病生于气也"，把精神情志养生和道德修养放在养生的首要地位，现代四维健康观更是说明了中医养生保健对于人们的精神修养和社会和谐发展具有重要的促进意义。

第三节　中医养生学的发展概况

中医养生学的形成和发展经历了漫长的历史，历代养生家、医学家和广大劳动人民在长期的生产和生活实践中，不断丰富和发展了养生保健的内容，逐步形成了一套较为完整的养生理论体系和系统的养生方法，对中华民族健康和繁衍做出了卓越贡献，并在世界范围内产生了深厚的影响。兹对中医养生学的发展概况简要介绍如下。

一、远古萌芽期

自从有了人类，人们就开始有了一些保养生命的活动。有巢氏构木为巢，燧人氏钻木取火，伏羲氏制作衣服、发明针灸，神农氏尝百草而识药性。

原始社会，"禽兽多而人民少"。原始人为保护自身，躲避风雨、野兽，或构木为巢，或栖身山洞，此后逐渐建造半地穴式土窑、地窖直至地面式屋舍，这便是因地养生的最早起源。

原始人类在寻找食物的过程中，发现食用某些食物后可使人体体质增强、疾病减少，遂由偶然获得变为主动摄取，这就是饮食药膳养生的起源。

原始人由赤身裸体到学会以兽皮、羽毛、树叶覆盖身体，直至穿上纺织品衣物，形成了着装养生法。

原始时期，先民长期采集、狩猎于森林之间，听百鸟之鸣，闻山间松涛之声，观飞禽走兽之姿，随而模仿之，便是娱乐养生、运动养生的开端。

古人在日常作息时发现，当疲劳体乏之时，只要宁神静息片刻、伸展活动一下肢体或捶击捏拿身体局部，就能恢复体力，于是有了吐纳、导引、按摩之术。

旧石器时代，火被运用于生活之中，驱散了严寒，减少了许多疾病的发生，也为热熨、灸法的产生提供了条件，有着极其重要的意义。到了新石器时代，随着石器、骨器的出现，而有了砭石、石针应用于养生保健之中。

神农尝百草而始有医药的传说流传久远。《淮南子·修务训》说："神农……尝百草之滋味，水泉之甘苦，令民知所避就，当此之时，一日而遇七十毒。"原始社会末期，人们已经发现并运用植物药、动物药、矿物药等天然药物来治疗疾病、强身健体。

二、先秦奠基期

先秦时期，哲学、文化与各种学术得到了明显发展，尤其是春秋战国时期的百家争鸣，使人们对有关世界本源、生命现象、病因学说等理论，有了较为客观的认识，进一步积累了养生保健知识和实践经验，奠定了中医养生保健学的基础。

这一时期，鬼神观念逐渐淡漠，人们开始理性思考疾病现象，寻找疾病产生的真实原因。《乐记·乐施》载："天地之道，寒暑不时则疾"，《周礼》指出："四时皆有疠疾：春时有痟首疾，夏时有痒疥疾，秋时有疟寒疾，冬时有嗽上气疾"，说明人们已认识到气候变化与人体健康之间的关系。《礼记》中又提出"喜、怒、哀、惧、爱、恶、欲"为人之七情,所谓"百病怒起""忧郁生疾",则是这一时期人们对情志与疾病关系的恰当概括。《左传》载:"土厚水深,居之不疾",说明当时人们就已知道选择水源充足、土地肥沃的居住地。《礼记·曲礼》指出:"食肉不至变味",意即不要吃腐败的肉食,说明当时人们已经认识到饮食与健康、饮食与疾病之间的关系。《礼记》提出:"娶妻不娶同姓",《左传》指出:"男女同姓,其生不蕃",《周礼》则载:"礼不娶同姓"和"男三十娶,女二十嫁",认为"同姓"近亲结婚对繁衍后代不利,这一观点对优生优育以及中华民族的繁衍具有积极意义。

修身养性是精神情志养生中最为重要的一环。老子养生思想的核心是"道法自然""返璞归真""清静无为"。孔子注重人格精神修养和伦理道德的规范,倡导"仁者爱人""己所不欲,勿施于人"的仁爱精神,注重用仁、义、礼、智、信、孝、悌的道德规范来加强人性修养,最终实现"仁者寿""智者寿"的养生目标。《吕氏春秋·贵生》又提出:"所谓全生者,六欲皆得其宜也。"可见,先秦诸子都非常重视修身养性、调摄精神。

饮食养生是养生保健的重要方法。《周礼·天官》就有"食医"的设置,并作为诸医之首。

关于运动锻炼,孔子明确提出:"文武之道,一张一弛"。庄子说:"形劳而不休则弊,精用而不已则劳,劳则竭",强调劳逸结合、适量运动。

关于生活起居,甲骨文中就记载着"沐""浴"等字。到周代,洗浴已成为人们的生活习惯。

提倡导引养生,已成为这一时期养生的重要内容。《庄子·刻意》说:"吹嘘呼吸,吐故纳新,熊经鸟伸,为寿而已,此导引之士,养形之人,彭祖寿考者之所好也。"

运用药物养生,则成为养生保健的重要手段。《山海经》作为先秦时期的一部古籍,就记载了多种疾病和126种药物,如"有草焉……食之不饥""有箴鱼……食之无疫疾"等。

先秦时期是我国从原始社会进入文明时代的重要转折时期,以老庄为代表的道家养生、以孔孟为代表的儒家养生,构成了这一时期养生的主流。应该说,先秦时期诸子精辟的养生思想,为秦汉时期中医养生理论体系的建立打下了良好的基础。

三、秦汉形成期

秦汉时期是中医养生理论体系形成的重要时期。根据《汉书·艺文志》记载,当时就有经方家、医经家、房中家、神仙家,其中房中家、神仙家可以说都属于养生家,可惜房中八家著作186卷、神仙十家著作250卷以及《神农黄帝食禁》《黄帝杂饮食忌》《老子禁食经》《神家食忌》《扁鹊食禁》等养生著作均已亡佚。

1975年在长沙马王堆三号汉墓出土的文物中的《导引图》《却谷食气》《十问》《合阴阳》《天下至道谈》《养生方》等,均早于《黄帝内经》,属于养生保健著作。

《黄帝内经》(以下简称《内经》)的问世标志着中医理论体系的形成,同时也标志着中医养生理论体系的形成。《内经》总结了先秦时期医药学丰富的实践经验和先秦道家、儒家、杂家的养生思想。《内经》中有关养生的内容,散见于《上古天真论》《四气调神大论》《生气通天论》《阴阳应象大论》《本神》等篇章之中。

《内经》首先认为人的生命与自然界息息相关。《素问·宝命全形论》指出:"人以天地之气生,四时之法成""天地合气,命之曰人",强调养生保健要"提挈天地,把握阴阳"。

《内经》把人与自然环境看成一个整体,强调人们要顺应自然变化,避免外邪侵袭。如《灵枢·本神》指出,要"顺四时而适寒暑"。《素问·四气调神大论》则提出了"春夏养阳,秋冬养阴"。《素问·上古天真论》又明确指出"虚邪贼风,避之有时",从而开辟了中医防病养生的先河。同时,重视正气,提出"正气存内,邪不可干"(《素问遗篇·刺法论》),"邪之所凑,其气必虚"(《素问·评热病论》)。

《内经》对人体生、长、壮、老、已的生命规律有精妙的观察和科学的概括,不仅注意到年龄阶段的变化,也注意到了性别上的生理差异。如《素问·上古天真论》中,男子八岁为一生理阶段、女子七岁为一生理阶段的生理阶段递变规律,《灵枢·天年》以十岁为一阶段的递变规律,分别详细阐述了人的生理变化特点。

《内经》明确提出了许多重要的养生原则和行之有效的养生方法。《素问·上古天真论》中明确提出"法于阴阳,和于术数,食饮有节,起居有常,不妄作劳,故能形与神俱,而尽终其天年,度百岁乃去",勾画出了中医养生保健与延年益寿之道。特别强调"治未病",充分体现出预防为主、预防第一的思想。

医圣张仲景在《伤寒杂病论·自序》中指出:"皮之不存,毛将安附焉?"反对"孜孜汲汲,唯名利是务"。其在《金匮要略》中提出:"若人能养慎,不令邪气干忤经络,适中经络,未流传脏腑,即医治之。四肢才觉重滞,即导引、吐纳、针灸、膏摩,勿令九窍闭塞。更能无犯王法,禽兽灾伤,房室勿令竭乏,服食节其冷热,苦酸辛甘,不宜形体有衰,病则无由入其腠理。"他所创造的当归生姜羊肉汤等名方,开后世药膳养生之先河。

与张仲景同时代的外科鼻祖华佗,不仅创造了麻沸散,而且创造了五禽戏。他根据《庄子》"吐故纳新,熊经鸟伸"的原则,模仿虎、鹿、熊、猿、鸟五种动物的活动姿态,创编了"五禽戏",对调养五脏、强身健体有良好的作用。他的弟子吴普、樊阿坚持习练五禽戏而享以高寿。

《神农本草经》是我国现存最早的中药经典著作。该书将药物分为上品、中品、下品,认为上品"主养命以应天",其实是药物养生的开端。书中记载的120种上品药物,有85种注有"耐老""增年""长年""不老""不夭"等字样,说明其功能,如人参、天冬、麦冬、地黄、枸杞子、黄芪、白术等。《神农本草经》提倡用药物增强身体健康、抗老防衰延年,重视药补的思想和方法,具有重要的应用价值和研究价值。

四、魏晋南北朝充实期

魏晋南北朝时期养生风气大盛,是我国古代养生发展的一个重要时期。养生思想和方法上承秦汉,下启唐宋,出现了众多的养生家,在前代基础上取得了长足进步。

嵇康是魏晋时期的文学家,崇尚老庄,常修养性服食之道。其所著《养生论》3卷。其养生主旨为"清虚静泰,少私寡欲",并总结出节色欲、弃厚味、服补药、饮清泉、沐朝阳、调五弦的养生理论。《养生论》是我国养生史上第一部较全面系统的养生专论,后世养生大家,如陶弘景、孙思邈等,均对其有借鉴。

葛洪为东晋著名医学家、博物学家,在养生方面也有很大贡献,其《抱朴子·内篇》提出"养生以不伤为本",具体列出近30个"不"。如"冬不欲极温,夏不欲穷凉""不欲极饥而食,食不过饱""不欲多睡""目不久视"等。葛洪还对导引、吐纳等养生术十分重视。《抱朴子》载有龙导、虎引等导引术以及"坚齿""明目""聪耳""胎息"等功法。

南朝的著名养生家陶弘景,整理总结炼丹经验,著成《合丹法式》等炼丹著作,而且收集彭祖、张湛等养生家的论述,结合自身体会,编成《养性延命录》2卷,包括饮食起居、精神摄养、服气疗病、导引按摩、药物补益等内容,为推动中医养生学的发展做出了重要的贡献。

北齐文学家颜之推所著《颜氏家训》20 篇,较全面地反映了颜之推的养生观。他提倡药饵养生法,主张常服杏仁、枸杞子、黄精等药物,进行养生保健。

总之,魏晋南北朝时期服食丹石药饵的风气盛行,客观上促进了药物养生的发展和道家养生的兴起;出现了以葛洪、陶弘景为代表的倡导导引吐纳的养生派,促进了气功养生的发展,大大丰富了养生学的内容。

五、隋唐五代兴盛期

随着医学的全面进步,隋唐养生处于兴盛时期。

隋代末年巢元方著《诸病源候论》,全书 50 卷中的内、外、妇、儿各科疾病共 1720 个证候之后,大多数附有养生方、导引法。

孙思邈集唐代医学和养生学之大成,他所著的《千金要方》卷二十七,是论述"养性"的专卷。孙思邈认为养生的关键在于养性。其全部医学思想的基础是生命神圣论。孙思邈指出:"二仪之内,阴阳之中,唯人最贵""人之所贵,莫贵于生",《千金要方·养性序》中指出"安不忘危",强调养生应简单易行,"易则易知,简则易从",养生知识应"家家自学,人人自晓"。其养生学说自成体系,主要体现在以下几个方面。

精神情志养生:孙思邈指出"夫养性者,欲所习以成性……性既自善,内外百病皆悉不生……此养生之大经也",并提出"淡然无为,神气自满,以此为不死之药"。主张"十要"为"养性之都契","十要"即"一曰啬神,二曰爱气,三曰养形,四曰导引,五曰言论,六曰饮食,七曰房室,八曰反俗,九曰医药,十曰禁忌"。

饮食养生:孙思邈重视食宜、食养食疗,指出"安身之本,必资于食""不知食宜者,不足以存生"。

《千金要方·食治》所载 236 种食物,分为果实类、蔬菜类、谷米类、鸟兽类,详细论述了每味食物的功效、主治和宜忌,如葡萄"久食轻身不老延年";樱桃"令人好颜色,美志";"牛乳性平,补血脉,益心长肌肉,令人身体康强润泽,面目光悦,志气不衰……为人子者,须供之以为常食"。

孙思邈提出"学淡食""每食不用重肉,喜生百病",强调合理搭配食物,勿偏食五味。他还指出"常欲令如饱中饥,饥中饱耳"。

孙思邈指出:"食能排邪而安脏腑,悦神爽志,以资血气""若能用食平疴,释情遣疾者,可谓良工""夫为医者,当须先洞晓病源,知其所犯,以食治之;食疗不愈,然后命药"。其用含碘丰富的动物甲状腺(鹿靥、羊靥)治疗甲状腺肿;用动物肝(羊肝、牛肝)治夜盲症;用赤小豆、乌豆、大豆等治脚气病等。

运动养生:孙思邈强调"养性之道,常欲小劳,但莫大疲及强所不能堪耳"。具体方法包括适当运动、按摩、导引、调气、内视等,如天竺国按摩法、老子按摩法、面部按摩法。主张发常梳、目常运、齿常叩、津常咽、耳常搓、面常洗、胸常挺、腹常摩、肛常提、腰常撮、脚常揉等,并告诫人们不宜久视、久卧、久立、久坐、久行,否则伤血、伤气、伤肉、伤筋、伤骨。

房室养生:孙思邈总结了气候、环境、情绪、不良生活习惯对房室生活的不良影响,并提倡运用药物进行保健,常用肉苁蓉、蛇床子、巴戟天、远志、地黄、枸杞子、山茱萸、山药、五味子、石钟乳、鹿茸以及苁蓉散、秃鸡散、杜仲散等方,对后世房室养生的发展具有重要影响。

药饵养生:《千金翼方·养性服饵》收载药饵 59 首,如地黄汤、黄精膏、不老延年方、彭祖延年柏子仁方等。认为天冬可"补中益气,愈百病",久服"延年益命";地黄"使人老者还少,强力,无病延年";地黄酒酥可"令人发白更黑,齿落更生,髓脑满实,还年却老"。

孙思邈还十分重视因地养生,主张应居住在山清水秀、气候高爽的清静幽境之中,并要根据年龄、性别、体质等进行因人养生。

孙思邈设《退居》专篇研究"养老"。其主张老年应"耳无妄听,口无妄言,心无忘念";饮食宜轻清甜淡,"常宜温食",推崇食乳酪、牛乳及甘润和血肉填精之品。

孙思邈不仅总结了唐代以前的养生理论和方法,而且身体力行,享以百岁,成为后世养生保健的楷模。

六、宋金元争鸣期

宋金元时期的养生在晋唐积累的基础上,进入一个百花齐放、百家争鸣的学术发展历史阶段。

宋代帝王大多究心医学,笃好养生,如宋太宗赵炅曾命丞相李昉、医官王怀隐等分别编纂《太平御览》和《太平圣惠方》,两书搜集记载了不少养生资料。宋真宗还亲自选定唐代郑景岫《四时摄生论》和宋代陈尧叟《集验方》两部养生治病著作,颁行天下。

宋代陈直的《奉亲养老书》,为老年医学的专著,后经元代邹铉的增补,更名为《寿亲养老新书》,较系统地论述了老年人的养生保健、饮食的调治以及适合老年人服用的药物。

元代饮膳太医忽思慧撰写的《饮膳正要》,是我国现存第一部食养、食疗专著。其以正常人膳食标准立论,制定了一套饮食卫生法则。书中还具体阐述了饮食卫生、营养疗法,乃至食物中毒的防治等内容。

金元四大家排名之首的刘完素强调"主性命者在乎人""修短寿夭,皆人自为",重视气、神、精、形的调养,尤其强调气的保养。如用吹气、嘘气、呼气、吸气以及吐故纳新的吐纳术;在药物上创制了内固丹、何首乌丸、大补丸等,亦是从补气固精的观点而制方的。

张子和倡导攻邪学说,提出天邪、地邪、人邪理论,认为"病由邪生""攻邪已病""邪气去而元气自复",主张"养生当用食补,治病当用药攻"。对病后的恢复,尤其病人的胃气十分重视。他说:"病蠲之后,莫若续以五谷养之,五果助之,五畜益之,五菜充之"。

李东垣认为促成人之早夭的根本原因在于元气耗损,"人寿应百岁,……其元气消耗不得终其天年"(《兰室秘藏·脾胃虚损论》),而"元气之充足,皆由脾胃之气无所伤,而后能滋养元气"(《脾胃论·脾胃虚实传变论》)。李东垣认为,调养脾胃之气,维护后天之本,是防病抗衰、延年益寿的一条重要原则。这一精辟理论为养生别树一帜,为后世所尊崇。其中,补中益气汤等名方成为维护健康的重要法宝。

朱丹溪力倡"相火论""阳有余阴不足论",重视护阴养精,认为相火妄动,就会损伤阴精。因此,非常强调节欲保精。此外,他还重视节慎饮食、老年人的养生,于《格致余论》中专列"色欲箴""饮食箴"和"养老论"。其创造的大补阴丸和虎潜丸对于滋补肝肾、强身健体、延年益寿有重要意义,成为不朽之名方。

宋元时期还有不少养生专著,如周守忠的《养生类纂》及《养生月览》、姚称的《摄生月令》、刘词的《混俗颐生录》、愚谷老人的《延寿第一绅言》、姜蜕的《养生月录》、蒲虔贯的《保生要录》、韦行规的《保生月录》、李鹏飞的《三元延寿参赞书》、王珪的《泰定养生主论》、丘处机的《摄生消息论》等,均为养生学的发展做出了不同程度的贡献。

七、明清成熟期

时至明清时期,养生专著大量涌现。据《中国图书联合目录》统计,养生方面的著作约有60种。养生理论趋于成熟完备,养生方法更加丰富实用。具体体现在以下几个方面。

重视"命门",治形保精:明代孙一奎提出动气命门说,赵献可认为命门真火乃人身之宝,张景岳提出命门与肾本同一气,"命门主乎两肾,而两肾皆属于命门。故命门者为水火之府,为阴阳之宅,为精气之海,为死生之窦,若命门亏损,则五脏六腑皆失所恃,而阴阳病变无所不至"(《类经附翼·求证录》)。张景岳又提出"大宝论""真阴论"。《景岳全书·传忠录》强调"天之大宝,只此一丸红日。人之大宝,只此一息真阳"。又提出"治形"医学思想,其所论之形,实指精血而言。所谓"善养生者,必宝其精"(《类经·摄生类》)。

调养五脏,重在脾肾:在五脏调养的基础上,明清医家非常重视脾、肾二脏。明代太医院院判薛己指出:"人以脾胃为主""人之胃气受伤,则虚证蜂起",提出"若病气形气俱不足而不能愈,宜补中益气汤滋养诸脏自愈"。同时强调治疗虚损病证除补脾胃外,还当求之于肾,故以六味丸补肾阴,八味丸补肾阳治其本。"肾为先天之本,脾为后天之本"之说,虽然早已孕育,但未明确论述。明末医家李中梓著《医宗必读》,设"肾为先天本脾为后天本论",认为人体生命的根本是脾肾,养生保健、强身健体的要务在于健脾补肾。其创造的龟鹿二仙胶等方脾肾双补,以先天济后天,后天助先天,对于扶正补虚、抗衰延年具有实用意义和研究价值。

综合调理,方法实用:明清时期的养生保健专书多是强调综合调理,且简要易行,方法实用。冷谦撰著的《修龄要旨》,详细论述了四时起居调摄与气功、导引等养生方法,书中多以歌诀形式介绍养生要点及具体方法,易于领会实行。万密斋的《养生四要》,提出了"寡欲、慎动、法时、却病"诸养生原则。高濂的《遵生八笺》,有"清修妙论笺""起居安乐笺""延年却病笺""四时调摄笺""饮馔服食笺""灵秘丹药笺""燕闲清赏笺""尘外遐举笺"。清代曹廷栋《老老恒言》指出:"导引一法甚多,如八段锦、华佗五禽戏、婆罗门十二法、天竺按摩诀之类,不过宣畅气血,展舒筋骸,有益无损。"其编制药粥配方百余首,以"备老年之颐养",可谓集食养保健药粥之大成。清代外治大师吴师机撰《理瀹骈文》,提倡膏药外贴,并兼用敷、熨、涂、熏、浸、擦、嚏、吹、吸、坐等多种外治法,为养生保健开辟了新思路。

八、近现代弘扬期

1840年鸦片战争以后,养生著作很少,仅有蒋维乔的《因是子静坐法》、席裕康的《内外功图说辑要》、任廷芳的《延寿新书》、胡宣明编的《摄生论》、沈宗元的《中国养生说集览》等。

中华人民共和国成立之后,中医学获得了新生,中医养生学也因之而得到较大发展。特别是近年来,随着医学模式的转变,医学科学研究的重点已从临床医学逐渐转向预防医学和康复医学,传统的养生保健学得到迅速的发展,出现了蓬勃向上的大好局面。

中华人民共和国成立初期,确立了以"预防为主"的卫生工作总方针。著名中医秦伯未在《中医杂志》上连续撰文,介绍了学习《内经知要》的体会,并且对"道生"做了阐述,认为道生就是防止疾病、充实体力和延长寿命的方法,对普及《内经》中的养生思想有一定意义。各出版单位为了配合不断兴起的西学中热及中医养生研究的发展,出版了大量的中医书籍,涉及许多养生学内容。1958年中国科学院成立了老年学研究室,整理传统延寿方药。20世纪60年代初,李经纬探讨了孙思邈的养生思想,明确提出了"养生长寿学"这一学科名词。1980年6月,中国中医研究院成立了岳美中学术经验研究室,在著名中医老年病学家岳美中教授的指导下,开始从事中医老年医学和抗衰老研究,曾先后发表了《补益类长寿植物药概述》《抗衰老动物药概述》等论文。20世纪80年代中期,不少养生学的书籍得以整理出版,如《养生寿老集》《中医健身术》《实用中医保健学》等。

特别是近三十多年以来,我国传统养生学有了很大的发展,形势喜人。在学术发掘整理方面,校勘注释了大批古代文献,出版了很多现代养生专著,养生学界积极开展学术交流活动。

在科学研究上,近三十年来,我国各地在探索衰老与长寿的奥秘、老年病学基础和临床研究等方面都取得新的进展,中医体质学说得到空前重视,成立了中医养生研究等机构。

在人才培养方面,从1987年开始,国家教委决定在中医院校开设中医养生康复专业,并把中医养生学和中医养生康复学概论列为中医高校的课程。自2005年开始,相继出版了如《养生康复学》《中医养生康复学》《中医养生保健研究》等多种中医养生学方面的教材。部分中医药院校和其他高等学校踊跃开设中医养生学课程,各地还开办了多种形式不同的中医养生保健培训班。2015年、2016年,国家教育部正式设置专科(高职)、本科中医养生学专业,诸多中医药院校纷纷开始招生。目前,中医养生学专业已然成为考生青睐、社会欢迎的中医学专业之一。

而今,养生保健知识和技能教育已在我国全面展开,各种媒体广泛宣传中医养生保健知识,中医养生保健机构、服务如雨后春笋,层出不穷。中华养生术,中国已风行,世界将风行。

目标检测

一、选择题

(一)单项选择题

1.标志中医养生理论体系形成的著作是(　　　)

A.《难经》　　　　　B.《黄帝内经》　　　　C.《神农本草经》　　　　D.《金匮要略》

2.先秦时期被列为诸医之首的是(　　　)

A. 食医　　　　　B. 疡医　　　　C. 疾医　　　　D. 兽医

3.中国养生史上第一部较全面系统的养生专论是(　　　)

A.《寿世保元》　　　B.《颜氏家训》　　　C.《千金要方》　　　D.《养生论》

4.孙思邈"养生十要"之首为(　　　)

A. 养形　　　　　B. 爱气　　　　C. 啬神　　　　D. 医药

5.我国现存的第一部食养食疗专著是(　　　)

A.《饮膳正要》　　　B.《遵生八笺》　　　C.《养生四要》　　　D.《老老恒言》

(二)多项选择题

1.中医养生学的衰老理论主要有(　　　)

A.肾元亏虚衰老说　　B.脾胃虚弱衰老说　　C.气虚血瘀衰老说　　D.自由基学说

E.蛋白质缺乏

2.中医养生学的基本观念包括(　　　)

A.生命观　　　　　B.健康观　　　　C.寿夭观　　　　D.人文观

E.历史观

3.养生的目的为（　　　）

A.增强体质　　　　　B.预防疾病　　　　C.降压降脂　　　　D.延年益寿

E.抗过敏

4.养生的意义为（　　　）

A.真正体现"以人为本"的理念　　　　B.适应当前疾病谱和医学模式的改变

C.符合医疗卫生服务重心前移的要求　　D.促使精神修养和社会和谐发展的动力

E.改变人的基因

5.人体三大宝是（　　　）

A.气　　　　　　B.血　　　　　C.精　　　　　D.津液　　　　　E.神

二、简答题

1.什么是中医养生学？

2.简述中医养生学的特点。

3.简述中医养生学的发展概况。

第二章 中医养生学的基本观念

学习目标

【学习目的】通过对生命观、寿夭观与健康观的学习,充分认识并理解中医养生学的基本观念。

【知识要求】掌握中医养生学对人类生命和寿命的理解。熟悉中医养生学"形与神俱"的健康观。了解西医学对健康的理解。

【能力要求】能够运用生命观和寿夭观的相关知识来指导日常生活中的养生活动。指导学生利用所学知识,树立正确的健康观。

中医养生学主要通过研究人类的生命规律,来寻找能增强生命活力和预防疾病的方法,并且通过对人类衰老机制的探讨,从而获得延缓衰老、延年益寿的方法。这些所有的实践活动都必须以中医养生观念为指导思想。中医养生学的基本观念主要表现为生命观、寿夭观与健康观。

第一节 生命观

中医养生以保养人的生命为目标。因此,研究生命的本源和生命的规律对于养生学来说,有着极其深远的意义。生命观,是人类对生命现象的长期观察和思考所形成的观点,是对生命存在性质、生命活动特点的基本认识和看法,它包括生命的物质观和生命的运动观两个方面。

一、生命的物质观

《素问·宝命全形论》说:"人以天地之气生,四时之法成""天地合气,命之曰人"。可见,人的生命与世界万物一样,都是依靠天地之精气而产生,随四时阴阳变化的规律而生长发育。就人个体而言,生命来源于父母的先天之精气,又有赖于后天精气的不断滋养和充盈而发育成人。历代中医养生家,都非常重视精、气、神,称其为人生之"三宝"。

(一)精是生命的物质基础

精,是构成生命个体的最基本物质,它促进人体的生长、发育和生殖,并调节人体的代谢和各种生理功能。根据来源,精分为先天之精和后天之精。先天之精与生俱来,先身而生,它禀受于父母的生殖之精,是构成胚胎、胎元的原始物质,是形成生命的基础。如《素问·金匮真言论》所说:"夫精者,身之本也。"《灵枢·决气》也说:"两神相搏,合而成形,常先身生,是谓精。"意思是说,先天之精化生胎元,继而转化为胚胎自身之精,成为人体生长发育和繁衍后代的基本物质。后天之精,来源于人出生之后,由机体从饮食中获取的水谷精微和脏腑代谢后所化生的精微物质组成。二者相互资生、相互促进,融为一体,封藏于肾中,统称为肾中之精气。精除了在脏腑功能活动中被部分消耗外,其余的则成为脏腑之精,若脏腑之精充盈,盈余的精则闭藏于肾。随着肾中精气的盛衰变化,人体表现出了生、长、壮、老、已各种生命运动变化规律。《素问·上古天真论》中就精辟地描述了肾中精气由未盛到逐渐充盛,再由充盛到衰少直至耗竭的过程。"女子七岁肾气盛,齿更发长。二七而天癸至,任脉通,太冲脉盛,月事以时下,故有子。三七肾气平均,故真牙生而长极。四七筋骨坚,发长极,身体盛壮。五七阳明脉衰,面始焦,发始堕。六七三阳脉衰于上,面皆焦,发始白。七七任脉虚,太冲脉衰少,天癸竭,地道不通,故形坏而无子也。丈夫八岁肾气实,发长齿更。二八肾气盛,天癸至,精气溢泻,阴阳和,故能有子。三八肾气平均,筋骨劲强,故真牙生而长极。四八筋骨隆盛,肌肉满壮。五八肾气衰,发堕齿槁。六八阳气衰竭于上,面焦,发鬓颁白。七八肝气衰,筋不能动。八八天癸竭,精少,肾脏衰,形体皆极。则齿发去。"因此,中医养生向来将护肾保精作为基本原则之一。

(二)气是生命活动的动力

精气学说认为,世界上的一切都是由气所构成的,而且气是运动不息的。世界是气的产物,气是构成世界的本原。《淮南子·天文训》记载:"天地未形,冯冯翼翼,洞洞灟灟,故曰太始。道始于虚廓,虚廓生宇宙,宇宙生气,气有涯垠。清阳者,薄靡而为天;重浊者,凝滞而为地。清妙之合专易,重浊之凝竭难,故天先成而地后定。天地之袭精为阴阳,阴阳之专精为四时,四时之散精为万物。积阳之热气生火,火气之精者为日;积阴之寒气为水,水气之精者为月。"即论述了天、地、水、火、日、月都是由气所形成的经过。春秋战国时期,庄周在《庄子·知北游》中指出"通天下一气耳"。气,既是构成人体的基本物质之一,又是维持人体生命活动的动力。人的生命功能源于人的形体,而人的形体又必须依靠摄取自然界的一定物质才能生存。《素问·六节藏象论》说:"天食人以五气,地食人以五味。五气入鼻,藏于心肺,上使五色修明,音声能彰。五味入口,藏于肠胃,味有所藏,以养五气,气和而生,津液相成,神乃自生。"可见人的生命的产生和延续,必须要依赖"天"赋予的自然界之清气,以及"地"给予的水谷之精气。同时,气又是活力很强、不断运动的物质。人体内的气不断地进行着升降出入的运动,推动和调控着机体的新陈代谢,维持着人的生命活动。

(三)神是生命活动的主宰

神,是在生命功能的基础上产生的更为高级的活动,它是人体一切生命活动包括生理活动和心理活动的主宰者,它主宰着人的精神意识思维活动,是生命活动的外在表现。而神的产生和其作用的发挥又以精、气、血、津液为物质基础。《灵枢·本神》说:"生之来为之精,两精相搏谓之神",《灵枢·平人绝谷》又说:"神者,水谷之精气也"。意思是说,男女两精相搏、结合产生了生命,神也随之产生,神形成之后,又必须依赖于后天水谷精气的不断充养。神寓于形体之中,离开形体组织神也将不复存在。《素问·八正神明论》说:"血气者,人之神,不可不谨养。"战国荀况《荀子·天论》说:"形具而神生。"同时,人体的脏腑组织、气血津液等功能活动的正常运行,又必然受到神的主宰和调控。正常情况下,脏腑的一切生理活动都是在神的统摄下有序进行的。

总而言之,虽然精、气、神三者概念不同,但是在人的生命活动过程中是密切联系、不可分割的。神由精所化生,在神形成后,又需要精的滋养。所以,精能生神,神能驭精,精足则形健,形健则神旺;气能生神,神能御气,气盛则神旺,气衰则神病,气绝则神亡。精、气、神既是生命组成的基本物质,又是生命活力的保证。所以,历代养生家在养生保健的理论和实践中都非常重视对三者的调养,明确了养精、益气、调神的养生保健原则。

二、生命的运动观

世界是运动着的世界,一切物质包括整个自然界,都处于不停的运动之中。《素问·六微旨大论》说:"夫物之生从于化,物之极由乎变,变化之相薄,成败之所由也……成败倚伏生乎动,动而不已,则变作矣。……出入废,则神机化灭;升降息,则气立孤危。故非出入,则无以生、长、壮、老、已;非升降,则无以生、长、化、收、藏。"指出只有运动才能化生万物,一切事物的发生、发展、变化乃至衰亡,都源于气的运动,人类的生命同样具有恒动的特性。而物质运动的基本形式就是升、降、出、入。中医学认为,人的生理功能是不断运动变化的平衡的过程,而维持生理功能的物质基础精、气、血、津液也处于恒动变化之中。气的运动激发和推动各脏腑、经络等组织器官的生理功能,推动着血的生成与运行,推动着津液的生成、输布与排泄,从而维持着正常的生命运动。气的运动一旦停止,人体的新陈代谢也停止,人的生命活动也就终止。《庄子·知北游》说:"人之生,气之聚也,聚则为生,散则为死。"气的升降出入运动的协调平衡是生命活动正常进行的重要保证。例如,呼吸运动,就是气的升降出入运动的具体体现,呼出浊气是气的向上、向外的运动,吸入清气是气的向下、向内运动。

第二节 寿夭观

生命有开始就会有终结,生、长、壮、老、已是生命的自然规律。本节主要探讨天年、寿命的概念,以及影响寿夭的因素。

一、天年及预期寿命

天年,就是天赋的年寿,即自然寿命。人的寿命是有一定期限的,简称寿限。《素问·上古天真论》说:"尽终其天年,度百岁乃去""上古之人,春秋皆度百岁"。《尚书·洪范篇》也说:"寿、百二十岁也。"《养生论》说:"上寿百二十,古今所同。"此外,老子、王冰等也都认为天年为120岁。西德著名学者 H. Franke 在 1971 年提出:"如果一个人既未患过病,又未遭到外源性因素的不良作用,则单纯性高龄老衰要到 120 岁才出现生理性死亡。"按照蒲丰氏的"寿命系数"学说,人的寿命应该为 125～175 岁。

所谓寿命,指从出生经过发育、成长、成熟、老化以至死亡前机体生存的时间。在比较某个时期、某个地区或某个社会的人类的寿命时,通常采用平均预期寿命这一概念。平均预期寿命指已经活到一定岁数的人平均还能再活的年数。若在没有特别指明岁数的情况下,人口预期寿命或人均预期寿命就是指 0 岁人口的平均预期寿命。其数值的高低主要受社会经济发展和医疗水平等因素的影响,在不同社会、不同时期都有很大的差别。随着我国人民生活水平的提高和医疗卫生事业的快速发展,人口平均预期寿命呈逐渐增加的趋势。根据 2010 年第六次全国人口普查统计,我国人口平均预期寿命达到 74.83 岁,比 2000 年的 71.40 岁提高了 3.43 岁。男性为 72.38 岁,比 2000 年提高 2.75 岁;女性为 77.37 岁,比 2000 年提高 4.04 岁。2010 年世界人口的平均预期寿命为 69.6 岁,其中高收入国家及地区为 79.8 岁,中等收入国家及地区为 69.1 岁。可见,我国人口平均预期寿命不仅明显高于中等收入国家及地区,也大大高于世界平均水平,但比高收入国家及地区平均水平低 5 岁左右。我国城市人口预期寿命(77.32 岁)高于镇(75.88 岁)和乡村(72.43 岁),各省间人口平均预期寿命分布为东部最高,中部次之、西部地区预期寿命较低。这一差距说明城镇与农村在生活水平、生活质量以及医疗卫生条件上还有一定的差异。因此,随着我国社会经济的快速发展,人民生活水平的不断提高,医疗卫生保障体系的不断完善,有效地降低了人口死亡率,保障了人民健康水平的提高,我国人口的平均预期寿命有望进一步提高。

二、影响寿夭的因素

古往今来,真正能享受天年者毕竟是少数,而人与人之间的寿命又有一定的差别。那么,有哪些因素影响着人类的寿命呢? 这个问题一直是中医养生学深入探讨和研究的重要课题。

首先,先天禀赋的强弱是决定人类寿限的主要因素。

先天禀赋,即先天,是子代出生之前在母体内所禀受的一切。《灵枢·天年》指出:"人之始生以母为基,以父为楯。"先天禀赋是体质形成的基础,是决定体质强弱的前提条件,它确定了体质的基调。《论衡·气寿》认为:"禀气渥则其体强,体强则命长;气薄则体弱,体弱则命短,命短则多病短寿。"父母生殖之精气的盛衰,决定了子代禀赋的强弱,影响子代的体质,从而表现出在身体强弱、肥瘦、高矮、肤色,乃至先天性生理缺陷和遗传性疾病等方面的差异。而体质是由形态结构、生理功能和心理状态三个方面的差异性所构成的。明代虞抟《医学正传·医学或问》说:"受气之两盛者,当得中上之寿;受气之偏盛者,当得中下之寿;受气之两衰者,能保养仅得下寿。"意思是说,若能禀受父母双方旺盛之精气,就可能得到中上之寿;若只能禀受父母单方的旺盛精气,也可能得到中下之寿;若父母精气不足,那么只有注意保养才能得到下寿。

知识链接

中医体质分类

2009 年 4 月 9 日中华中医药学会颁发了《中医体质分类与判断标准》,将人体体质分为平和质(A 型)、气虚质(B 型)、阳虚质(C 型)、阴虚质(D 型)、痰湿质(E 型)、湿热质(F 型)、血瘀质(G 型)、气郁质(H 型)、特禀质(I 型)九个类型。

其次,后天因素是决定人类寿限的重要方面。

先天禀赋虽然是寿限的主要决定因素,但若自恃先天充足,而不注意后天调摄,那么父母的优质精气也会被逐渐消耗,最终导致早夭。若是先天禀赋薄弱之人,能够后天调摄得当,可使体质由弱变强,弥补先天不足而获得长寿。《景岳全书》说:"人之自生至老,凡先天之有不足者,但得后天培养之力,则补天之功,亦可居其强半。"因此,后天因素也是影响寿限的重要因素。后天指人从出生到死亡之前的生命历程。影响寿限的后天因素包括自然环境因素、社会环境因素、行为因素、疾病损伤等几个方面。

(一)自然环境因素

中医强调"天人一体"观,认为"人与天地相应也",即重视人和自然环境的联系。人和自然是一个整体,当自然环境发生变化时,人体也会与之发生相应的变化。而自然环境又包括了气候与地理环境等。不同的地理环境,导致水土性质、气候特点以及人们的生活习惯等有所不同。这种影响长期作用于人体,影响着人体的生理活动和脏腑功能,最终导致人的体质发生变化,形成不同的体质差异。比如我国西北高原地区,气候寒冷,腠理偏致密,元气不易耗散,所以多寿;东南地区,气候炎热,腠理偏疏松,元气容易外泄,所以多夭。即便是同一地区,由于地势高低不同,寿命也有所差异。《素问·五常政大论》说:"帝曰:善。一州之气,生化寿夭不同,其故何也? 岐伯曰:高下之理,地势使然也。"但是由于现代人改造环境的能力远远强于古人,所以我国东南地区也有不少高寿者。再加上,不同的地理环境有不同的多发病、地方病,这是公认的事实。在《素问·异法方宜论》中说:"故东方之域,天地之所始生也。鱼盐之地,海滨傍水,其民食鱼而嗜咸……故其民皆黑色疏理。其病皆为痈疡,其治宜砭石。"而"西方者,金玉之域,沙石之处,天地之所收引也。其民陵居而多风,水土刚强,其民不衣而褐荐,其民华食而脂肥,故邪不能伤其形体,其病生于内,其治宜毒药。"反映出不同地域的人,有各自鲜明的体质特征,亦有相应的多发病。到了现代,人类在生产、生活过程中产生的有害物质,如化学及放射性物质、噪声、废气、废水、废渣等,均可导致环境污染。当这些有害的环境因素长期作用于人体就会产生致敏、致癌、致病等作用而危害人类的健康,影响人类的寿命。

(二)社会环境因素

我们每一个人都生活在社会之中,人是社会的组成部分,所以,人能影响社会,社会也会对人产生影响。过去,社会动荡,战乱频繁,人们流离失所,缺衣少食,生活不规律,饥饱失常,民不聊生,导致人们抗病能力低下,各种疾病频发,尤其是瘟疫流行,带来大量人群的死亡,人类的平均寿命短。社会安定,天下太平,人们的生活规律,丰衣足食,抵抗力强,疾病较少,人类的寿命也较长。正如《论衡》所说:"太平之世多长寿之人。"随着社会的进步,经济的发展,民众文化水平的提高,人们的食品与衣着更加充裕,居住环境更加舒适,加上人类对自身健康与疾病预防的日益重视,知道如何防病、治病,如何养生,因此人类的寿命也随着社会进步越来越长。但是社会的进步也会给人带来一些不利于健康的负面影响。如水、大气、土壤等环境的污染,又造成了新的疾病因素,影响着人类的健康与寿命。

人们社会地位的变化会带来物质和精神生活的变化,对人的身心健康有着重要的影响,甚至可以影响健康,导致疾病。《素问·疏五过论》说:"凡未诊病者,必问尝贵后贱,虽不中邪,病从内生,名曰脱营。尝富后贫,名曰失精……故贵脱势,虽不中邪,精神内伤,身必败亡。"说明社会地位和经济状况的剧烈变化,还包括家庭不和、亲人亡故、失业或工作不顺利、人际关系复杂等都可导致精神情志的失调,从而影响人体脏腑的功能,导致身心疾病的发生,影响人的健康和寿命。

(三)行为因素

行为因素主要包括个人在饮食、嗜好、起居、劳逸、欲望等方面的行为方式。这些行为方式如果适度,则有利于健康;反之,则会有损于健康,甚至导致夭亡。例如,饮食摄入不足,则使身体虚弱;饮食无度,则易损伤脾胃;嗜食肥甘则易助湿生痰,嗜食辛辣则易化火灼津,过食生冷则易损伤脾胃。过劳易损伤筋骨,消耗气血;若房事过度,则会大伤肾精、肾气,出现早衰。正如《素问·上古天真论》说:"上古之人,其知道者,法于阴阳,和于术数,食饮有节,起居有常,不妄作劳,故能形与神俱,而尽终其天年,度百岁乃去。今时之人不然也,以酒为浆,以妄为常,醉以入房,以欲竭其精,以耗散其真,不知持满,不时御神,务快其心,逆于生乐,起居无节,故半百而衰也。"

（四）疾病损伤

疾病损伤与寿夭之间也有密切的关系。疾病加速衰老，衰老又诱发疾病。现实中，能够享尽天年、无疾而终者是极为少见的。原上海医科大学老年病研究中心（现复旦大学老年医学研究中心）联合多家合作单位对 60 岁以上人群的死亡原因做了调查，通过对 6860 份死亡证明的调查发现，因疾病死亡者占死亡人数的82.3％，以衰老为直接死亡原因的仅占 0.2％。就目前而言，心脑血管疾病、糖尿病、癌症等慢性疾病已经成为我国人口死亡的常见疾病。所以，中医养生学十分强调预防的重要性，要避其邪气，减少患病次数，遏制病情加重，防止因疾病而缩短寿命。

综上所述，中医学家对寿夭原因的研究，是把机体与环境（包括自然环境和社会环境）密切联系在一起进行考察的。简单来说，寿命是由先天禀赋和后天因素共同决定的。

知识链接

世界卫生组织新的年龄段划分标准

（1）45 岁以下为青年；

（2）45～59 岁为中年；

（3）60～74 为年轻的老人或老年前期；

（4）75～89 岁为老年；

（5）90 岁以上为长寿老人。

这五个年龄段的划分，将人类的衰老期推迟了 10 年，这将对人们的心理健康和抗衰老意志产生积极影响。

第三节　健康观

养生是以维护健康、延年益寿为目的，而长寿一定要以健康为基础。假设没有健康的身体，长寿便少了质量保证，那它就不是真正意义上的长寿。因此，正确的健康观是一切养生活动的基础。

一、西医、中医的"健康观"

传统的健康观是"无病即健康"，而现代人的健康观是整体健康，即四维健康观，包括身体健康、心理健康、社会适应能力健康和道德健康，其含义并不仅仅是传统意义的身体没有疾病而已。

（一）西医的健康观

1948 年世界卫生组织（WHO）对健康提出的定义是："健康不仅是没有疾病或不虚弱，而是保持身体的、精神的和社会适应的完美状态。"WHO 对健康的重新定义，说明人是社会的人，医生在预防、诊断和治疗疾病的时候，不仅要考虑到人的身体情况，还要考虑社会、心理、精神、情绪等因素对人体健康的影响。只有生理和心理皆健全，才能算是真正的健康，只有坚持身心共养才能达到健康长寿的目的。

1978 年 WHO 为健康的衡量标准提出了 10 项具体内容，如下所述。

（1）精力充沛，能从容不迫地应付日常生活和工作的压力而不感到过分紧张。

（2）处事乐观，态度积极，乐于承担责任，事无巨细不挑剔。

（3）善于休息，睡眠良好。

（4）应变能力强，能适应环境的各种变化。

（5）能够抵抗一般性感冒和传染病。

（6）体重得当，身材均匀，站立时头、肩、臂位置协调。

（7）眼睛明亮，反应敏锐，眼睑不发炎。

（8）牙齿清洁，无空洞，无痛感；齿龈颜色正常，不出血。

（9）头发有光泽，无头屑。

（10）肌肉、皮肤富有弹性，走路轻松有力。

1990 年 WHO 对健康做了最新定义："一个人在躯体健康、心理健康、社会适应能力良好和道德健康四个方面皆健全才算健康。"

之后，WHO 又据此提出了衡量健康的 14 条内容，在原 10 项具体内容基础上，增加了以下 4 条：

（1）道德高尚，有良好的公德，有道德修养。

（2）对自己和他人的健康负责，工作、生活、娱乐等以不影响、不损害他人利益和健康为前提。

（3）不侵占、偷窃他人钱财物品和作品以及研究成果。

（4）不吸毒，不淫乱。

（二）中医的"健康观"

中医养生学对健康状态的认识就是"形与神俱"，体现出四维健康观。形，指形体，即肌肉、血脉、筋骨、脏腑等一切有一定形态结构的组织器官，是人的物质基础；神，指情志、意识、思维等精神活动，以及生命活动的全部外在表现，是人的功能的反映。二者相互依存、相互影响，是密不可分的一个整体。神本于形而生，依附于形而存，形为神之基，神为形之主。《管子·内业》说："形全则神全"，《荀子·天论》说："形具而神生"，即神由形体产生，形健才能神旺。具体说明了健康的四个维度，即形体、心理、道德、社会的四维健康观。

形体生理健康是健康的基础。人的健康首先是形体的健康，只有形体强健，精神才能充沛。人体是一个有机的整体，人体内部充满着阴阳的对立与统一。《素问·宝命全形论》说："人生有形，不离阴阳。"中医学认为，人体组织器官的正常生理活动，源于阴阳双方保持着对立统一、协调平衡的状态。《素问·生气通天论》说："阴平阳秘，精神乃治，阴阳离决，精气乃绝。"所以"阴平阳秘"即阴阳的平衡协调，是人体生理活动的基础，是人体健康的保证。这种平衡如果被破坏，阴阳失去平衡，人体便会发生疾病。具体来说，"阴平阳秘"表现为构成人体的各个脏腑、经络、官窍等组织器官发育良好、功能正常；维持生命活动的精、气、血、津液等生命物质来源充足、生化无穷、运行调畅。

心理健康也是健康的重要方面。古代养生学家通过长期的临床观察发现，在所有的精神心理活动中，情志对健康的影响最直接、最广泛，也最常见。情志是七情和五志的统称，是人对内外环境变化时产生的情感反映。适度的情志活动反映出脏腑功能的良好，一般不会导致疾病。但是，当情志变化超越了人自身的调节范围，就会引起脏腑气血功能紊乱，导致疾病的发生，就形成了"情志内伤"。《灵枢·本脏》就强调"志意和"，认为人的精神情志应保持整体和谐的健康状态。《素问·上古天真论》也提出七情应以"恬愉为务"，《灵枢·本神》说："和喜怒而安居处"，《素问·上古天真论》说："恬惔虚无，真气从生，精神内守，病安从来。"

良好的社会适应性则是健康更高一层的维度。社会适应性，起源于达尔文进化理论"适者生存"一词，后来专指人与社会的关系，它包括人与人之间的沟通、人对社会的适应等多方面的内容。中医养生学也非常重视个人在适应社会环境的过程中，充分发挥身心潜能，并获得满足感，从而保持情绪稳定、感觉愉快的良好状态。《素问·上古天真论》说："美其食，任其服，乐其俗，高下不相慕。"《备急千金要方·养生序》说："于名于利，若存若亡，于非名非利，亦若存若亡"，中医养生学要求人们在社会生活中应该淡泊名利，与人交往要谦逊诚恳，以平和的心态看待复杂的社会环境，与社会环境和谐相处。

道德健康是另一个更高层次的健康维度。个体处于社会之中，能够自觉自愿地按照社会道德标准来规范自己，也就自然而然地能够使自己的衣、食、住、行及精神方面合理适度，从而达到养生的目的。早在先秦的孔子就提出了"仁者寿""大德必得其寿""君子坦荡荡，小人长戚戚""仁者不忧"等观点。这些内容表达出道德高尚的人能自然保持正常的心理，促进健康长寿这一观点。

二、形与神俱的"健康标准"

中医养生学认为，健康的人应该符合以下标准。

(一)形体生理健康的特征

1.眼睛有神

《灵枢·大惑论》提出："五脏六腑之精气，皆上注于目而为之精"，意思是眼睛为脏腑精气的汇聚之所。古人将眼睛的不同部位分属五脏，反映了脏腑的盛衰，肾表现在瞳孔，肝表现在黑眼球，心表现在眼睛的血络上，肺表现在白眼球，脾约束整个眼睑。由此可见，眼睛的状况跟五脏六腑的精气息息相关。所以，目光炯炯有神，是人健康的最明显的表现。

2.面色红润

面色是气血盛衰的"晴雨表"。人体精充神旺，脏腑功能正常，气血津液充足则脸色红润，否则脏腑功能失调，气血亏虚则面部没有光泽。中国人属于黄种人，"红黄隐隐，明润含蓄"就是我们的正常面色。

3.声音洪亮

肺主气，声由气发。肺气足，则声音洪亮；肺气虚，则声音低弱无力，故声音的高低取决于肺气充足与否。

4.二便正常

《素问·五脏别论》说："魄门亦为五脏使，水谷不得久藏。"意思是说经肠胃消化后的糟粕不能藏得太久，久藏则大便秘结。所以大便通畅是健康的反映。小便是水液代谢后废液的主要排出途径，它与肺、脾、肾、膀胱等脏腑的关系非常密切。所以小便通利与否也反映了机体的健康状态。

5.呼吸微徐

《难经》指出："呼出心与肺，吸入肝与肾"，可见呼吸与人的心、肺、肝、肾关系极为密切。只有呼吸不急不缓、从容不迫，才能证明脏腑功能良好。

6. 脉象缓匀

"脉者,血之府也",血液在脉内正常循行,脉象的正常反映了气血的状况。健康人的脉象应当是平脉,即从容和缓、不疾不徐。

7. 形体适宜

形体适宜即保持体形匀称,不胖不瘦。参考体重,过去常用标准体重＝身高(cm)－100(女性减 105)(kg)。现在多用 BMI＝体重(kg)/身高(cm)^2。中医认为,胖人多气虚,多痰湿;瘦人多阴虚,多火旺。过瘦或过胖都是不健康的反映。

8. 肌肤润泽

肺主皮毛,脾主肌肉。肌肤需要气血津液的濡养。所以肌肤润泽,肌腠致密,富有弹性,则说明脾肺的功能正常,体内气血津液能够充分的濡养肌肤,是健康的表现。

9. 牙齿坚固

中医认为,"肾主骨""齿为骨之余"。牙齿依赖肾中精气来充养。肾精充足,则牙齿坚固、整齐;肾精不足,则牙齿松动,甚至脱落。

10. 双耳聪敏

肾开窍于耳,而且"十二经脉,三百六十五络……其别气走于耳而为听"(《灵枢·邪气脏腑病形》)。说明耳的功能发挥既与肾密切相关,也与全身脏腑经络有关。若听力减退、迟钝、丧失,则是脏器功能衰退的表现。

11. 腰腿灵便

腰为肾之府,肾主骨,肾虚则腰软乏力。膝为筋之府,肝主筋,肝血不足,筋脉失于濡养,则四肢屈伸不利。灵活的腰腿和从容的步伐是肾精充足、肝血旺盛的表现。

12. 头发润泽

中医学认为,"肾者,其华在发""发为血之余"。头发的生长与脱落、润泽与枯槁,不仅依赖于肾中精气之充养,还有赖于血液的濡养。健康的人,肝肾精血充盈,头发润泽;反之,精血亏虚时,头发易变白、脱落。

13. 食欲正常

胃主受纳,脾主运化,为后天之本,气血生化之源。"有胃气则生,无胃气则死"(《医宗必读·肾为先天本脾为后天本论》)。若纳食馨香,是脾胃功能正常的表现。

14. 寐寤如常

人的睡眠与营卫之气的昼夜运行密切相关。若寐寤如常,说明营卫之气充盈,反映了良好的健康状态。

(二)精神心理健康的特征

1. 精神愉快

良好的精神状态是健康的重要标志,喜悦的心情对健康的保持有非常积极的影响。人的情志活动与脏腑气血有着密切联系,情志活动的物质基础是五脏的气血。正如《素问·阴阳应象大论》所说:"人有五脏化五气,以生喜怒悲恐忧。"所以,七情调和、精神愉悦,反映了脏腑功能的良好。

2.记忆良好

良好的记忆力是精神心理健康的重要指标。"脑为元神之府"(《本草纲目》),"脑为髓之海"(《灵枢·海论》),"肾主骨生髓""脾主升清"。脑是精髓和神明汇聚之处,人的记忆全部依赖于大脑的功能,肾中精气充盈,则髓海得养,脾胃气血充沛,则上养大脑,表现为记忆力强、理解力好。反之,肾气虚弱,不能化精生髓,脾胃虚弱,气血亏虚,脑失所养,则记忆力减退。

3.适应良好

精神心理健康的另一指标在于具有良好的社会适应能力。对于社会环境的种种变化,能泰然处之,正确对待,善于自我调节,"骤然临之而不惊,无故加之而不怒",能适应繁忙的工作学习而不感到身心疲惫。

4.道德高尚

个体在社会中,能够按照社会准则规范自身行为,充满爱心、善心,宽以待人,乐于助人。

目标检测

一、选择题

(一)单项选择题

1.精气神学说中所谓的"精"主要指(　　　)

A.生殖之精　　　　　B.后天之精　　　　　C.自然界之清气　　　　　D.肾中所藏之精

2.禀受于父母的原始生命物质,称为(　　　)

A.生殖之精　　　　　B.先天之精　　　　　C.后天之精　　　　　D.脏腑之精

3.生命活动的主宰是(　　　)

A.精　　　　　B.气　　　　　C.神　　　　　D.血

4.气的根本属性是(　　　)

A.上升　　　　　B.下降　　　　　C.外出　　　　　D.运动

5.中医养生学对健康状态的认识就是(　　　)

A.面色红润　　　　　B.形与神俱　　　　　C.思维清晰　　　　　D.饮食正常

(二)多项选择题

1.精神心理健康的特征包括(　　　)

A.精神愉快　　　　　B.记忆良好　　　　　C.适应良好　　　　　D.面色红润

E.道德高尚

2.四维健康观包括(　　　)

A.心脑健康　　　　　B.心理健康　　　　　C.道德健康　　　　　D.社会适应能力健康

E.身体健康

3.影响寿限的后天因素包括哪个方面(　　　)

A.自然环境因素　　　B.社会环境因素　　　C.行为因素　　　　　D.疾病损伤

E.早产

4.人生之"三宝"为(　　　)

A.精　　　　　B.气　　　　　C.血　　　　　D.津液　　　　　E.神

5.中国人正常的面色特征是（　　）

A.白皙透亮　　　　B.黄色鲜明　　　　C.红黄隐隐　　　　D.红光满面

E.明润含蓄

二、简答题

1.精、气、神三者关系如何？

2.哪些因素影响着人类的寿命？

3.行为因素如何影响人类的寿命？

第三章　中医养生学的基本原则

🐦 学习目标

【学习目的】通过对天人相应、形神共养、调养脏腑、疏通经络、扶正祛邪、三因调养等理论的学习,充分理解中医养生的基本原则,能够有效地运用这些原则指导养生保健的实践活动。

【知识要求】掌握中医养生的基本原则。

【能力要求】能够运用中医养生原则正确指导养生保健的实践活动。

中医养生学在长期的发展过程中,随着实践经验的不断积累,并不断汲取各学派的精华,形成了比较完整的养生原则,这些原则至今仍广泛地、有效地指导着现代的养生保健和实践活动。

第一节　天人相应,平衡阴阳

"天人相应"的思想观念最早是由老庄阐述的。《老子》指出:"人法地,地法天,天法道,道法自然。"即表明人与自然界是一致与相通的,人体的生命活动都与大自然息息相关。"天人相应"也是《黄帝内经》的基本学术思想,是中医养生的精髓。所以,人类自身的生存和发展应当建立在与自然界的规律协调一致的基础之上。正如《灵枢·岁露》所指出的"人与天地相参也,与日月相应也",这正是对人与自然关系的高度概括。人若能顺应自然来养生,人体内外的阴阳即可达到平衡协调,各脏腑的生理活动就能规律有序,身体健康才得以保持;若不能顺应自然,适应自然环境的变化,人体内外的阴阳则会失衡,脏腑的生理活动也会紊乱无序,人体的健康便会受到威胁。

一、天人相应

人与自然具有相通、相应的关系,不论四时气候、昼夜晨昏,还是日月运行、地理环境,各种变化都会对人体产生一定影响。

(一)四时变化与人体的关系

自然界四时气候变化对生物和人体的影响是很大的,而且是多方面的。

1.四时与情志

人的情志变化是与四时变化密切相关的,所以《素问》有"四气调神"之论。清代高士宗《黄帝内经直解》指出:"四气调神者,随春夏秋冬四时之气,调肝心脾肺肾五脏之神志也。"这就明确告诉人们,调摄精神要遵照自然界生长收藏的变化规律,才能达到阴阳的相对平衡。

2.四时与气血

《素问·八正神明论》指出:"天温日明,则人血淖液而卫气浮,故血易泻,气易行,天寒日阴,则人血凝泣而卫气沉。"《灵枢·五癃津液别》强调:"天暑衣厚则腠理开故汗出……天寒则腠理闭,气湿不行,水下留于膀胱,则为溺与气。"说明春夏阳气发泄,气血易趋向于表,故皮肤汗孔开泄多汗;秋冬阳气收藏,气血易趋向于里,表现为皮肤致密少汗多溺。

3.四时与脏腑经络

自然界四时阴阳与人体五脏在生理和病理上有密切关系。故《内经》有"肝旺于春""心旺于夏""脾旺于长夏""肺旺于秋""肾旺于冬"之说。《素问·四时刺逆从论》又指出:"春气在经脉,夏气在孙络,长夏在肌肉,秋气在皮肤,冬气在骨髓中。"说明经气运行随季节而发生变化。所以,要根据四时变化、五行生克制化之规律,保养五脏,进行针灸保健治疗。

4.四时与发病

四时气候有异,每一季节各有不同特点,因此除了一般疾病外,还有些季节性多发病。例如,春季多温病,秋季多疟疾等。《素问·金匮真言论》说:"故春善病鼽衄,仲夏善病胸胁,长夏善病洞泄寒中,秋善病风疟,冬善病痹厥。"此外,某些慢性宿疾,往往与季节变化和节气交换有关,或发作或增剧。例如,心肌梗死、冠心病、气管炎、肺气肿等常在秋末冬初和气候突变时发作,精神分裂症易在春秋季发作,青光眼好发于冬季等。掌握和了解四季与疾病的关系以及疾病的流行情况,对防病保健是有一定意义的。

(二)昼夜晨昏与人体的关系

一天之内随昼夜阴阳消长进退,人的新陈代谢也发生相应的改变。《灵枢》指出:"以一日分为四时,朝则为春、日中为夏、日入为秋、夜半为冬。"虽然昼夜寒温变化的幅度并没有像四季那样明显,但对人体仍有一定的影响。所以《素问·生气通天论》说:"故阳气者,一日而主外,平旦人气生,日中而阳气隆,日西而阳气已虚,气门乃闭。"说明人体阳气白天多趋向于表,夜晚多趋向于里。由于人体阳气有昼夜的周期变化,所以对人体病理变化亦有直接影响。《灵枢》还指出:"夫百病者,多以旦慧、昼安、夕加、夜甚……朝则人气始生,病气衰,故旦慧;日中人气长,长则胜邪,故安;夕则人气始衰,邪气始生,故加;夜半人气入脏,邪气独居于身,故甚也。"正如现代科学研究证明,正常小鼠血清溶菌酶含量和白细胞的总数,表现为白天逐渐升高,夜晚降低的昼夜节律性变化,这与中医阴阳学说毫无二致。根据此理论,人们可以利用阳气的日节律,安排工作、学习,发挥人的智慧和潜能,以求达到最佳的效果。同时,还可以指导人们的日常生活,提高人体适应自然环境的能力,使之为人们的养生服务。

(三)日月星辰与人体的关系

人体的生物节律不仅受太阳的影响,还受月亮盈亏的影响。《素问·八正神明论》指出:"月始生,则血气始精,卫气始行;月廓满,则血气实,肌肉坚;月廓空,则肌肉减,经络虚,卫气去,形独居。"说明人体生理的气血盛衰与月亮盈亏直接相关。《素问·八正神明论》又指出:"月生无泻,月满无补。"这是因为人体内的物质大部分由液体组成,月球吸引力就像引起海洋潮汐那样对人体中的体液发生作用,这就叫作生物潮。它随着月相的盈亏,对人体产生不同影响。满月时,人头部气血最充实,内分泌最旺盛,容易激动。现代医学研究证实,妇女的月经周期变化、体温、激素、免疫功能和心理状态等都以一月为周期。正如《妇人大全良方》中指出的:"经血盈亏,应时而下,常以三旬一见,以象月则盈亏也。"婴儿的出生也受月相影响,月圆出生率最高,新月前后最低。月相变化为何对人体产生影响呢?美国精神病学家利伯解释为:人体具有微弱的电磁场,月亮产生的强大的电磁力能影响人体的激素、体液和兴奋神经的电解质的复杂平衡,这就引起了人的情绪和生理活动的相应变化。

(四)地理环境与人体的关系

地理环境的不同和地区气候的差异,在一定程度上,也影响着人体的生理活动。例如,南方多湿热,人体腠理多疏松;北方多燥寒,人体腠理多致密。若一旦易地而居,需要一个适应过程。《素问·异法方宜论》以:"东方之域……其民皆黑色疏理。其病皆为痈疡,其治宜砭石。……西方者,……其民华食而脂肥,故邪不能伤其形体,其病生于内,其治宜毒药。……北方者,……其民乐野处而乳食,脏寒生满病,其治宜灸焫。……南方者,……其民嗜酸而食胕,故其民皆致理而赤色,其病挛痹,其治宜微针。……中央者,……其民食杂而不劳,其病多痿厥寒热,其治宜导引按蹻。"这些论述的基本精神是,由于地域环境的不同,人们的体质和疾病情况也不一样。因此,要根据具体情况,做出不同的处理。

(五)社会环境与人体的关系

《素问·著至教论》指出:"上知天文,下知地理,中知人事,可以长久。"《内经》明确把天文、地理、人事作为一个整体看待。人不仅是自然的一部分,还是社会的一部分,不仅有自然属性,更重要的还有社会属性。人体和自然环境是辩证统一的,人体和社会环境也是辩证统一的。所谓社会环境,包括社会政治、社会生产力、生产关系、经济条件、劳动条件、卫生条件、生活方式以及文化教育、家庭结交等各种社会联系。社会环境一方面供给人们所需要的物质生活资料,满足人们的生理需要,另一方面又形成和制约着人的心理活动,影响着人们生理和心理上的动态平衡。一旦人体-社会稳态失调,就可以导致疾病。

社会的各种因素都可以通过情绪改变和机体功能的失调引起疾病。随着医学模式的演变,社会医学、心身医学都取得了长足的进步,越来越显示出社会因素和心理保健对人类健康的重要性。当代社会的人口结构正在发生着重大变化,健康的标准有了新的改变,疾病谱也发生了变化。目前危害人类生命的主要有心血管病、脑血管病、癌症和意外死亡(车祸、自杀等),这四项的死亡人数占全年死亡人数的80%以上。据国内外大量的资料分析说明,这些疾病的致病与死亡原因多与社会因素、心理因素密切相关,这充分说明人类的疾病和健康是随着社会的发展变化而出现相应的变化的。因为人生活在社会中,社会的道德观念、经济状况、生活水平、生活方式、饮食起居、政治地位、人际关系等,都会对人的精神状态和身体素质产生直接影响。就人类寿命而言,历史发展的总趋势是随着科学的发展和社会的进步而增长的。可见,防病保健并非是单纯医学本身的问题,而是需要用社会学的基本理论和研究方法结合医学知识,全面认识疾病、防治疾病,才能从根本上提高人类的健康水平。

二、平衡阴阳

中医养生学从阴阳对立统一、相互依存的观点出发,认为脏腑、经络、气血津液等,必须保持相对稳定和协调,才能维持"阴平阳秘"的正常生理状态,从而保证机体的健康。无论精神、饮食、起居的调摄,还是自我保健或药物的使用,都离不开阴阳协调平衡,"以平为期"的宗旨。

(一)遵循昼夜节律,协调阴阳

一天之内,随昼夜的改变,阴阳也在不断消长变化,故随着昼夜的变化,人体的新陈代谢也发生相应的改变,必然也会影响到人体的病理变化。现代研究也证明,人体的生理活动受年节律、季节律、月节律、昼夜节律等自然规律的影响。人体必须随时随地与其保持和谐一致,才能维持人体的"阴平阳秘"状态。太阳为阳,月亮为阴;昼为阳,夜为阴。中医养生要顺应昼夜晨昏的变化,采取不同的措施。正如唐代著名养生家孙思邈所说:"善摄生者,卧起有四时之早晚,兴居有至和之常制。"也就是说,为了资助阳气的发生,早晨应多进行户外活动,吐故纳新,导引肢体,舒展筋骨,流通气血;晚上,最重要的养生手段就是保证充足的睡眠,充分休息,涵养阴精。只有这样,阴阳才能得以协调,生命才能健康。

(二)顺应四时变化,养阴养阳

人体阴阳受四季气候变化的影响。春夏阳气发泄,气血易趋于体表,故皮肤松弛,疏泄多汗;秋冬阳气收藏,气血易趋向于里,表现为皮肤致密、少汗多溺。一年四季中,春夏属阳,秋冬属阴,自然节气也随着气候变迁而发生春生、夏长、秋收、冬藏的变化。因此,中医养生提出"春夏养阳,秋冬养阴"的养生原则。人在春夏之时,要顺应春生夏长的阳气生发之势,夜卧早起,舒畅情志,舒展形体,进行户外活动,养护人体之阳气;秋冬之时,阴气收敛,要顺应秋收冬藏的阴精潜藏之势,适当调整作息时间,早卧晚起,防寒保暖,以避肃杀寒凉之气,藏护人体之阴精,同时使阳气不致妄泄。如在寒冷的冬天,阳气内敛,万物蛰伏,人应该加衣保暖,勿扰阳气;如追求所谓时髦,薄衣逞强,必损伤阳气,危害健康,而致"折寿而不彰"。人体的生命活动只有遵循四时阴阳消长的客观规律,才会阴阳平衡,保持健康。

(三)顺从地域环境,调整阴阳

人的体质与所处的地域环境、气候条件也有密切关系。不同的地理环境下,由于受水土性质、气候类型、饮食习惯的影响,形成了不同的体质。一般而言,东南方人,体质多瘦弱,腠理偏疏松,阴虚内热体质多见,易感受风、热、湿之邪。西北方人,形体多壮实,腠理偏致密,阳虚内寒体质多见,易感受风、寒、燥邪。因此,在日常养生中,应根据具体情况,选择合理的养生方法,调整阴阳的平衡,保养身体的健康。

第二节 形神共养,养神为先

"形",主要是指脏腑、经络、精、气、血、津液、五官九窍、肢体及筋、脉、皮、肉、骨等形体和组织器官。"神"有广义和狭义之分,广义之神指整个人体生命活动的外在体现,包括表现在外的各种生理病理征象;狭义之神,主要指精神、意识、思维活动,以及情志表现,包括情绪、思想、性格等一系列的心理活动。"形"与"神"二者的辩证关系是相互依存、相互影响、密不可分的一个整体。神本于形而生,依附于形而存,形为神之基;神为形之主,神为生命的主宰。因此,"形神共养"就是中医养生学一条重要养生原则。

一、形神共养

基于形与神的密切关系,中医养生学形成了"形神共养"的养生原则。形神共养,即不仅要注意形体的保养,而且还要注意精神的摄养,使得形体健壮、精力充沛,二者相辅相成、相得益彰,从而使身体和精神都得到均衡统一的发展。

(一)静以养神

我国历代养生家都十分重视神与人体健康的关系,认为神气清静,可致健康长寿。神有任万物而理万机的作用,常处于易动难静的状态,故清静养神就显得特别重要。《素问·生气通天论》提出："清静则肉腠闭拒,虽有大风苛毒,弗之能害。"元代罗天益《卫生宝鉴》强调:"心乱则百病生,心静则万病息。"南朝陶弘景《养生延命录·教诫篇》则指出:"静者寿,躁者亡。"明代高濂《遵生八笺》亦强调:"心静可以固元气,万病不生,百岁可活。"静神养生的方法是多方面的,如少私寡欲、调摄情志、顺应四时、常练静功等。

(二)动以养形

《吕氏春秋·达郁》指出:"形不动则精不流,精不流则气郁。"金代张子和《儒门事亲》强调:"惟以血气流通为贵。"适当运动形体能使气血运行通畅,脏腑功能平衡,提高人体的生理功能和素质,培养人的坚强意志和勇敢精神,使人保持快乐的性格。动以养形的方法多种多样,如劳动、散步、舞蹈、导引、按蹻等。

(三)动静适宜

明代张介宾《类经附翼·医易》强调:"天下之万理,出于一动一静。"我国古代养生家们一直很重视动静适宜,主张动静结合、刚柔相济。从《内经》的"不妄作劳",到孙思邈的"养性之道,常欲小劳",都强调动静适度,只有把形与神、动和静有机结合起来,才能符合生命运动的客观规律,有益于强身防病。

二、养神为先

在机体新陈代谢过程中,各种生理功能都需要神的调节。《素问·上古天真论》认为:"精神内守,病安从来?"《灵枢·天年》指出:"失神者死,得神者生也。"可见"神"在人的生命活动中所起的重要作用。"得神""守神",就能保持健康、祛病延年;反之,神伤则病,无神则死。中医养生学历来主张形神共养、养神为先。如《艺文类聚·养生》指出"太上养神,其次养形",孙思邈"养生十要"把"啬神"放在首位。因此,中医养生学以养神为第一要务。

第三节　调养脏腑,重在脾肾

中医学认为具有生命活力的人体是以五脏为中心,以精、气、血、津液为物质基础,通过经络系统沟通联络脏腑、形体、官窍的统一的有机的整体。构成人体的各个部分、各个脏腑形体官窍之间,在结构、功能、生理、病理等各个方面都是互相协调、互相作用、互相影响的。生理上,各个部分密切配合,共同完成人体的生理活动,维持生命的健康。相反,如果脏腑平衡协调失常,就必然会发生疾病。因此,调养脏腑是一个重要的养生原则。

一、调养脏腑

脏腑间的协调,即是通过相互依赖、相互制约、生克制化的关系来实现的。脏腑有生有制,则可保持一种动态平衡,以保证生理活动的顺利进行。

脏腑的生理,以"藏""泻"有序为其特点。五脏是以化生和贮藏精、神、气、血、津液为主要生理功能;六腑是以受盛和传化水谷、排泄糟粕为其生理功能。藏、泻得宜,机体才有充足的营养来源,以保证生命活动的正常进行。任何一个环节发生了故障,都会影响整体生命活动而发生疾病。

脏腑协调在生理上的重要意义决定了其在养生中的重要作用。从养生角度而言,调养脏腑、协调脏腑功能是通过一系列养生手段和措施来实现的。调养脏腑的含义大致有二：一是强化脏腑的协同作用，以增强机体新陈代谢的活力。二是纠偏，当脏腑间偶有失和，及时予以调整，以纠正其偏差。此作为养生的指导原则之一，贯彻在各种养生方法之中，如四时养生中强调春养肝、夏养心、长夏养脾、秋养肺、冬养肾；精神养生中强调情志舒畅，避免五志过极伤害五脏；饮食养生中强调五味调和，不可过偏等，都是在遵循协调脏腑这一指导原则下具体实施的。又如运动养生中的"六字诀""八段锦""五禽戏"等功法，也都是以增强和调养脏腑功能为目的而创编的。

二、重在脾肾

中医养生学认为调养脏腑，宜重脾肾两脏的调养。

（一）健脾

中医学认为脾为"后天之本"，脾为"气血生化之源"。故人体脏腑器官、形体官窍、营卫经络，无不仰仗于脾胃，而脾胃的强弱关系到人体正气的盛衰、寿命的长短。脾胃健旺，水谷精微化源充足，气血充足，脏腑功能强盛，形健神旺；脾胃虚弱，水谷精微化源不足，气血亏虚，脏腑功能失常，形弱神衰。此外，脾胃又为气机升降之枢纽，脾胃协调，气机条畅，能够促进和调节机体的新陈代谢，保证生命活动的正常进行。现代研究认为，脾胃功能与消化系统、呼吸系统、泌尿生殖系统、神经系统、循环系统、免疫系统等都有密切关系，脾胃是生命之本、健康之本。而金代李东垣《脾胃论》更是明确指出："内伤脾胃，百病由生"。所以调养脾胃是强身健体、延年益寿的重要保障。调养脾胃的原则是：益脾气，养胃阴；适寒热，节饮食；调情绪，疏肝脾；常运动，健脾胃等。在日常生活中调养的方法较丰富，如饮食、起居、药物、针灸、气功等，都可以获得健运脾胃的效果。

（二）益肾

肾是人体生命活动的根基，肾主封藏，是阴精、元气的生发之地。肾藏先天之精，主骨，生髓，主生长、生殖和发育，为人体生命之本源，被称为"先天之本"。肾之精气不仅是人类繁衍的生命之源，有促进人体生长发育的作用，也是维持人体生命活动最重要的基本物质。肾中精气的功能可概括为肾阴、肾阳两个方面，肾阴、肾阳是一身阴阳的根本，肾阴、肾阳的盛衰，直接影响着人的健康及衰老的进程。肾的精气充足，精足则神旺，身体健康，生命力强盛，寿命延长；肾的精气衰少，精疲则神惫，体弱多病，生命力衰弱，寿命缩短。故有"人之有肾，如树之有根"之说。现代研究认为，肾与性腺、免疫系统、自主神经系统、甲状腺、肾上腺皮质、下视丘等，都有密切关系，当肾的精气虚损时，这些功能就会发生紊乱，继而可导致各种病理变化和早衰。正如明代虞抟《医学正传·医学或问》所言："肾元盛则寿延，肾元衰则寿夭。"因此，明代张介宾《类经》明确指出："善养生者，必宝其精，精盈则气盛，气盛则神全，神全则身健，身健则病少，神气坚强，老而益壮，皆本乎精也。"精不可耗伤，节欲可防止阴精的过分泄漏，保精护肾实为养生健体、防衰抗老的中心环节。在中医养生法中，如房事保健、气功、导引等，均是节欲保精这一养生原则的具体体现。

补益精气是补肾强身的关键，增强运化是健脾养胃的关键。这二者有相互促进、相互补充的作用，即所谓"先天养后天""后天补先天"。在养生过程中需高度重视协调五脏功能，维护和促进脾肾功能的强健。

第四节　疏通经络,和调气血

经络是气血运行的通道。中医养生学认为只有经络通畅,气血才能营运于全身;只有经络通畅,才能使脏腑相通、阴阳交贯、内外相通,从而养脏腑、生气血、布津液、传糟粕、御精神,以确保生命活动顺利进行,新陈代谢旺盛。所以说,经络通畅、气血和调与生命活动息息相关。《素问·调经论》指出:"五脏之道,皆出于经隧,以行血气,血气不和,百病乃变化而生"。所以,疏通经络、和调气血为养生保健的重要法则,贯穿于各种养生方法之中。

一、经络以疏通为要

《素问·五常政大论》曰:"夫经络以通,血气以从,复其不足,与众齐同,养之和之,静以待时,谨守其气,无使倾移,其形乃彰,生气以长,命曰圣王。"就是说养生保健必须疏通经络、和调气血,以使脏腑功能安和,才能健康长寿。东汉名医华佗指出:"人体欲得劳动,但不当使极尔。动摇则谷气得消,血脉畅通,病不得生。"人体通过运动能使经络通畅,可以推动气血在经脉中畅流,从而发挥气血、脏腑正常的生理功能,这就是运动强身健体、预防疾病的机制。中医学中独树一帜的针灸、按摩、气功等方法的主要作用就在于疏通人体的经络,使全身气血顺畅,阴阳协调平衡,从而达到阴平阳秘、精神乃治、健康长寿的目的。

二、经络通则气血和

经络是运行气血的通路,经络得通则气血得和。在中医养生的方法中,疏通经络的作用形式有二:一是活动筋骨,以求气血通畅。如太极拳、五禽戏、八段锦、易筋经等,都是用动作形体达到所谓"动形以达郁"的锻炼目的。活动筋骨,则促使气血周流,经络畅通。气血脏腑调和,则身健而无病。二是开通任督二脉,营运大小周天。在气功导引法中,有开通任督二脉,营运大小周天之说,任脉起于胞中,循行于胸、腹部正中线,总任一身之阴经,可调节阴经气血;督脉亦起于胞中,下出会阴,沿脊柱内上行,循行于背部正中,总督一身之阳经,可调节阳经之气血。任督二脉的相互沟通,可使阴经、阳经的气血周流、互相交贯。《奇经八脉考》指出:"任督二脉,此元气之所由生,真气之所由起。"因而,任督二脉相通,可促进真气运行,协调阴阳经脉,增强新陈代谢的活力。开通任督二脉、营运大小周天的养生健身作用都是以疏通经络、气血调和为基础的。由此也可以看出,疏通经络、和调气血这一养生原则的重要意义。

三、调气机为其关键

人体的气,是不断运动着的具有很强活力的精微物质。它循行于全身各脏腑、经络等组织器官,无处不到,时刻推动和激发着人体的各种生理活动。气的运动,称作"气机"。气的运动形式虽是多种多样,但在理论上可将它们归纳为升、降、出、入四种基本运动形式。人体的脏腑、经络等组织器官,都是气的运动场所。气的升降出入运动,是人体生命活动的根本,气的升降出入运动一旦止息,也就意味着生命活动的终止。气的升降出入运动之间的协调平衡,称作气机调畅,气机调畅则经络得通,气血和调。

至于调畅气机,则多以调息为主。《类经·摄生类》指出:"善养生者导息,此言养气当从呼吸也。"呼吸吐纳,可调理气息,畅通气机,宣发宗气,周流营卫,进而促使气血流通、经脉通畅。

故古之吐纳、胎息、气功诸法，均重调息以养气。在调息的基础上，还有导引、按蹻、健身术诸法，都是通过不同的方法，活动筋骨、激发经气、畅通经络，以促进气血周流，达到增强真气运行的作用，以增强新陈代谢的活力。因此，调畅气机是疏通经络、和调气血的关键。

第五节 扶正祛邪，扶正为主

所谓"扶正"，就是扶助正气，即人体内维持正常生命活动的能力，包括机体适应环境的能力、抵御疾病的能力和自我康复的能力。"祛邪"，就是祛除邪气，即各种致病因素。中医认为，疾病的过程是正气与邪气斗争的过程。正气增长，疾病就向好的方面发展；邪气增长，疾病就向坏的方面发展。正邪之间的消长与盛衰，决定着疾病的发生、发展变化与转归。因此，扶助正气、祛除邪气既是中医临床的重要治则，也是中医养生的重要原则。

一、正气、邪气及其发病

(一)正气是发病的内在原因

人体发生疾病、引起早衰的根本原因在于机体正气的虚衰。中医养生学十分重视人体的正气，强调人体正气在发病过程中的主导作用。正气充足，人体阴阳协调、气血充盈、脏腑经络功能正常、卫外固密，病邪难以侵犯人体，疾病则无从发生，或虽有邪气侵犯，正气亦能抗邪外出而免于发病。人体正气是抵御外邪、防病健身和促进机体康复的最根本的要素，疾病的过程就是"正气"和"邪气"相互作用的结果。正气不足是机体功能失调产生疾病的根本原因。《素问·遗篇刺法论》指出："正气存内，邪不可干。"《素问·评热病论》强调："邪之所凑，其气必虚。"《灵枢·百病始生》进一步指出："风雨寒热，不得虚邪，不能独伤人。卒然逢疾风暴雨而不病者，盖无虚，故邪不能独伤人。此必因虚邪之风，与其身形，两虚相得乃客其形。"这些论述从正反两个方面阐明了中医的正虚发病观。就是说，正气充沛，虽有外邪侵犯，也能抵抗，而使机体免于生病，患病后亦能较快地康复。

(二)邪气是发病的重要条件

中医学一方面强调正气在发病中的主导地位，另一方面也重视邪气侵袭是发病的重要条件。在某些情况下，邪气甚至起主导作用。如疠气引发疫疠大流行之时，有如明代吴有性《温疫论》所描述的"此气之来，无论老少强弱，触之者即病"，这也说明了多种传染病的发生与流行，邪气都是起主导作用的。因此，中医养生主动采取某些措施"避其毒气""避虚邪以安其正"，以免机体因邪正失衡、阴阳失调而发病。

二、扶正祛邪，重在扶正

中医养生学特别重视保养人体正气，正气越强，机体适应环境的能力越强，才能保持机体的内外平衡，达到"正气存内，邪不可干"的良好状态，长久保持健康。正气越强，机体抵御各种病邪侵袭的能力越强，面对外界各种致病因素，都岿然不动；正气越强，自我康复的能力越强，同样的疾病、同样的用药，正气越充盈，治疗的效果越明显。可见，扶助正气，是强身健体、预防疾病的根本大法。

历代医家和养生家都非常重视护养人体正气。元代邹铉《寿亲养老新书》对保养人体正气概括："一者少言语,养内气;二者戒色欲,养精气;三者薄滋味,养血气;四者咽津液,养脏气;五者莫嗔怒,养肝气;六者美饮食,养胃气;七者少思虑,养心气……"人体诸气得养,脏腑功能协调,使机体按一定规律生生化化,则正气旺盛,人之精力充沛,健康长寿;正气虚弱,则精神不振,多病早衰。一旦人体生理活动的动力源泉断绝,生命运动也就停止了。因此,保养正气亦是延年益寿之根本大法。

中医养生学所指的"正气",实际上是维护人体健康的脏腑生理功能的动力和抵抗病邪的抗病能力,它包括了人体卫外功能、免疫功能、调节功能以及各种代偿功能等。正气充盛,可保持体内阴阳平衡,更好地适应外在变化,故保养正气是养生的根本任务。

保养正气,就是保养精、气、神。从人体生理功能特点来看,保养精、气、神的根本,在于护养脾肾。明代李中梓《医宗必读·脾为后天之本论》强调:"故善为医者,必责其本,而本有先天后天之辨。先天之本在肾,肾应北方之水,水为天一之源。后天之本在脾,脾应中宫之土,土为万物之母。"在生理上,脾肾二脏关系极为密切,先天生后天,后天充先天。脾气健运,必借肾阳之温煦;肾精充盈,有赖脾所化生的水谷精微的补养。要想维护人体生理功能的协调统一,保养脾肾至关重要。

此外,保养正气还要顺四时、慎起居、调情志、省言语等,做到不使正气耗伤、气不过散,这些都是保养正气的措施。

第六节　三因调养,知行并重

一、三因调养

三因调养,主要包括因时、因地、因人不同而分别施养。

(一)因时施养

在天人相应整体观念的指导下,中医养生学认为,人体的一切生理和心理活动都必须顺四时阴阳消长、转化的客观规律,否则将引起疾病,甚至危及生命。因此,人体必须顺应自然规律进行养生实践活动。故《灵枢》指出:"智者之养生也,必顺四时而适寒暑,和喜怒而安居处。"要求人们精神活动、起居作息、饮食五味、运动锻炼、药物保健等都要根据四时的变化,进行适当的调节。

在一年四季中,要遵循自然界四季春生、夏长、秋收、冬藏的变化特点和"春夏养阳,秋冬养阴"的原则。春天要顺应自然界阳气的生发,"春生"重点是养好肝;夏天自然界万物繁茂,更要保护人体的阳气,"夏长"重点是养好心;秋天是收获季节,要保护阴气,"秋收"重点是养好肺;冬天万物潜藏,要保护阴精,"冬藏"重点是养好肾。另外,一日也分四时。中医四时养生法,就是从精神、起居、饮食、运动等方面进行相应调养。

(二)因地施养

地域环境对人类健康和疾病的影响与作用是永恒的。地域环境不同,人们对其环境产生不同适应性而形成不同体质,掌握地域环境特点,是古今养生家辨证施养的重要体现。俗话说"一方水土养一方人",说明了因地施养的道理。以饮食为例,同一种食物在不同的地区对人体会产生不同的食用价值。例如,在湖南、四川等地,酷暑盛夏食用一定量的辣椒对人体会有一定的保健作用,因为这些地区潮湿多雨,多吃一些辛辣食物,可以使腠理开泄以排除汗液、驱除湿气,这样,机体就可以适应气压低、湿度大的自然环境。相反,如果生活在北方干燥地区的人们,过食辛辣就会给身体带来伤害。

地域环境对人的寿命有直接影响。《素问·五常政论》指出:"一州之气,生化寿夭不同,其故何也? 岐伯曰:"高下之理,地势使然也。崇高则阴气治之,污下则阳气治之。阳胜则先天,阴胜则后天,此地理之常,生化之道也。高者其气寿,下者其气夭,地之小大也,小者小异,大者大异。"说明居住在空气清新、气候寒冷的高山地区的人长寿,而那些居住在空气污浊、气候炎热的低洼地区的人则寿命相对较短。

事物的利弊总是两面性的。有些地域,因某些元素存在的不平衡会导致地方性疾病。如碘缺乏引起缺碘性地方性甲状腺肿;高原地区空气稀薄,从平原去的人容易得高山缺氧病;湖泊沼泽水网密集的地方钉螺很多,容易患血吸虫病等。了解这些地域环境因素对人体的影响,就可以在养生过程中趋利避害,充分利用对我们有利的自然条件进行全面养生。

(三)因人施养

因人养生,就是根据年龄、性别、体质、职业、生活习惯等的不同特点,有针对性地选择相应的养生保健方法。

譬如,婴幼儿期、青少年期、中年期、老年期等不同年龄段应有不同的养生保健方法。如对于老年人来说,肌肉力量减退、神经系统反应慢、体质较差,在运动养生方面宜选择动作缓慢柔和、肌肉协调放松的运动,如步行、太极拳、慢跑等。而对于年轻力壮、体质好的人,可选择运动量大的项目,如长跑、打篮球、踢足球等。

又如,不同的体质,在精神心理、饮食起居、文化娱乐、运动锻炼、药物调养等方面应各有不同,必须因人而异,方可有的放矢。《灵枢·阴阳二十五人》就将人分为二十五种类型,现代一般将体质分为九种,即平和质、气虚质、阳虚质、阴虚质、湿热质、痰湿质、气郁质、瘀血质及特禀质。如气虚体质的人,抵抗力、免疫力差,易于感冒,养生重在补气,应加强饮食营养,多食补气之品,如八宝粥、黄芪粥、山药粥、大枣粥等;"久卧伤气",故宜适当运动,但应避免运动过量;气功宜习练内养功、强壮功;药物调养可选用黄芪精口服液、西洋参口含片、人参蜂王浆、补中益气丸、参苓白术散等;精神心理养生应多朗诵豪言壮语,如"自信人生二百年,会当水击三千里""吾养吾浩然之气"等。

总之,因人施养,就是要将天地万物之精华,拿来为我所用。既要符合自己的兴趣爱好,又要适合自身体质特点,才能获得较好的养生保健效果,所谓知己知彼,方能百战百胜。

二、知行并重

中医养生学非常强调知行并重。养生,首先要"知"。"知"指学习健康知识,获得健康信息,树立养生保健意识,增强养生保健观念,掌握养生保健方法。不少人身体由壮变衰,进而疾病缠身,常常在于对养生保健的无"知",没有正确的养生观念,不懂养生之要,不知健康长寿之法。

"行"指身体力行,持之以恒,进行养生实践。养生之道,知之不易,而行之更难。《素问·四气调神大论》提出:"道者,圣人行之,愚者佩之",指出养生的规律,高明的人都能够奉行,愚昧的人却只是把它挂在嘴边说说,像装饰物一样。即口能言之,不能行之,没有落实在行动上。正如冯梦龙在《醒世恒言》中所指出的"神仙本是凡人做,只为凡人不肯修"。养生,必须要落实到行动上才可能达到健康长寿的目的。

《庄子》强调:"善养生者,若牧羊然,视其后者而鞭之。"指出养生要时时刻刻鞭策自己,坚持不懈,才能持续改善脏腑功能和体质,达到健康长寿之目的。

养生应贯穿人的一生,养生应从胎教胎养、优生优育开始。医圣张仲景早就提出"胎养"一词。金代刘完素在《素问病机气宜保命集》指出:"人欲抗御早衰,尽终天年,应从小入手,苟能注重摄养,可收防微杜渐之功。"明代张景岳特别强调胎孕养生保健和中年调理的重要性,其在《类经》中指出:"凡寡欲而得之男女,贵而寿,多欲而得之男女,浊而夭。"告诫为人父母者,小生命出生之前常为一生寿夭强弱的决定性时期,应当高度重视节欲,以保全精血,造福后代,不要让孩子的健康输在起跑线上。出生之后,从婴幼儿到青少年,以至中老年的不同年龄阶段,都要进行相应的养生保健。张景岳更强调指出:"人于中年左右,当大为修理一番,则再振根基,尚余强半。"人到老年,刘完素指出:"其治之之道,餐精华,处奥庭,燮理阴阳,周流和气,宜延年之药,以全其真"(《素问病机气宜保命集》),就是要根据老年人的生理特点,注意饮食和生活起居,取天地精华之气,以保养自身,顺应阴阳变化之理,保持心理平衡,促使气血通畅,适当锻炼,辅以药养,以延年益寿。

中医养生重在生活化,要将养生思想深深贯穿于实际生活之中,积极主动地把养生方法融于日常生活,包括衣食住行、劳作起居等方方面面。按照生命活动的规律,调养应做到合其常度,恰到好处,养勿过偏,才能真正达到"尽终其天年"的目的。诚如孙思邈所说:"不多不少,几于道矣。"

📝 目标检测

一、选择题

(一)单项选择题

1. "天人相应"的养生思想理论概念源于(　　)
A.《黄帝内经》　　　　B.《老子》　　　　C.《礼记》　　　　D.《庄子》

2. 人体阴阳受四季气候变化的影响,反映了"顺应四时,养阴养阳"原则的是(　　)
A. 春夏养阳,秋冬养阴
B. 善摄生者,卧起有四时早晚,兴居有至和之常制
C. 病多痿厥寒热,其治宜导引按蹻
D. 月生无泻,月满无补,月郭空无治

3. 在形神一体观的指导下,中医养生学主张形神共养,养神为先。尤其注重(　　)的作用。
A. 阴阳　　　　B. 心神　　　　C. 脾胃　　　　D. 肾精

4. 疏通经络,和调气血的关键是(　　)
A. 调畅气机　　　　B. 针灸治疗　　　　C. 导引、按蹻　　　　D. 呼吸吐纳

5. 以下符合"养勿过偏"原则的是(　　)
A. 食必进补　　　　　　　　　　B. 起居则强调安逸,以静养为第一
C. 超负荷运动　　　　　　　　　D. 以上都不是

(二)多项选择题

1. 四时气候变化对生物和人体的影响表现在(　　　)

A. 情志　　　　　　　B. 气血　　　　　　　C. 发病　　　　　　　D. 脏腑

E. 经络

2. 养神为先的原则基于(　　　)

A. 各种生理功能都需要神的调节　　　　B. 失神者死,得神者生

C. 神易动难静　　　　　　　　　　　　D. 神气清静,可致健康长寿

E. 形神共养,相得益彰

3. 中医养生学中的整体观念包括(　　　)

A. 人体结构上的整体性　　　　　　　　B. 人与自然的整体

C. 人与社会的整体性　　　　　　　　　D. 功能上的整体性

E. 客观上的整体性

4. 调养脏腑的含义有(　　　)

A. 强化脏腑的协同作用　　　　　　　　B. 纠正脏腑失和

C. 促进单个脏腑的功能　　　　　　　　D. 防病治病

E. 增强机体新陈代谢的活力

5. 审因施养的因地制宜法则有(　　　)

A. 顺时调养　　　B. 顺应地理环境　　　C. 改良生存环境　　　D. 优化生活环境

E. 合理膳食

二、简答题

1. 简述中医养生学的基本原则。

2. 何谓"春夏养阳,秋冬养阴"?

3. 何谓"形神共养"?

中　篇

中医养生常用方法

第四章 精神情志养生法

![学习目标]

学习目标

【**学习目的**】通过对精神情志与人体关系的学习,认识精神情志与人体的重要关系,掌握精神情志养生的基本方法。

【**知识要求**】掌握调养精神和调摄情志的方法。

【**能力要求**】学会运用调养精神的知识,制订调摄情志的方法。通过实践,掌握精神情志养生的具体运用。

精神情志养生,是在中医养生学基本观念和原则的指导下,通过主动的调摄,保护和增强人的精神情志健康,达到形神高度统一、提高健康水平的养生方法。

中医认为,精神情志是在脏腑气血的基础上产生的,为人体生理活动的表现之一,正常的精神情志可促进人体的健康,而精神情志失调则直接影响脏腑气血的功能,损害健康,引起疾病,减损寿命。目前,精神情志因素引起的心身疾患在社会中也较为常见。因此,中医养生保健非常重视精神情志的调摄,精神情志养生也成为中医养生的重要内容。

第一节 调养精神

历代养生家都把调养精神作为养生保健之大法、防病治病之良药。《淮南子》说:"神清志平,百节皆宁,养性之本也;肥肌肤,充肠腹,供嗜欲,养性之末也。"《素问·上古天真论》言:"精神内守,病安从来?"说明"养生贵乎养神",不懂得养神之重要,单靠饮食营养、药物滋补是难以达到健康长寿目的的。

由于人的精神情志活动是在"心神"的主导作用下,脏腑功能活动与外界环境相适应的综合反应。因此,调养精神必然涉及多方面的问题。下面从意志坚强、思想清静与精神乐观三方面介绍调养精神的具体方法。

一、意志坚强

正确的精神调养,必须要有正确的人生观。只有对生活充满信心,有目标、有追求的人,才能很好地进行道德风貌的修养和精神情志的调摄,更好地促进身心健康。

养生,首先要立志。所谓立志,就是要有个人长远的志向,树立起生活的信念,对生活充满希望。也就是说,要有健康的心理、高尚的理想和道德情操,这是每个人的生活基石和精神支柱。

理想和信念是每一个青少年健康成长的精神保障。有了正确的志向,人们才会积极地探索生命的价值,寻找生活的真谛,追求知识,陶冶情操,促进身心全面健康的发展。同时,理想和信念又是延长生命活力的"增寿剂",老年人应重视健身养体,心胸开阔,情绪稳定,热爱生活,为社会发挥"余热",从而使内心产生无愧于一生的无限快乐的思想,这种思想对健康十分有益。

理想和信念是生活的主宰和战胜疾病的动力。《灵枢·本脏》言:"志意者,所以御精神,收魂魄,适寒温,和喜怒者也。"就是说意志具有统帅精神、调和情志、抗邪防病等作用,意志坚强与否与健康、长寿密切相关。事实证明,信念、意志坚定的人,能较好地调节和控制自己的情绪,保持良好的精神状态。生活实践也证实,很多病残者靠自己的信心、意志和努力,主宰自己的命运,活出了精彩的人生,也为社会做出了一定的贡献。

二、思想清静

"清静"一般指思想清静,亦即心神之静。心神不用、不动固然属静,但动而不妄动,用之不过,专而不乱,同样属于"静"。神气清静而无杂念,可达真气内存、心神平安的目的。

这里提倡的思想清静就是指思想专一,排除杂念,不要见异思迁,想入非非,而要思想安定、专心致志地从事自己的工作、学习和生活。

(一)清静是养生之本

调神摄生,首在静养。

老子早就提出了"清静无为",《内经》所谓"恬惔虚无"即指心志的安闲清静。心静则神清,心定则神静,而心神清静,则气血和调、脏腑安康,因此养心、养神乃养生之根本。

《素问·生气通天论》记载:"清静则肉腠闭拒,虽有大风苛毒,弗之能害。"

现代生理学研究证实,人在入静后,生命活动中枢的大脑又恢复到儿童时代的大脑电波慢波状态,也就是人的衰老生化指标得到了"逆转"。社会调查发现,若个体经受重大精神挫折、思想打击之后,又未得到良好的精神调摄,多种疾病的发病率会明显增加。社会实践证实,经常保持思想清静,调神养生,可以有效地增强抗病能力,减少疾病发生,有益身心健康。

(二)清静养神的方法

1.少私寡欲

少私,指减少私心杂念;寡欲,指降低对名利和物质的嗜欲。老子《道德经》主张:"见素抱朴,少私寡欲。"《素问·上古天真论》指出:"是以志闲而少欲,心安而不惧,形劳而不倦,气从以顺,各从其欲,皆得所愿……所以能年皆度百岁而动作不衰。"私心太重,嗜欲不止,欲望太高、太多,达不到目的,就会产生忧郁、幻想、失望、悲伤、苦闷等不良情绪,进而扰乱清静之神,而心神混乱,即导致气机紊乱、引发疾病。若能减少私心、欲望,从实际情况出发,节制对私欲和对名利的奢望,则可减轻不必要的思想负担,使人变得心地坦然、心情舒畅,从而促进身心健康。

2.养心敛思

养心,即保养心神;敛思,即专心致志,志向专一,排除杂念,驱逐烦恼。如清代翁藻《医钞类编》指出:"养心则神凝,神凝则气聚,气聚则神全,若日逐攘扰烦,神不守舍,则易衰老。"这种敛思凝神、保持心神清静的养神方法,并非无知、无欲、无理想、无抱负,不是人为的过于压抑情绪和毫无精神寄托的闲散空虚,与饱食终日、无所用心的懒汉做法是截然不同的。从养生学角度而言,神贵凝而恶乱,思贵敛而恶散,因此养心敛思是保持思想清静的良方。

3.抑目静耳

眼睛与耳朵是接受外界刺激的主要器官,目清耳静,则神气内守而心不劳,若目驰耳躁,则神气烦劳而心忧不宁。老子《道德经》指出:"五色令人目盲,五音令人耳聋。"另外,老年人因阅历丰富,思虑易起,故神更是易动难静。如唐代孙思邈《千金翼方·养老大例》针对老年人这一特点,强调指出:"养老之要,耳无妄听,口无妄言,身无妄动,心无妄念,此皆有益老人也"。

三、精神乐观

精神乐观是人体健康长寿的重要因素之一。《素问·上古天真论》指出:"以恬愉为务,以自得为功,形体不弊,精神不散,亦可以百数。"著名生理学家巴甫洛夫曾经说过:"愉快可以使你对生命的每一跳动,对于生活的每一印象,都易于感受,无论是躯体还是精神上的愉快,都可以使身体发展,身体强健。"

(一)性格开朗

性格是人的一种心理特征,它主要表现在人已经习惯了的行为方式上。性格开朗是胸怀宽广、气量豁达所反映出来的一种心理状态。性格虽然与人的基因和遗传因素直接相关,但随着环境和时间的变化,是可以改变的。因此,人们都有一个使自己的性格适应于自然、社会和自身健康的改造任务。

研究证明,人的性格与健康、疾病的关系极为密切。情绪的稳定,对一个人的健康起着重要作用。性格开朗、活泼乐观、心理健康者,不易患精神病、重病和慢性病,特别是不易患身心疾病,即使患病也较易治愈、容易康复。不良性格对人体健康的影响是多方面的,它可以从各方面对人体大脑、内脏及其他部位产生危害。

培养良好的性格,应从大处着眼,从具体事情入手,通过培养自己良好的行为习惯,塑造开朗的性格。首先,要认识到不良性格对身心健康的危害;其次,要树立正确的人生观,正确对待自己和别人,看问题、处理问题要目光远大,心胸开阔,宽以待人,大度处事,不斤斤计较,不钻牛角尖;第三,科学、合理地安排自己的工作、学习和业余生活,丰富生活内容,陶冶性情。

(二)情绪乐观

情绪乐观既是人们日常生活需要,更是人体生理功能和健康长寿的需要。孔子在《论语》中说:"发愤忘食,乐以忘忧,不知老之将至云尔"。可见,乐观的情绪是调养精神、舒畅情志、防衰抗老的最好的精神营养。精神乐观可使营卫流通,气血和畅,生机旺盛,从而使身心健康。正如《素问·举痛论》所云:"喜则气和志达,荣(营)卫通利,则气缓(气机缓和)"。

保持乐观的情绪,要秉持"知足常乐"的思想,经常体会"比上不足,比下有余"的内涵,培养自身的幽默风趣感。

第二节　调摄情志

情志,指喜、怒、忧、思、悲、恐、惊七种情绪,简称"七情",属人正常的情绪反应。中医学认为,情志是由五脏之气化生,而情志失调则容易损失脏腑气血,影响健康,引起疾病,甚至缩减寿命。如《素问·阴阳应象大论》云:"人有五脏化五气,以生喜怒悲忧恐""怒伤肝""喜伤心""思伤脾""忧伤肺""恐伤肾"。《灵枢·百病始生》曰:"喜怒不节则伤脏,脏伤则病起于阴也。"

南朝陶弘景指出："养性之道，莫大忧愁大哀思，此所谓能中和，能中和者必久寿也。"

历代养生家都非常重视情志与健康的关系，主张调摄情志、祛病延年。调摄情志的具体方法多种多样，但归纳起来可分为节制法、疏泄法、转移法和以情胜情法四个方面。

一、节制法

节制法，就是通过调和、节制情志，以防七情过极，从而达到脏腑气血平衡的调摄情志的方法。《吕氏春秋》说："欲有情，情有节，圣人修节以止欲，故不过行其情也。"

（一）遇事戒怒

"怒"是历代养生家最忌讳的一种情绪，它是情志致病的祸首，对人体健康危害极大。怒不仅伤肝脏，怒气还伤心、伤脾胃等，从而导致各种疾病。孙思邈《千金要方》指出："卫生切要知三戒，大怒大欲并大醉，三者若还有一焉，须防损失真元气。"清代曹庭栋《老老恒言·戒怒》亦说："人借气以充身，故平日在乎善养。所忌最是怒。怒气一发，则气逆而不顺，窒而不舒，伤我气，即足以伤我身。"说明怒的严重危害性，故戒怒是调摄情志、节制情志的首要问题。

制怒之法，首先是以理制怒。即以理性克服感情上的冲动，在日常工作和生活中，虽遇可怒之事，但想一想其不良后果，可理智地控制自己过激之情绪，使情绪反应"发之于情，止之于理"。其次是提醒制怒。可在自己的床头或案头写上"制怒""息怒""遇事戒怒"等警言，以此作为自己的生活信条，随时提醒自己，也可收到良好效果。

（二）宠辱不惊

人世沧桑，诸事纷繁；喜怒哀乐，此起彼伏。老庄提出"宠辱不惊"之处世态度，视荣辱若一，后世遂称得失不动心为宠辱不惊。对于任何重大变故，都要处之泰然，保持稳定的心态，不要超过正常的生理限度。西医学研究也证明，情志刺激与免疫功能之间密切相关。任何过激的刺激都可削弱白细胞的"战斗力"，影响人体的正常免疫功能，使人体内防御系统的功能低下而致病。为了健康长寿，任何过分激动的情绪都是不可取的。

二、疏泄法

疏泄法，指把积聚、抑郁在心中的不良情绪，通过适当的方式宣达、发泄出来，以尽快恢复人体平衡状态的调摄情志的方法。疏泄法的具体做法有直接发泄和疏导宣散两种方式。

（一）直接发泄

直接发泄指用直接的方法把自己心中的不良情绪发泄出去，例如，当遇到不幸，悲痛万分时，不妨大哭一场；遭逢挫折，心情压抑时，可以通过急促、强烈、粗犷、无拘无束的喊叫，将内心的郁积发泄出来，从而使精神、情志状态恢复平衡。人们必须学会用正当的途径和渠道来发泄和排遣不良情绪，不可采用不理智的冲动性的行为方式。否则，非但无益，反而会引起更严重的不良情绪与情志改变。

（二）疏导宣散

疏导宣散指借助于别人的疏导，把自己闷在心里的郁闷宣散出来。所以，人们可以通过扩大社会交往，广交朋友，且与朋友互相尊重、互相帮助，排遣郁闷，解忧消愁以克服不良情绪。研究证明，建立良好的人际关系、缩小"人际关系心理距离"、疏导宣散，是医治不健康心理的良药。

三、转移法

转移法又称移情法,即通过一定的方法和措施改变人的思想焦点,或改变其周围环境,使其与不良刺激因素脱离接触,从而从情感纠葛中解放出来或转移到另外的事物上的调摄情志的方法。《素问·移情变气论》言:"古之治病,惟其移精变气,可祝由而已。"古代的祝由疗法,实际上就是心理疗法,其本质是转移患者的精神,以达到调整气机、精神内守的作用。转移法具体可采取升华超脱、移情易性和运动移情三种方法。

(一)升华超脱

升华,就是用顽强的意志战胜不良情绪的干扰,用理智战胜生活中的不幸,并把理智和情感化作行为的动力,投身于积极的工作和生活中去,以工作和事业的成绩来冲淡感情上的痛苦,寄托自己的情思。

超脱,即超然,在思想上把事情看得淡一些,在行动上脱离导致不良情绪的环境。在心情不快、痛苦不解时,可以到环境优美的公园或视野开阔的海滨漫步散心,驱除烦恼,豁达心境;还可以去旅游,把自己置身于绮丽多彩的自然美景之中,使精神愉快、气机舒畅、忘却忧烦。

(二)移情易性

移情,即排遣情思,改变内心情绪的指向性。易性,即改易心志,排除内心杂念和抑郁,改变其不良情绪和习惯。清代叶天士《临证指南医案》华岫云言:"情志之郁,由于隐情曲意不伸,……郁症全在病者能移情易性。"

"移情易性"是中医调摄情志方法的重要内容之一,其具体方法很多,可根据不同人的心理、环境和条件等,采取不同措施,进行灵活运用。如对愤怒者,要疏散其怒气;对悲痛者,要使其脱离产生悲痛的环境与气氛;对屈辱者,要增强其自尊心;对痴情者,要冲淡其思念的缠绵;对有迷信观念者,要用科学知识消除其愚昧的偏见等。《北史·崔光传》说:"取乐琴书,颐养神性。"《千金要方》亦说:"弹琴瑟,调心神,和性情,节嗜欲。"清代吴尚先《理瀹骈文》云:"七情之病者,看书解闷,听曲消愁,有胜于服药者矣。"古人早就认识到琴棋书画具有影响人的情感、转移情志、陶冶性情的作用。实践证明,情绪不佳时,听听适宜的音乐,观赏一场幽默的相声或喜剧,苦闷顿消,精神振奋。

(三)运动移情

运动不仅可以增强生命的活力,而且还能改善不良情绪,使人精神愉快。当情绪苦闷、烦恼,或情绪激动与别人争吵时,最好的方法是转移注意力,去参加体育锻炼,如打球、散步、爬山等,或传统的运动健身法,如太极拳、太极剑、五禽戏、易筋经等。传统的运动健身法主张动中有静、静中有动、动静结合,因而能使形神舒畅、松静自然、心神安和,达到阴阳协调平衡,同时还有一种浩然之气充满天地间之感,一切不良情绪可随之而消。此外,还可以参加适当的体力劳动,用肌肉的紧张去消除精神的紧张,促进血液循环,活跃生理功能,使人心情愉快、精神饱满。

四、以情胜情法

以情胜情法又称情志制约法,是根据情志的阴阳属性,及其所属五脏间存在的中医阴阳制约、五行生克原理,用互相制约、互相克制的情志,来转移和干扰对机体有害的情志,以达到协调情志目的的方法。以情胜情法具体有五脏情志制约法和阴阳情志制约法两种方法。

（一）五脏情志制约法

五脏情志制约法，即运用情志所属五脏五行相互制约的关系，以调节情志、恢复脏腑气血平衡的调摄情志的方法。《素问·阴阳应象大论》曾指出"怒伤肝，悲胜怒""喜伤心，恐胜喜""思伤脾，怒胜思""忧伤肺，喜胜忧""恐伤肾，思胜恐"。这是中医学通过精神因素与形体内脏、情志之间及生理病理上相互影响的辩证关系，根据"以偏救偏"的原理，创立的"以情胜情"的独特的调摄情志的方法。正如金代张子和《儒门事亲》更加具体地指出："以悲制怒，以怆恻苦楚之言感之；以喜治悲，以谑浪戏狎之言娱之；以恐治喜，以恐惧死亡之言怖之；以怒制思，以污辱欺罔之言触之；以思治恐，以虑彼忘此之言夺之。"明代吴昆《医方考》强调："情志过极，非药可愈，顺以情胜，《内经》一言，百代宗之，是无形之药也。"以上或逗之以笑，或激之以怒，或惹之以哭，或引之以恐等，因势利导，宣泄积郁之情，畅遂情志，和调气血脏腑。情志既可致病、又可治病的理论，在精神情志养生上有特殊意义。

在运用"以情胜情"方法时，要注意情志刺激的总强度，超过或胜过致病的情志因素，或是采用突然强大的刺激，或是采用持续不断的强化刺激，总之后者要适当超过前者，否则就难以达到预期目的。

（二）阴阳情志制约法

阴阳情志制约法，即运用情志之间阴阳属性的对立制约关系，以调节情志、恢复脏腑气血平衡的调摄情志的方法。人类的情志活动相当复杂，往往多种情感互相交错，有时很难明确区分其五脏所主及五行属性。然而，情志活动常可用阴阳属性加以区分，类似现代心理学所称的"情感的两极性"。《素问·举通论》指出："怒则气上，喜则气缓，悲则气消，恐则气下，……惊则气乱，……思则气结。"七情过激引起的气机失常具有两极倾向的特点。根据阴阳分类，人的多种多样的情感，皆可配合成对，如喜与悲、喜与怒、怒与恐、惊与思、怒与思、喜乐与忧愁、喜与恶、爱与恨等。同时，性质彼此相反的情志，对人体阴阳气血的影响也正好相反。因而相反的情志之间，可以互相调节控制，使阴阳平衡、脏腑气血复常。喜可胜悲，悲也可胜喜；喜可胜恐，恐也可胜喜；怒可胜恐，恐也可胜怒等。总之，应采用使之产生有针对性的情志变化的刺激方法，通过相反的情志变动，以调整人体气机，从而起到调摄情志的作用。

"以情胜情法"实际上是一种整体气机的调整方法，人们只要掌握情志对于气机运行影响的特点，采用相应的方法即可，切不可机械刻板、千篇一律的照搬。倘若单纯拘泥于五行相生相克而滥用情志制约法，有可能增加新的不良刺激。因此，只有掌握其精神实质，方法运用得当，才能真正起到调摄情志、精神养生的作用。

📋 目标检测

一、选择题

（一）单项选择题

1. 下列表述正确的是（　　　）

A. 喜则气缓　　　　B. 喜则气消　　　　C. 忧则气上　　　　D. 悲则气结

2. 与情志调节关系最为密切的脏腑是（　　　）

A. 肝　　　　　　　B. 心　　　　　　　C. 肾　　　　　　　D. 脑

（二）多项选择题

1.调神之法概括起来可有（　　）

A.意志坚强　　　B.思想清净　　　C.精神乐观　　　D.情志调畅　　　E.综合调养

2.调摄情绪法多种多样,总体归纳有（　　）

A.节制法　　　B.疏泄法　　　C.转移法　　　D.情志制约法　　　E.开导法

二、简答题

根据养生学的相关原理,请你谈谈在精神养生中应从哪些方面调和情志？假设在你的学习生活中遇到了不如意的事件,甚至让你发怒,你打算如何制"怒"？

第五章 饮食药膳养生法

学习目标

【学习目的】通过对饮食药膳养生法的学习，充分认识饮食对人体健康的重要性及药膳养生的特点，掌握饮食养生的常用方法和药膳养生的概况。

【知识要求】掌握食饮有节、食温适度、合理搭配、调和气味的养生方法。熟悉进食保健和食后养生的常用方法，以及药膳的概念与特点。

【能力要求】运用饮食养生的方法，指导人们科学合理地饮食；能针对性地制订适宜养生的饮食食谱。通过实践，掌握饮食养生法的具体运用，初步掌握药膳的常用制作技术。

第一节 饮食养生法

"民以食为天"，饮食是供给人体营养物质的源泉，是人类生命活动的需要，是人们健康长寿的物质保证。饮食养生法就是按照中医理论，利用食物的性能特点，合理地摄取食物，以达到强身健体、防治疾病、增进健康、益寿延年目的的养生方法。

由于饮食为人体所必需，而饮食不当，又易导致病从口入，因此饮食养生是中医养生学中的重要组成部分，其内容主要包括食饮有节、食温适度，合理搭配、调和气味，以及进食保健、食后养生三个方面。

知识链接

饮食养生的主要作用

1. 强身、防病

食物对人体的滋养作用是身体健康的重要保证。合理安排饮食，保证机体有充足的营养供给，可使人体气血充足，五脏六腑功能旺盛，新陈代谢功能活跃，适应自然界变化的应变能力增强，抵御致病因素的能力增强。

2. 益寿、防衰

饮食调摄是健康长寿的主要影响因素。利用饮食营养达到抗衰防老、益寿延年的目的是历代医家十分重视的问题。中医认为，精生于先天而养于后天，精藏于肾而养于五脏，精气足则肾气盛，肾气盛则体健而神旺，此乃益寿、抗衰的关键。因此，在进食时，选用具有补精益气、滋肾强身作用的食品有益寿防衰的功效。

一、食饮有节，食温适度

(一)食饮有节

"节"有节制、节律的意思。所谓食饮有节，一是饮食要节制，不可过饱、过饥，即饮食定量；二是食饮有节律，按时进餐，即饮食定时。饮食定量、定时是保护脾胃、保证消化功能健旺的调养方法，也是饮食养生的一个重要原则和具体措施，历代养生家都十分重视这个问题。如《千金要方·道林养性》指出"食欲数而少，不欲顿而多"，表达了饮食定量、进食适度的意思。

1.饮食定量

饮食定量指进食宜饥饱适中。人体对饮食的消化、吸收、输布，主要靠脾胃来完成。饮食定量，饥饱适中，恰到好处，则脾胃足以承受。消化、吸收功能运转正常，人便可及时得到营养供应，以保证各种生理功能和代谢活动正常运行。反之，过饥或过饱，都对人体健康不利。

过分饥饿，则机体营养来源不足，无法保证营养供给。消耗大于补充，就会使机体逐渐衰弱，势必影响健康。反之，饮食过量，在短时间内突然进食大量食物，势必加重胃肠负担，食物停滞于肠胃，不能及时消化，同样影响营养的吸收和输布；脾胃功能因承受过重也会受到损伤，两者都影响人的身体健康。气血化生之源不足，必然导致疾病的发生，无益于健康。唐代孙思邈《千金要方·养性序》指出："不欲极饥而食，食不可过饱；不欲极渴而饮，饮不可过多。饱食过多，则结积聚，渴饮过多，则成痰癖"，人在大饥大渴时，最容易过饮过食，急食暴饮。所以在饥渴难耐之时，亦应缓缓进食，避免身体受到伤害。当然，在没有食欲时，也不应勉强进食、过分强食，否则脾胃也会受伤。《吕氏春秋·孟春纪》云："肥肉厚酒，务以自强，命曰烂肠之食。"《素问·痹论》曰："饮食自倍，肠胃乃伤。"南朝陶弘景在《养性延命录》指出："不渴强饮则胃胀，不饥强食则脾劳。"这些论述都说明了节制饮食、饮食定量的重要养生意义。

2.饮食定时

饮食定时指进食宜有较为固定的时间，早在《尚书》中就有"食哉惟时"之论。有规律地定时进食，可以保证消化、吸收功能的正常运转，脾胃可协调配合，有张有弛。饮食物则可在机体内有条不紊地被消化、吸收，并输布全身。如果食无定时，或忍饥不食，或零食不离口，打乱胃肠消化的正常规律，则会使脾胃失调，消化能力减弱，食欲逐渐减退，有损健康。

我国传统的进食习惯是一日三餐。若能经常按时进餐，养成良好的饮食习惯，则消化功能健旺，对身体是大有好处的。清代曹庭栋《老老恒言》曾说："《内经》曰：'日中而阳气隆，日西而阳气虚'，故早饭可饱，午后即宜食少，至晚更必空虚。"阐明了饮食定时、三餐有别的机制。所以，自古以来，就有"早饭宜好，午饭宜饱，晚饭宜少"之说。

(1)早饭宜好。经过一夜睡眠，人体得到了充分休息，精神振奋，但胃肠经一夜时间，业已空虚，此时若能及时进食，则体内营养可得到补充，精力方可充沛。所谓早饭宜好，指早餐的质量、营养价值宜高一些、精一些，便于机体吸收，提供充足的营养和能量。尤以稀、干搭配进食为佳，不仅满足了营养需求，同时符合人们的生活习惯。

(2)午饭宜饱。午饭具有承上启下的作用。上午的活动告一段落，下午仍有活动需要进行，白天能量消耗较大，应当及时补充营养。所以，午饭要吃饱，所谓"饱"指要保证一定的饮食量。当然，也不宜过饱，过饱则胃肠负担过重，也影响机体的正常活动和健康。

（3）晚饭宜少。晚上接近睡觉，活动量小，故不宜多食。如进食过饱，易使饮食停滞，增加胃肠负担，引起消化不良，同时影响睡眠。所以，晚饭进食要少一些。另外，也不可食后即睡，宜适当活动之后入寝。如《千金要方·道林养性》即说："饱食即卧乃生百病。"

但是，当今社会，因工作性质或工作需要，出现了部分"夜班族"，晚上也要工作很长时间，晚饭则另当别论了。

（二）食温适度

食温适度指饮食的冷热应该适合人体的温度。《灵枢·师传》指出："食饮者，热无灼灼，寒无沧沧。寒温中适，故气将持，乃不至邪僻也。"孙思邈《千金翼方·养性》也主张："热无灼唇，冷无冰齿。"东汉张仲景《金匮要略》亦云："服食节其冷热……不遗形体有衰。"这都说明了饮食不能偏嗜寒或热。饮食偏嗜寒热会造成人体阴阳失衡，脏腑功能受损。中医所谓"热者寒之，寒者热之"，即是要寒热平衡的意思。否则，"过寒则伤阳，过热则伤阴"。如果过食寒凉，贪食生冷瓜果，日久则损伤脾胃阳气，导致脾胃虚弱、寒湿内生，而引发腹痛、泄泻等。若过食辛温燥热，则可使胃肠积热，出现口渴、腹满胀痛、便秘等症。总之，饮食偏嗜寒热会造成人体阴阳失衡，脏腑功能受损，所以应当纠正偏食寒热的不良习惯。尤其要注意大渴切忌冷饮，过冷容易伤及脾胃，而过食热食则是食道癌的诱因之一。

二、合理搭配，调和气味

（一）合理搭配

1. 合理搭配

饮食的种类多种多样，所含营养成分各不相同，只有做到合理搭配，才能使人得到各种不同的营养，以满足生命活动的需要。因此，全面的饮食，适量的营养，乃是保证人体生长发育和健康长寿的必要条件。早在两千多年前，《素问·脏气法时论》中就指出："五谷为养，五果为助，五畜为益，五菜为充，气味合而服之，以补精益气"，《素问·五常政大论》也说："谷、肉、果、菜，食养尽之"。全面概述了饮食的主要组成内容及其合理搭配。其中，以谷类为主食品，肉类为副食品，用蔬菜来充实，以水果为辅助。人们必须根据需要，兼而取之。这样调配饮食，才会供给人体需求的全部营养，有益于人体健康。

从现代科学研究来看，谷类食品含有丰富的糖类和一定量的蛋白质，肉类食品中含有丰富的蛋白质和脂肪，蔬菜、水果中含有丰富的维生素、纤维素和矿物质，这些食物相互配合起来，才能满足人体对各种营养的需求。如果不注意食品的合理调配，就会影响人体对所需营养物质的摄取，对健康十分不利。

食物搭配是否合理对人体的养生保健与健康长寿非常重要，只有饮食搭配合理，才能发挥食物在强身健体、防治疾病、增进健康、益寿延年等方面的作用。

2. 食物配伍

选择食物，尤其选择含有食物、药食两用之品以及药材组成的药膳，还需注意配伍。食物之间或食物与药物间通过配伍，相互影响，使原有性能有所变化，因而可产生不同的效果，此时即有类似中药学中所说的相须、相使、相畏、相杀、相恶、相反的不同的配伍关系。

　　(1)相须相使：即性能基本相同或某一方面性能相似的食物或药物相互配合,能够不同程度地增强原有食物的功效和可食性。两种食物或药物功效相近者联合使用为相须,一种辅助另外一种联合使用为相使。如当归生姜羊肉汤中,温补气血的羊肉与补血止痛的当归配伍,可增强补虚散寒止痛之功;与生姜配伍可增强温中散寒效果,同时还可去羊肉的腥膻味以增强其可食性。又如二鲜饮中,鲜藕与白茅根均能凉血止血,相互配伍可增强清热凉血、止血的功效。又如菠菜猪肝汤,菠菜与猪肝均能养肝明目,相互配伍可增强补肝明目之功效。

　　(2)相畏相杀：即当两种食物或药物同时使用,一种食物或药物的副作用或毒性能被另一种食物降低或消除。在这种配伍关系中,前者对后者来说是相畏,而后者对前者来说是相杀。如经验认为大蒜有防治蘑菇中毒的作用;橄榄可解河豚、螃蟹引起的轻微中毒;蜂蜜、绿豆可解乌头、附子毒等,均属于这种配伍关系。

　　(3)相恶：即两种食物同用后,由于相互牵制,而使食物原有的功能降低甚至丧失。一般来说,产生这种配伍关系的食物其性能基本上是相反的,如食入银耳、百合、梨之类养阴生津润燥的食物后又食辣椒、生姜、胡椒等食物,则前者的作用会被减弱。又如食羊肉、牛肉、狗肉之类温补气血的食物后又食绿豆、鲜萝卜、西瓜等食物,前者的温补功能也会相应减弱。在日常饮食中,这类典型的互不搭配的食物同时出现在食谱里的情况很少。但是各地习俗不同,人们有时可能同时进食多种食物,难免产生相恶的情况。

　　(4)相反：即两种食物同用时,能产生毒性反应或明显的副作用。如吃螃蟹时不宜同时吃柿子以避免产生"柿石"而影响消化吸收。另外,也有蜂蜜反生葱、螃蟹等记载。如药食合用,则有海藻反甘草、鲫鱼反厚朴等记载。从人们长期饮食经验来看,食物相反的配伍关系在日常生活中极为少见。

　　在大多数情况下,食物通过配伍后,不仅可以增强原有的功效,而且还可以产生新的功效。因此,食用配伍食物有更大的食疗价值和较广的适用范围。此外,通过配伍还可改善食物的色、香、味、形,增强其可食性,提高人们的食欲。

(二)调和气味

　　我国传统的食物结构中非常注意谷、菜、肉、果的搭配,《内经》揭示其精髓是"气味和而服之"(《素问·脏气法时论》)。气,指"四气",即饮食所具有的寒、热、温、凉四种性质;味,指"五味",即食物所具有的酸、苦、甘、辛、咸五种味道;和而服之,要求以食物的性质与味道为依据进行谷、菜、肉、果的"和""调和",也就是合理的搭配,而不是简单的谷、菜、肉、果的随意搭配。

1.食物四气

　　食物的"四气"或"四性"与药物的"四气"或"四性"相一致,古人按寒凉、平、温热把食物大致分为三大类性质。历代中医食疗书籍所载的食性很多,如大热、热、大温、温、微温、平、凉、微寒、大寒等,只是表明食物"性"的差异程度,而无明显界限。以常见三百多种食物统计数字来看,平性食物居多,温热性次之,寒凉性最少。

　　(1)寒凉食物：梨、甘蔗、西瓜、绿豆等寒凉性质食物多属于阴性,具有滋阴、清热、泻火、凉血、解毒作用。适用于夏季气候炎热所致汗多口渴,或平时体质偏热的人,以及急性热病、炎症、热毒疮疡等。若是神疲乏力、肢凉怕冷、舌淡苔白的阳虚内寒体质的人,忌寒凉性食物。

（2）温热食物：葱、姜、羊肉、狗肉等温热性质食物属于阳性，具有温经、助阳、活血、通络、散寒等作用。适用于秋冬季节气候寒凉所致的肢凉、怕冷，或平时体质偏寒的人，以及有脘腹冷痛症状者等。身体消瘦、大便秘结、舌红口干的阴虚内热体质之人，忌温热性食物。

2.食物五味

食物的"五味"与药物的"五味"相一致，具体指酸（涩）、苦、甘（淡）、辛、咸五味。以常见三百多种食物统计数字来看，甘味食物最多，咸味与酸味次之，辛味更次之，苦味最少。

（1）酸味食物：乌梅、山楂、石榴、柿子等酸味食物有收敛、固涩作用。适宜久泻、久痢、久咳、久喘、多汗、虚汗、尿频、遗精、滑精等遗泄者食用。酸味还能增进食欲、健脾开胃、增强肝脏功能，提高钙、磷的吸收。但过食酸物，又会导致脾胃虚衰、消化功能紊乱。

（2）苦味食物：苦瓜、苦杏仁、橘皮、百合等苦味食物有清泄、燥湿作用。适宜热证、湿证者食用。例如，苦瓜味苦性寒，用苦瓜炒菜，佐餐食用，取其苦能清泻之力，达到清热、明目、解毒、泻火的效果，适宜热病烦渴、中暑、目赤、疮疡疖肿者服食。再如茶叶，苦甘而凉，也具有清泻的功效，适宜夏日饮用，有清利头目、除烦止渴、消食化痰的益处。

（3）甘味食物：蜂蜜、饴糖、桂圆肉、米面食品等甘味食物有补益强壮作用。适宜气虚、血虚、阴虚、阳虚以及五脏虚羸者食用。甘味虽能补气血、消除肌肉紧张，但若过吃甜食宜发胖，患动脉硬化、糖尿病者应当少吃或忌吃甜食。

（4）辛味食物：姜、葱、蒜、辣椒、胡椒等辛味食物可促进胃肠蠕动，促进消化液分泌，增强淀粉酶的活性，促进血液循环和新陈代谢，并有祛散风寒、疏通经络的功能。如外感风寒感冒者，宜吃辛味的生姜、葱白等食品，以宣散外寒；寒凝气滞的胃痛、腹痛、痛经之人，宜吃茴香、砂仁、桂皮等辛味食品，以行气散寒止痛；风寒湿痹者，宜饮用辛味的白酒或药酒，以辛散风寒、温通血脉。

（5）咸味食物：盐、海带、紫菜、海虾、海蟹、海蜇、龟肉等咸味食物有软坚、散结、润下的作用，适宜结核、便秘者食用。具有咸味的食物，多为海产品及某些肉类，如海蜇味咸，有清热、化痰、消积、润肠的作用，对痰热咳嗽、痰咳、小儿积滞、大便燥结者，食之最宜。海带味咸，有软坚化痰的作用，适宜痰火结核者服食。猪肉，味咸，除能滋阴外，也能润燥，同样适宜热病津伤、燥咳、便秘之人食用。

《素问·宣明五气》说："五味所入，酸入肝，辛入肺，苦入心，咸入肾，甘入脾。"《灵枢·五味论》还说："五味入于口也，……肝病禁辛，心病禁咸，脾病禁酸，肾病禁甘，肺病禁苦。"饮食五味用之适宜，对人体则有益，若因过分偏嗜则可发生疾病。《灵枢·五味论》指出："酸走筋，多食之，令人癃；咸走血，多食之，令人渴；辛走气，多食之，令人洞心；苦走骨，多食之，令人变呕；甘走肉，多食之，令人悦心。"五味调和，脏腑得益，人体健康；五味偏嗜，或不遵宜忌，将导致五脏失调，形成疾病。

三、进食保健，食后养生

（一）进食保健

进食保健关系到饮食营养能否更好地被人体消化吸收，故应予以足够重视。

1.进食宜缓

进食宜缓指吃饭时应该从容缓和，细嚼慢咽。清代沈子复《养病庸言》说："不论粥饭点心，皆宜嚼得极细咽下。"这样既有利于消化功能的正常发挥,食物易被消化吸收,又能稳定情绪,避免急食、暴食,保护肠胃。

缓食则食下易化,急食则会骤然加重肠胃负担,还容易发生噎、呛、咳等意外,因此应当予以足够重视。

2. 食宜专致

食宜专致指人们在吃饭时应该专心致志。正如《论语·乡党》中所说:"食不语。"进食时,应该将头脑中的各种琐事尽量抛开,把注意力集中到饮食上来。进食专心致志,既可品尝食物的味道,又有助于消化吸收,更可以有意识地使主食、蔬菜、肉、蛋等食品合理搭配,提高营养效果。另外,也有助于人们增进食欲。

自古以来,人们就已认识到专心进食有利于消化。倘若进食时,头脑中仍思绪万千,一心二用,甚至一心多用,没有把注意力集中在饮食上,心不在"食",那么,也不会激起食欲,纳食不香,自然影响消化吸收,不符合饮食养生要求。

3. 进食宜乐

安静愉快的情绪有利于食物的消化,乐观的情绪和愉悦的心情可使食欲大增,这就是中医学中所说的肝疏泄畅达则脾胃健旺。反之,情绪不好,郁闷恼怒,则肝失条达,抑郁不舒,致使脾胃受其制约,影响食欲,妨碍消化功能。古有"食后不可便怒,怒后不可便食"之说。故于进食前后,均应注意保持乐观情绪,力戒忧愁恼怒,以避免其危害人体健康。

(二)食后养生

饮食养生不仅仅限于进食过程,进食之后,为了帮助食物消化,人们亦应做一些必要的调理。

1. 食后摩腹

唐代孙思邈《千金翼方》说:"平日点心饭讫,即自以热手摩腹",又说:"中食后,还以热手摩腹"。食后摩腹的具体方法是:饮食以后,于腹部,自左而右,可连续做二、三十次不等的摩腹动作。这种方法有利于腹腔血液循环,可促进胃肠的消化功能,经常进行食后摩腹,不仅对消化有益,对全身健康也有好处,是一种简便易行且行之有效的养生方法。

2. 食后散步

进食后,不宜立即卧床休息。饭后宜做一些从容缓和的活动,才有益于健康。俗话说:"饭后百步走,能活九十九",唐代孙思邈《摄养枕中方》中说:"食止,行数百步,大益人"。进食后,适度活动身体,有利于胃肠蠕动,促进消化吸收,而散步则是最好的活动方式。

如果在饭后,边散步,边摩腹,则效果更佳。《千金要方》将其归纳为:"食后,还以热手摩腹,行一二百步,缓缓行,勿令气急,行讫,还床偃卧,四展手足,勿睡,顷之气定。"这是一套较为完整的食后养生方法,实践证明行之有效。

3. 食后漱口

食后还要注意口腔卫生。进食后,口腔内会残留一些食物残渣,若不及时清除,存留过久往往引起口臭,或发生龋齿、牙周病等。早在汉代,《金匮要略》中即有"食毕当漱口数过,令牙齿不败口香"之说。经常漱口可使口腔保持清洁、牙齿坚固,并能有效防止口臭、龋齿、牙周病等口腔疾病。

第二节　药膳养生法

一、药膳的概念和特点

（一）食疗药膳的基本概念

1.药膳与药膳学

（1）药膳的概念：药膳是在中医学理论指导下，由食物与药物相配伍构成，采用传统制作工艺或现代加工技术，制成的一种既能果腹、满足人们对美味食物的享受，同时又有养生、治疗、保健作用，色、香、味、形俱佳的特殊膳食。简而言之，药膳是色、香、味、形、效俱佳的特殊膳食。

📚 知识链接

药膳的内涵

药膳内涵有四：一是药膳必须在中医理论指导下组方和应用；二是其构成由食物与药物两部分配伍组成；三是其制法可以是传统制作工艺，也可以是现代加工技术；四是它属于特殊膳食。

（2）药膳学的概念：药膳学是在中医理论指导下，研究药膳的起源发展、概念、特点、基本理论，以及药膳在养生保健、治疗疾病、康复功能等方面的应用与开发的一门学科，是中医学的一个分支学科。

药膳学是一门古老而年轻的学科，随着现代社会"回归自然""绿色疗法"的兴起，预示着包括药膳学在内的中医文化、中医药膳将得到国内外的普遍认同与应用，中医学、中医养生学、中医药膳学将为提高人类的健康水平与生活质量做出更大的贡献。

2.药膳与食疗

（1）药膳与食疗的概念：药膳，即含有药物，具有养生、治疗、康复作用的特殊膳食，最早见于《后汉书·列女传》，历代提及较少。食疗，指以膳食作为手段以防病治病，《黄帝内经》《伤寒杂病论》中即有食疗的提法与应用，对后世影响最大的当是孙思邈的《千金要方》，历代提及较多。

（2）药膳与食疗的异同：药膳由药物与食物两部分组成，强调的是"膳"。食疗有广义和狭义之分，广义食疗，较药膳内涵大，包括药膳在内的所有膳食，即应用普通食物或普通食物配合药物以养生疗疾，强调的是"疗"；狭义食疗，较药膳内涵小，由食物或药食两用之品组成。有时药膳与食疗可以相互替代，或合称食疗药膳。

历代食疗所涉及的膳食主要是药膳，即药膳学的学术范畴基本涵盖了古代食疗的全部内容，因此一般称为"中医药膳"，或"中医药膳学"。

（二）药膳的特点

1.注重整体，强调辨证施膳

（1）注重整体：中医学认为，人体是一个统一的、不可分割的有机整体，机体与自然环境之间也是协调统一的，疾病的发生与发展是人体机体整体性阴阳失调、邪正斗争及人与自然失衡的结果。人体患病即便是"局部"病变,往往也与机体整体失调相关联。所以,临床防病、治病,无论是使用药物,还是应用药膳,都必须注重整体的调节。

(2)辨证施膳:辨证施治是中医学的另一重要特点,是中医理论在临床实践中的具体运用。因此辨证施治原则同样适用于药膳,此即称为"辨证施膳"。

如高血压,中医将其归为"眩晕""头痛"的范畴,常分为肝火旺盛、阴虚阳亢、痰湿内盛、阴阳两虚等证。用药膳调理高血压时,肝火旺盛者可用芹汁蜂蜜茶(《家庭医学》)、阴虚阳亢者可用杞菊猪肝汤(《黄帝内经养生智慧解密》)、痰湿内盛者可用健美减肥茶(《福建成药》)、阴阳两虚者可用锁阳炒虾仁(《精编1000种养生药膳》)。

2. 防治兼宜,重在保养脾胃

(1)防治兼宜:药膳能培养人体正气、提高机体抗病能力、减少疾病、促进人体发育、益寿延年,因此预防疾病和健身养生的效果显著。如中老年慢性支气管炎患者经常食用黄芪粥(《圣济总录》)能益气固卫,有增强机体抗病能力、减少疾病复发的保健功效。

临床上药膳常用于慢性病的辅助治疗或疾病的康复。像肺结核肺肾阴虚证者在药物治疗的同时,可食用冰糖燕窝羹(《滋补中药保健食谱》)、百合地黄粥(《百病饮食自疗》),以改善结核中毒的症状。中风恢复期患者食用复合黄芪粥(《金匮要略》)、地龙桃花饼(《常见病的饮食疗法》),可促进偏瘫肢体功能的恢复。

(2)保养脾胃:药膳是特殊膳食品,许多药膳中都有消导、温中、理气和芳香化浊作用的药、食,以增进纳运,避免呆胃,同时色、香、味、形俱佳,能激发食欲,为胃所喜,所以药膳的最大特点是能够保养脾胃。

3. 良药可口,老人儿童兼宜

(1)良药可口:中药的丸、散、膏、丹等剂型尤其是汤剂,苦涩异味,良药苦口。药膳属药食结合的特殊膳食,多以食物为主,虽然加了少量药材,但因注意了药材性味的选择,摒弃了"辛酸苦劣"之品,同时经过与食物的搭配及精细的加工,能够制成可口的膳食。正如近代中医学家张锡纯所说:"药膳,病人服之,不但疗疾,并可充饥,不但充饥,更感适口。"

(2)老少兼宜:老年人脾胃功能多有衰退,常常多病缠身,长期服用多种药物。儿童脾胃发育尚未健全,往往饮食不能自调,多发脾胃病变。因此老年人、儿童皆厌恶药剂,患病后不喜服药或难以长期坚持服药。药膳为药食结合的特殊膳食,属美味佳肴,为胃所喜,所以药膳对老人、儿童尤为适宜。

(三)药膳的分类

药膳常按其功效和制作方法进行分类。

1. 按功效分类

按功效一般可分成养生保健类、治疗疾病类与康复功能类三类药膳。

(1)养生保健类药膳:主要适用于体质虚弱之人,或亚健康人群者。具体又可分为强身、健美、美容、增智与益寿等药膳。

(2)治疗、康复类药膳:主要适用于慢性病的治疗或辅助治疗,以及疾病的功能康复。具体又可分为解表散邪、泻下通便、温里祛寒、清热解毒、祛风胜湿、利水消肿、消食化滞、理气、止咳平喘、理血、平肝潜阳等治疗类的药膳,以及滋养补益等康复类的药膳。

2.按制作方法分类

按制作方法一般可分成传统制作类与现代技术制作类两类药膳。

(1)传统制作药膳:一般可分为菜肴、粥饭、面点、茶饮、酒剂、果品、膏方与汤羹等八类药膳。

(2)现代技术制作药膳:现代加工技术制作的药膳的品类较多,如饼干、糖果、罐头、饮料等。

二、药膳的制作技术

以下简要介绍养生保健调理中常用的菜肴、药粥、药茶、药酒、膏等传统药膳的制作技术。

(一)菜肴药膳制作技术

菜肴类药膳,指由肉类、禽蛋、水产品及蔬菜等食品与药材、调料烹调加工而成的凉菜与热菜,热菜类药膳是药膳的主要品种。

热菜类药膳制作的主要烹调技术有炖、焖、煨、煮、烧、扒、蒸、烩、炒、爆、熘、炸等法。炖法、蒸法的制作技术如下所述。

1.炖法的制作技术

炖法主要有直接炖和隔水炖,介绍其中的直接炖法。

直接炖,指将经过焯水等处理后的食物原料与药材(或药包或药汁)同置于锅内,放入清水或汤汁及调味料,盖好锅盖,先大火加热至沸,再用小火长时间加热,炖至原料熟透酥烂的加工方法。如雪花鸡汤(《高原中草药治疗手册》)、砂仁炖鲫鱼(《饮膳正要》)等。

2.蒸法的制作技术

蒸法指以水蒸气为导热体,用中、大火加热的烹调方法,主要有清蒸、旱蒸与粉蒸等法,这里主要介绍清蒸的制作技术。

清蒸,指将食品原料与药包或药汁放入容器中,加汤汁和调料,上笼屉蒸熟的烹调方法。如清蒸泥鳅(《古方饮食疗法》)、灵芝蒸甲鱼(《中国药膳大全》)等。

(二)药粥药膳制作技术

药粥属粥饭类药膳之一,指由药材、食材与谷米煮制的稀粥。其制作简单易行、疗效确切,是药膳中有特色的品种之一。

1.谷米与药物同煮法

此法一般是将准备好的谷米与药物同置于锅内,加适量清水,用大火煮沸,再改用中、小火煮至米粒膨胀开裂、粥汤黏稠适中即可。如党参茯苓粥(《圣济总录》)、枸杞羊肾粥(《饮膳正要》)等。

2.谷米与药物分制法

此法一般先将谷米煮至膨胀,再加入经过前期加工处理的药物,与其同煮至药味散出、原料酥烂、粥汤黏稠时即成。如黄芪粥(《冷庐医话》)、补虚正气粥(《圣济总录》)等。

(三)药茶药膳制作技术

药茶属茶饮类药膳之一,指含有茶叶或不含茶叶的食物与药物经干燥或经粉碎混合制成的粗末制品;或加入黏合剂制成的块状制品。药茶一般无须煎煮,服用时用沸水冲泡即可像日常饮茶一样频频饮服,故称药茶,又称代茶饮。其具有"取材容易、使用方便、节省原料、减少开支"等优点,是药膳中有特色的品种之一。

1. 粗末茶

粗末茶即将药茶方中各味切小或制粗末,分剂包装;家庭制法按药茶方要求,将茶叶等食物与药材(市售食物与药材已经过干燥、切制)一同放入茶杯中,服用时用沸水冲沏代茶饮服。如清气化痰茶(《本草纲目》)、玫瑰三泡台(《甘肃药膳集锦》)、桑叶菊花茶(《常见病的饮食疗法》)等,前两者为含茶叶的药茶,后者为不含茶叶的药茶。另外,粗末茶制成后用纱布或滤纸分装成小袋(一般为 3~6g),用时沸水冲饮,即为袋泡药茶。

2. 块状茶

块状茶是将药茶方的各味研成粗粉,加入黏合剂(如稀面粉,或将方中无挥发成分的食物与药材浓煎成膏后做黏合剂),揉成团块,再制成小方块或长方块状,亦可制成饼状,晾干后分块包装。如午时茶(《拔萃良方》)、神曲茶(《全国中药成药处方集》)等。

(四)药酒药膳制作技术

药酒属酒剂类药膳之一,即将食物、药材用酒浸渍制成的液体,在传统制法中也有加入食物、药材酿造制成的药酒。其具有"使用加减灵活、配制简单、适用面广""药效易于发挥、起效迅速、作用确实""能够长期保存、携带方便、使用便捷"以及"内服外用皆宜、费用低廉、乐于接受"等优点,是药膳中有特色的品种之一。

这里介绍浸渍药酒制作技术。

1. 冷浸药酒制作

冷浸药酒制作是用酒直接浸渍食物、药材,无须加热。适用于有效成分容易浸出的单味或味数不多的药酒,以及含有挥发性成分的药酒。如养生酒(《惠直堂经验方》)、景天强力酒〔《茶饮与药酒方集萃(第2版)》〕等。

2. 热浸药酒制作

热浸药酒制作即将酒直接浸渍食物、药材,需经加热。适用于味数较多的药酒,以及用冷浸法药物有效成分不易浸出的药酒。如八珍酒(《万病回春》)、白花蛇酒(《本草纲目》)等。

(五)膏方药膳制作技术

膏方,又叫煎膏、蜜膏、膏滋,是将食物或药材一起经煎煮、浓缩,加入糖、蜂蜜或药胶制成的半流体状的流膏。其是一种需由医师开处方、专业人员制作,并且主要用于不良体质调补、亚健康状态、慢性病调治及康复期调养的极富特色、民众又十分喜爱的药膳品种之一。如龟鹿二仙膏(《医便》)、养生秋梨膏(《医学从众录》)等。

膏方的制作技术分浸泡饮片、煎煮药汁、浓缩清膏、收膏成型与储存等步骤,这里介绍其中的浓缩清膏、收膏成型两个关键技术。

1. 浓缩清膏

将反复煎煮、过滤后的药汁置于锅内,加入研成细粉或另炖、另煎取汁的参茸类等贵重药材即细料的药液(也可在收膏时加入),一起大火煮沸,后改用小火,不断搅拌至药液呈稠糊状,使其浓缩,取少许药汁滴在能吸水的纸上,以不渗水为度,此即为清膏。清膏浓缩成功的标准:取少许药汁滴在能吸水的纸上,以不渗水为度。

2.收膏成型

在清膏中加入糖、炼蜜或已炖或蒸至烊化的阿胶、鹿角胶、龟板胶、鳖甲胶等药胶,放在小火上慢慢熬炼,不断用木铲或搅棒搅拌,直至能"挂旗"或"滴水成珠",及时加入另炖或另煎取汁的细料药液或研成细粉的细料,充分搅拌,熄火停煮,即成膏滋。收膏成功的标准是"挂旗"或"滴水成珠"。

三、药膳的应用举例

以下举例介绍强体增力、消食化积、益寿延年的药膳,以说明药膳在养生保健中的具体应用。

(一)强体增力药膳举例

强体增力药膳具有强体增力功效,适用于体质素虚或病后体虚之人以及某些亚健康人群的调理。此类药膳常通过益气、补血、温阳、滋阴作用而达到强健体质、改善虚羸、增强气力的养生保健作用。

1.补气药膳

补气药膳,如选用人参、粳米等煮制的人参粳米粥(《常见病食疗食补大全》)等。

2.补血药膳

补血药膳,如选用枸杞子、红枣、猪肝等煮制的杞菊猪肝汤(《黄帝内经养生智慧解密》)等。

3.补阳药膳

补阳药膳,如选用杜仲、猪肾等炒制的杜仲炒腰花(《华夏药膳保健顾问》)等。

4.补阴药膳

补阴药膳,如选用麦冬、百合、秋梨、冰糖等熬制的养生秋梨膏(《医学从众录》)等。

5.补气血药膳

补气血药膳,如选用糯米、薏苡仁、莲子、红枣、桂圆肉、枸杞子、核桃仁、青梅丝等蒸制的八宝饭(《甘肃药膳集锦》)等。

(二)消食化积药膳举例

消食化积药膳具有消食化积、健脾消食功效,适用于伤食食积、脾虚食停者的调理。此类药膳常通过消食行气通腑、补脾益胃促运而达到促进消化、改善积滞、维护脾胃功能的养生保健作用。

1.消食化积药膳

消食化积药膳,如选用山楂、生麦芽以及白糖或红糖等泡制的山楂麦芽茶(《黄帝内经养生智慧解密》)等。

2.健脾消食药膳

健脾消食药膳,如选用山药、茯苓、莲子、鸡内金、麦芽、山楂、槟榔与鸡蛋等蒸制的消食鸡蛋羹(《临床验方集锦》)等。

(三)益寿延年药膳举例

益寿延年药膳具有强健身体、益寿延年的功效,适用于年老体弱而欲长寿者的调理。此类药膳常通过补益气血、调补脾肾而达到健康长寿的养生保健作用。

常见的益寿延年药膳有选用生地黄、党参、茯苓、蜂蜜等熬制的琼玉膏(《瑞竹堂经验方》),选用人参、山药、枸杞子、白酒等浸制的长生固本酒(《寿世保元》),选用黄芪、人参、粳米等煮制的补虚正气粥(《圣济总录》)等。

目标检测

一、选择题

(一)单项选择题

1.饮食养生是在中医理论的指导下,应用下列哪项来保健强身、防治疾病、促进机体健康的一种方法(　　　)

A.药物　　　　　　B.食物　　　　　　C.气功　　　　　　D.针灸

2.下列关于饮食养生的说法中,正确的是(　　　)

A.饮食养生,就是要尽量补充营养　　B.饮食养生,即想吃多少就吃多少

C.饮食养生,可以多吃生冷食物　　　D.饮食养生,根据自身体质合理膳食

3.夏季天气炎热,宜食下列哪项清热解暑(　　　)

A.绿豆　　　　　　B.羊肉　　　　　　C.红枣　　　　　　D.茴香

4.药膳一词始见于哪一本著作(　　　)

A.《山海经》　　　B.《黄帝内经》　　C.《神农本草经》　　D.《后汉书》

5.杞菊猪肝汤,属于哪种药膳(　　　)

A.补阴　　　　　　B.理血　　　　　　C.补气　　　　　　D.补血

(二)多项选择题

1.饮食养生的原则有(　　　)

A.合理调配　　　　B.食饮有节制　　C.注意饮食卫生　　D.因人、因时而异

E.随心所欲

2.下列关于饮食养生的做法中,错误的有(　　　)

A.不喜欢吃蔬菜,每天只进食肉类　　B.夏季以清淡食物为主

C.因工作原因三餐不定时　　　　　　D.每天晚饭后散步15分钟

E.冬季以温补食物为主

3.下列食物中,适宜老年人吃的有(　　　)

A.白粥　　　　　　B.紫菜　　　　　　C.猪肝　　　　　　D.火腿

E.糯米糕

4.常见的药茶具体包括下列哪两种类型(　　　)

A.粗末茶　　　　　B.药膳饮品　　　　C.颗粒茶　　　　　D.药膳汁露

E.块状茶

5.药膳目前按制作方法分类可分为八类,其中最有特色的是(　　)

A.面点类药膳　　　B.药茶药膳　　　C.果品类糖果　　　D.药酒药膳

E.膏滋药膳

二、简答题

1.简述饮食养生的应用原则有哪些。

2.食物有哪四"性"五"味"? 其中五味各有什么作用?

3.饮食养生的整体观包括哪些内容?

4.药膳的概念与内涵是什么?

5.药膳有哪些特点?

第六章 运动锻炼养生法

学习目标

【学习目的】通过对常用传统健身术的学习,认识运动锻炼对于增进人体健康的重要作用,掌握运动锻炼养生的常用方法。

【知识要求】了解运动锻炼养生的作用机制;熟悉运动锻炼养生的常用方法;掌握运动锻炼养生的应用原则。

【能力要求】运用运动锻炼养生常用方法的基本要领和应用原则,指导人们进行适宜的运动锻炼以达到养生的目的。通过练习,掌握运动锻炼养生的具体运用。

运动锻炼养生,指运用传统运动健身方式进行锻炼,以活动筋骨、调节气息、静心宁神来畅达经络、疏通气血、和调脏腑,达到增强体质、益寿延年目的的养生方法,又称为传统健身术。

早在几千年以前,运动健身就已经作为养生保健、防病治病的重要手段之一而广为流传,受到人们的普遍喜爱和重视。

第一节 运动锻炼养生的作用原则

一、运动锻炼养生作用机制

早在战国时期的《吕氏春秋》即记载:"流水不腐,户枢不蠹,动也。"比喻、揭示人的不断运动是保持机体生命活力旺盛的基础。法国哲学家伏尔泰也提出"生命在于运动"的观点。运动锻炼与祛病延年、健康长寿有关,是生命活力的基础,是健康长寿的必要条件。

中医学将精、气、神称为人体"三宝",与生命息息相关。运动锻炼养生则紧紧抓住了这三个环节,调心以养神;以意领气,调息以练气,以气行推动血运,周流全身;以气导形,通过形体、筋骨关节的运动调形,使周身经脉畅通,精气营养整个机体,达到形神兼备、百脉流畅、内外相和、脏腑协调、阴平阳秘的状态,从而增进机体健康,保持旺盛的生命力。

现代科学研究证明,人们经常且适度的体育锻炼,对机体有如下作用:一是促进血液循环,改善大脑的血液供应,保持旺盛的精力和稳定的情绪;二是锻炼心肺功能,增强心脏的活力及肺脏换气功能,改善末梢循环;三是增加膈肌和腹肌的力量,促进胃肠蠕动,防止食物在消化道中滞留,促进其消化吸收;四是提高机体的免疫功能及内分泌功能,从而增强机体的抵抗力和代谢调节能力;五是增强肌肉关节的活力,使人体动作灵活轻巧,反应敏捷、迅速。因此,"勤运动,常锻炼",现已成为广大民众养生防病、增强体质、益寿延年的重要措施。

知识链接

传统健身术的特点

1.为中医养生方法的有机组成部分

无论哪一种传统的运动养生方法,都是以中医的阴阳、脏腑、气血、经络等理论为基础,以养神、练气、调形为运动的基本要点,以调形为基本锻炼形式,用阴阳理论指导运动的虚、实、动、静;用开、阖、升、降指导运动的屈伸、俯仰;用整体观念说明运动健身中形、神、气、血、表、里的协调统一。所以,传统健身术是中医养生保健方法的有机组成部分。

2.注重意守、调息和调形协调统一

传统健身术强调意念(即心意)、呼吸和形体运动的配合,即意守、调息、调形的统一。意守即调神、养神,指心意、意念专注;调息(息指呼吸),即练气,指呼吸调节;调形指形体运动,统一指三者之间的协调配合,要达到形、神一致,意、气相随,形、气相感,使形体内外和谐,动静得宜,方能起到养生的作用。

3.融导引、武术与医理三者为一体

气功是导引的俗称,导引是医学上的称呼,其以意守、调息和调形为主,又有偏于调神的静功和偏于调形的动功。武术则侧重于运动形体,以调形为主。无论哪种方法,若运用到养生方面,则都讲求意守、调息和调形的协调统一,讲究外练筋骨皮、内练精气神,都是以活动形体、畅通气血经络、和调精气与脏腑为目的。因此,传统健身术是融导引、武术、医理三者为一体的具有中华民族特色的养生方法。

二、运动锻炼养生应用原则

我国传统健身术养生的应用原则主要有掌握要领、强度适中和持之以恒。

(一)掌握要领

传统健身术的锻炼要领就是意守、调息和调形的统一。这三方面中,最关键的是意守,只有意念专注,方可宁神静息、呼吸均匀、气血运行。三者的关系是:以意领气,以气动形。这样,在锻炼过程中,内练精神、气血、脏腑,外练四肢、筋骨、经脉,使内外和谐、气血周流,整个机体可得到全面锻炼。

(二)强度适中

运动锻炼养生是通过锻炼达到健身的目的,因此,要注意掌握运动的强度。运动量太大,超过了机体的承受能力,反而会使身体因过劳而受到伤害;运动量太小,则达不到锻炼的目的,起不到健身的效果。唐代孙思邈在《千金要方》中指出:"养性之道,常欲小劳,但莫大疲及强所不能堪耳。"某保险公司调查了5000名已故运动员的生前健康状况后发现,其中有些人40～50岁就患了心脏病,许多人的寿命竟然比一般人短。这主要是因为这些运动员过度运动破坏了人体内外平衡,加速了某些器官的磨损和生理功能的失调,致使出现了早衰和早夭。所以,运动锻炼强调适量的锻炼,要循序渐进,不可急于求成、操之过急,否则,欲速则不达。

(三)持之以恒

运动锻炼并非一朝一夕的事,要经常而不间断地进行。"流水不腐,户枢不蠹",一方面说明了"生命在于运动"的道理,另一方面,也强调了经常、不间断的重要性,水长流方能不腐,户枢常转才能不被虫蠹,只有持之以恒、坚持不懈,才能获得成效,三天打鱼两天晒网达不到锻炼目的。运动锻炼养生不仅是身体的锻炼,同时更是意志和毅力的锻炼。

第二节　传统健身运动方法举例

一、五禽戏

五禽,指虎、鹿、熊、猿、鸟五种禽兽。戏,即游戏、戏耍之意。所谓五禽戏,就是指模仿虎、鹿、熊、猿、鸟五种禽兽的动作,组编而成的一套锻炼身体的功法。

通过模仿禽兽动作来达到健身目的的方法,最早见于战国时期。《庄子·刻意》有:"熊经鸟伸,为寿而已"的记载,至汉初《淮南子·精神训》则有:"熊经、鸟伸、凫浴、猿视、虎顾,是养形之人也"的说法,而五禽戏之名相传出自华佗。《后汉书·方术传》载,华佗云:"我有一术,名五禽之戏,一曰虎、二曰鹿、三曰熊、四曰猿、五曰鸟。亦以除疾,兼利蹄足,以当导引。"随着时间的推移,辗转传授,逐渐发展,形成了各种流派的五禽戏,流传至今。

(一)养生机制

五禽戏属古代导引术之一,它要求意守、调息和调形协调配合。由于是模仿五种禽兽的动作,所以,意守的部位不同、动作不同,所起的作用也有所区别。虎戏即模仿虎的形象,取其虎虎生威、善用爪力和摇首摆尾、鼓荡周身的动作,要求意守命门,命门乃元阳之所居、精血之海、元气之根、水火之宅,意守此处,有益肾强腰、壮骨生髓的作用,亦可通督脉、祛风邪;鹿戏即模仿鹿的形象,取其长寿敏捷、善运尾闾的动作,尾闾是任、督二脉通会之处,鹿戏意守尾闾,可以引气周营于身,有通经络、行血脉、舒筋骨的作用;熊戏即模仿熊的形态,熊体笨力大却外静而内动,要求意守中宫(脐内)以调和气血,可使头脑虚静、意气相合、真气贯通,且有健脾益胃的作用;猿戏即模仿猿的形象,取其机警灵活、好动无定的动作,要求意守脐中,以求形动而神静,猿戏就是要外练肢体的灵活性,内练抑制思想活动,达到思想清静、体轻身健的目的;鸟戏又称鹤戏,即模仿鹤的形象,取其轻翔舒展的动作,要求意守气海,气海乃任脉之要穴,为生气之海,鹤戏有调达气血、疏通经络、活动筋骨的作用。五禽戏的五种功法各有侧重,但又是一个整体,如果经常不间断地练习,则具有养精神、调气血、益脏腑、通经络、活筋骨、利关节的作用。神静而气足,气足而生精,精足而化气动形,达到"精、气、神"三元合一,则可收到祛病、健身的效果。

(二)练功要领

1.全身放松

练功时,首先要求全身放松,情绪上宜轻松乐观。乐观轻松的情绪可使气血通畅,精神振奋;全身放松可使动作不致过分僵硬、紧张。

2.呼吸均匀

呼吸用腹式呼吸,要求平静自然,均匀和缓。吸气时,口要合闭,舌尖轻抵上腭。吸气用鼻,呼气用嘴。

3.专注意守

排除杂念,心意专存,精神专注,根据五禽各戏意守要求,将意念集中于意守部位,以保证意、气相随。

4.动作自然

五禽各戏动作各有不同,如熊之沉缓、猿之轻灵、虎之刚健、鹿之温驯、鹤之活泼等。练功时,应根据其动作特点而进行,动作宜自然舒展,不要拘谨。

5.具体方法

五禽戏,套路略。定式动作见彩图1~10。

二、八段锦

八段锦是由八种不同动作组成的健身术,故名"八段"。因为这种健身运动可以强身益寿、祛病除疾,且效果甚佳,犹如展示给人们一幅绚丽多彩的锦缎,故称为"锦"。

八段锦是我国民间广泛流传的一种健身术,据记载已有八百多年历史。早在南宋时期,即已有《八段锦》专著。明代以后,在有关养生专著中多有记载,如冷谦的《修龄要旨》、高濂的《遵生八笺》等书中都有八段锦的内容。清代潘霞在其所著的《卫生要求》中将八段锦略加改编为"十二段锦"。此外,尚有"文八段"(坐式)和"武八段"(立式)等不同形式。为了便于推广流传,还有人将其编成歌诀。因八段锦不受环境场地限制,术式简单,易记易学,运动量适中,老少皆宜,而强身益寿作用显著,故一直流传至今,是广大群众所喜爱的健身方法之一。

(一)养生机制

八段锦属于古代导引法的一种,是形体活动与呼吸运动相结合的健身法。活动形体可以舒展筋骨,疏通经络;与呼吸运动结合,则可行气活血、周流营卫、斡旋气机。清代曹庭栋《老老恒言》云:"导引之法甚多,如八段锦……之类,不过宣畅气血、展舒筋骸,有益无损。"

八段锦的养生保健作用,在清光绪初年无名氏总结的七言歌诀中有充分体现。例如"两手托天理三焦",即说明双手托天的动作,对调理三焦功能是有益的。两手托天,全身伸展,并伴随深呼吸,一则有助于三焦气机运化,二则对内脏亦有按摩、调节作用,起到通经脉、调气血、养脏腑的效果。同时,对腰背、骨骼也有良好作用。其他诸如"调理脾胃须单举""摇头摆尾去心火"等,均是通过宣畅气血、展舒筋骸而达到养生的目的。八段锦的每一段都有锻炼的重点,综合起来,则是对五官、头颈、躯干、四肢、腰、腹等全身各部位进行锻炼,对相应的内脏以及气血、经络起到了保健、调理作用,是机体全面调养的健身功法。

(二)练功要领

1.呼吸均匀

呼吸要求腹式呼吸,同时要自然、平稳。

2.意守丹田

精神放松,意念专注,注意力集中于脐部。

3.柔刚结合

全身放松,用力轻缓,切不可机械、僵硬。

4.具体方法

立式八段锦,套路如下。定式动作见彩图11~18。

双手托天理三焦;左右开弓似射雕;调理脾胃须单举;五劳七伤往后瞧;
摇头摆尾去心火;两手攀足固肾腰;攒拳怒目增气力;背后七颠百病消。

三、易筋经

"易",指移动、活动;"筋",泛指肌肉、筋骨;"经",指常道、规范。"易筋经"就是活动肌肉、筋骨,使全身经络、气血通畅,从而增进健康、祛病延年的一种传统健身法。

相传易筋经是中国佛教禅宗的创始者菩提达摩传授的。梁武帝萧衍时,达摩北渡到了河南嵩山少林寺,向弟子们传授了易筋经。当时,只是为了缓解坐禅修炼的困倦和疲劳,故多以伸腰踢腿等通血脉、利筋骨的动作为主,其动作又多以仿效古代的各种劳作姿势为主。后来逐渐流传开来,自唐以后,历代养生书中多有记载,成为民间广为流传的健身术之一。后还有《易筋经》单行本出版,足见其为行之有效的养生方法,深受人民欢迎。

(一)养生机制

易筋经同样是一种意念、呼吸、动作紧密结合的功法,尤其重视意念的锻炼。活动中要求排除杂念,通过意识的专注,力求达到"动随意行,意随气行",用意念调节肌肉、筋骨的张力。其独特的"伸筋拔骨"运动形式,可使肌肉、筋骨在柔、缓、轻、慢的活动中,得到有意识的伸、拉、收、伸,长期练功会使肌肉、韧带富有弹性,收缩和舒张能力增强,从而使其营养得到改善。同时,可使全身经络、气血通畅,五脏六腑调和,精力充沛,生命力旺盛。当然,必须长期锻炼才能收到内则五脏敷华,外则肌肤润泽、容颜光彩、耳目聪明、老当益壮的功效。

(二)练功要领

(1)精神清静,意守丹田。

(2)舌抵上腭,呼吸匀缓,用腹式呼吸。

(3)动静结合,柔刚相济,身体自然放松,动随意行,意随气行,不要紧张僵硬。

(4)用力时应使肌肉逐渐收缩达到紧张状态,然后,缓缓放松。

(5)具体方法:十二式易筋经,套路如下。定式动作见彩图19～30。

韦驮献杵第一势、韦驮献杵第二势、韦驮献杵第三势、摘星换斗势、倒拽九牛尾势、出爪亮翅势、九鬼拔马刀势、三盘落地势、青龙探爪势、打躬势、卧虎扑食势、掉尾势。

四、太极拳

太极拳是我国传统的健身拳术之一,由于其动作舒展轻柔,动中有静,圆活连贯,形气和随,外可活动筋骨,内可流通气血、协调脏腑,故不但用于技击、防身,且广泛地用于健身防病,深为广大群众所喜爱,是一种行之有效的传统运动锻炼养生法。

太极拳的起源及创始者至今众说纷纭。有云南北朝时即有太极拳;有云创始者为唐代许宣平;有云是宋代张三峰;有云是明代张三丰;也有云始于清代陈王庭和王宗岳者,究竟如何,尚无确论,有待考证。然而,能较清楚论及师承脉络、分支流派者,当在明末清初。此后,即有陈氏太极之说,后由陈长兴传弟子杨露蝉经改编而形成杨氏太极拳。后来,又从杨氏太极派生出吴式(吴鉴泉)太极拳、武式(武禹襄)太极拳和孙式(孙禄堂)太极拳。目前,国家体育总局普及的太极拳则是根据杨氏太极拳改编的。

太极拳以"太极"为名,系取《易·系辞》中"易有太极,是生两仪"之说。"太极",指万物的原始"浑元之气"。其动而生阳,静而生阴,阴阳二气互为其根,此消彼长,相互转化,不断运动则变化万千。因而太极图呈浑圆一体、阴阳合抱之象。太极拳正是以此为基础,形体动作以圆为本,一招一式均由各种圆弧动作组成,故观其形,连绵起伏,动静相随,圆活自然,变化无穷;在体内,则以意领气,运于周身,如环无端,周而复始。意领气,气动形,内外合一,形神兼备,浑然一体。足以看出,以"太极"哲理指导拳路,拳路的一招一式又构成了太极图形。拳形为"太极",拳意亦在"太极",以太极之动而生阳,静而生阴,激发人体自身的阴阳气血达到"阴平阳秘"的状态,使生命保持旺盛的活力,这就是太极拳命名的含义所在。

(一)养生机制

太极拳是一种意识、呼吸、动作密切结合的运动,"以意领气,以气运身",用意念指挥身体的活动,用呼吸协调动作,融武术、导引于一体,是"内外合一"的内功拳。由于太极拳将意念、气息、形体结合成一体,使人身的精神、气血、脏腑、筋骨均得到濡养和锻炼,达到"阴平阳秘"的平衡状态,所以能起到有病治病、无病健身的作用,以使人体健康长寿。正如《素问·上古天真论》所载:"提挈天地,把握阴阳,呼吸精气,独立神守。肌肉若一,故能寿敝天地,无有终时,此其道生。"太极拳之所以能够养生,道理也正在于此。

(二)练功要领

1.神情安静、以意导气

练习太极拳,要始终保持神静,排除思想杂念,使头脑静下来,全神贯注,用意识指导动作。神静才能以意导气,气血才能周流。

2.含胸拔背、气沉丹田

含胸,即胸略内涵而不挺直;拔背,即指脊背要伸展。能含胸则自能拔背,因之可使气沉于丹田。

3.沉肩坠肘、放松身体

身体宜放松,不得紧张,故上要沉肩坠肘,下要松胯松腰。肩松下垂即是沉肩;肘松而下坠即是坠肘;腰胯要松,不宜僵直板滞。身体放松则经脉畅达,气血周流。

4.全身协调、浑然一体

太极拳要求根在于脚,发于腿,主宰于腰,形于手指,只有手、足、腰协调一致,浑然一体,方可上下相随、流畅自然。外动于形,内动于气,神为主帅,身为驱使,内外相合,则能收获意到、形到、气到的效果。

5.以腰为轴、中正直立

太极拳中,腰是各种动作的中轴,宜始终保持中正直立,虚实变化皆由腰转动,故腰宜松、宜正直,腰松则两腿有力,正直则重心稳固。

6.连绵自如、轻柔自然

太极拳动作要轻柔自然,连绵不断,宜用意不用力,不得用僵硬之拙劲。动作连绵,则气流通畅;轻柔自然,则意气相合,百脉周流。

7.呼吸均匀、气沉丹田

太极拳要求意念、气息、形体的统一和协调,呼吸深长、均匀十分重要,呼吸深长则动作轻柔。一般说来,吸气时,动作为合;呼气时,动作为开。呼吸均匀,气沉丹田,则必无血脉偾张之弊。

8.具体方法

二十四式(简化)太极拳,套路如下。定式动作略。

起势、左右野马分鬃、白鹤亮翅、左右搂膝拗步、手挥琵琶、左右倒卷肱、左揽雀尾、右揽雀尾、单鞭、云手、单鞭、高探马、右蹬脚、双峰贯耳、转身左蹬脚、左下势独立、右下势独立、左右穿梭、海底针、闪通臂、转身搬拦捶、如封似闭、十字手、收势。

目标检测

一、选择题

（一）单项选择题

1. 在传统运动养生的练功要领中,最关键的是(　　　　)

A. 意守　　　　　　B. 调息　　　　　　C. 慢跑　　　　　　D. 适度

2. 身体各种功能活动的基础是(　　　　)

A. 精　　　　　　　B. 气　　　　　　　C. 神　　　　　　　D. 以上均是

3. 太极拳源于(　　　　)

A. 气功　　　　　　B. 活动　　　　　　C. 社交　　　　　　D. 武术

（二）多项选择题

1. 传统的运动养生法融合(　　　　)为一体,具有鲜明的中华民族特色

A. 导引　　　　B. 气功　　　　C. 武术　　　　D. 医理　　　　E. 跆拳道

2. 运动养生的原则是(　　　　)

A. 掌握运动养生的要领　　　　　　B. 强调适度,不宜过量

C. 持之以恒,坚持不懈　　　　　　D. 动静结合,因人而异

E. 强度要大,超越极限

3. 下列哪些项目是适合老年人锻炼的运动(　　　　)

A. 太极拳　　　B. 散步　　　C. 长跑　　　D. 乒乓球　　　E. 网球

二、简答题

1. 简述运动锻炼养生的应用原则。

2. 简述太极拳的练功要领。

第七章　生活起居养生法

学习目标

【学习目的】 通过对生活起居与人体关系的学习,充分认识作息、睡眠、着装、房事、二便等与健康的重要关系,掌握生活起居养生的方法。

【知识要求】 掌握生活起居养生的基本方法。

【能力要求】 通过实践,掌握生活起居养生的具体运用。

生活起居养生,主要指对日常生活进行科学、合理的安排,以达到祛病强身、益寿延年目的的养生方法。生活起居养生,从广义来讲,包含的内容很多,衣食住行、站立坐卧、苦乐劳逸等,皆属其中,本章只介绍作息、房事、着装、二便养生的基本方法。

第一节　作息规律

"作息"指劳作和休息。作息规律主要指个体在起居作息和日常生活的各个方面,要有一定的规律,并合乎自然界的变化和人体的生理常度。古代养生家认为,人的寿命长短与能否合理安排生活作息有密切的关系。如《素问·上古天真论》即说:"食饮有节,起居有常,不妄作劳,故能形与神俱,而尽终其天年,度百岁乃去。"可见,自古以来,我国人民就非常重视作息规律对人体的保健作用。作息规律主要包括起居有常、劳逸适度两个方面。

一、起居有常

(一)起居有常的保健作用

《内经》指出:"天有阴阳,人亦有阴阳。"人们的起居作息只有适应四季和一日等阴阳变化规律,才能保证健康无病。起居,包括生活作息的各个方面;有常,指有一定的规律,并合乎常度。《素问·生气通天论》说:"起居如惊,神气乃浮。"清代张隐庵《黄帝内经素问集注》云:"起居有常,养其神也,不妄作劳,养其精也。夫神气去,形独居,人乃死。能调养其神气,故能与形俱存,而尽终其天年。"说明起居有常是调养神气的重要法则。人们若能起居有常,合理作息,就能保养神气,使人体精力充沛,生命力旺盛。从而避免疾病的发生,延缓衰老,健康长寿。反之,天长日久则神气衰败,就会出现精神萎靡,生命力衰退。

西医学认为,规律的生活作息能使大脑皮层在机体内的调节活动形成有节律的条件反射,促进人体生理活动有规律的正常进行。例如,养成良好的定时、定量的进食习惯,到了吃饭时间,胃液分泌就会增多,从而产生饥饿感。此时摄入一定量的食物,可以达到最大的消化吸收效果。再如,养成良好的睡眠习惯,到了睡觉时间,大脑就自然进入抑制状态,可保持睡眠深沉，使大脑得到最充分的休息。

《内经》告诫人们，如果"起居无节"，将"半百而衰也"。东晋葛洪在《抱朴子·极言》中也指出："定息失时，伤也。"生活规律破坏，起居失调，则精神紊乱，脏腑功能损坏，身体各组织器官都可产生疾病。特别是年老体弱者，生活作息失常对身体的影响更为明显。现代研究资料表明，在同年龄组里，退休工人的发病率是在职工人的三倍以上。

(二)建立科学的作息制度

培养规律生活习惯的最好措施是主动安排科学合理的作息制度，做到每日定时起床、定时睡眠、定时用餐、定时工作学习、定时锻炼身体、定时排便等。

1. 一日作息

《素问·生气通天论》曰："阳气者，一日而主外，平旦人气生，日中而阳气隆，日西而阳气已虚，气门乃闭。"指出一日之内阳气随昼夜晨昏的变化而消长，人生活在自然界中，与之息息相关。因此，人们的起卧作息需与自然界阴阳消长的变化规律相适应，应在白昼阳气隆盛之时从事日常活动，而到夜晚阳气敛藏的时候安卧休息，也就是古人所说的"日出而作，日入而息"，顺应自然，保持体内阴阳相对平衡，更有益于身体健康。早晨按时起床，"不欲起晚""不欲多睡"（《抱朴子·极言》）。老年人起床后不可过早出户，恐寒邪伤身。清代喻嘉言《医门法律》说："每至日西，身中阳气之门乃闭，即当加意谨护，勿反开之。"午前应当多接受阳光，以助人身阳气；午后应静而少动，使阳气收藏，阴气饱满。清代尤乘《寿世青编》有"十二时无病法"，讲的就是一天十二时辰的养生方法，内容丰富，可参照行之。

2. 四时作息

一年之中，四时的阴阳消长，对人体的影响尤为明显。因此，唐代孙思邈《千金要方·养性序》说："善摄生者，卧起有四时之早晚，兴居有至和之常制。"即根据季节变化和个人的具体情况制订出符合生理需要的作息制度，并养成按时作息的习惯，使人体的生理功能保持在稳定平衡的良好状态中，这就是起居有常的真谛所在。《素问·四气调神大论》根据季节变化制订了与之相适应的作息制度，指出春季宜晚睡早起，外出散步，以应生发之气；夏季宜晚睡早起，无厌于日，适当参加户外活动，以应长养之气；秋季宜早睡早起，与鸡俱兴，和春夏季节之早起比较宜稍稍迟点起床，以应收敛之气；冬宜早睡晚起，必待日光，起床或外出活动时间最好在太阳出来之后，以应潜藏之气。

二、劳逸适度

(一)劳逸适度的保健作用

劳动，是人类赖以生存并改造自然的必要活动之一。安逸，则是恢复或增强机体生理功能的休息过程。形体过劳或过逸都会损伤身心健康。这里所说的"劳"，不仅指劳动，还包括一定内容的形体锻炼，如散步、导引等。

实验证明，疲劳能降低生物的抗病能力，使之易受病菌的侵袭。给疲劳的和未疲劳的猴子等量细菌，结果疲劳的猴子染病，未疲劳的猴子安然无恙。中医学即将"劳倦内伤"作为患病的一个重要的病因。故《内经》主张"形劳而不倦"，古代养生学家(如华佗、孙思邈、王焘等)提出"常欲小劳"，都是讲劳动要适度。

(二)劳逸适度的保健方法

1.劳而勿伤

《素问·宣明五气》曰:"久视伤血,久卧伤气,久坐伤肉,久立伤骨,久行伤筋,是谓五劳所伤。"这里的"久"字即过度之义。为了防止劳作之伤,《千金要方·养性序》提出劳而不伤的具体方法是:"养生之方,唾不及远,行不疾走,耳不极听,坐不久处,立不至疲,卧不至懵;……不欲甚劳,不欲甚逸,不欲流汗,不欲多唾,不欲奔车走马,不欲极目远望……",这些都提示人们,劳作过度会伤气耗血,故掌握适度是非常重要的。

2.逸勿太过

过度疲倦会损害人体,过度安逸亦可致病。在日常生活中,如果不参加劳动和体育锻炼,饱食终日,无所用心,就会引起气血运行不畅,筋骨痿弱,脾胃消化功能衰退,身体正气不足,抵抗力下降,从而引发多种疾病。故古人主张劳逸亦需"中和",有度有节。尤其老年人决不能因年龄大而不参加轻微的劳作。"用进废退",越不劳作,其体力丧失的越快,故老年人应经常参加一些力所能及的劳作或进行适当的体育锻炼。实践证明,绝大多数长寿的老人一生都未脱离过体力劳动和脑力劳动。清代曹庭栋《老老恒言》还说:"学不用而废。"提倡老年人要不断学习,老有所学,老有所为。经常用脑可以预防衰老。

第二节　房事有度

房事即指性生活,古代又称房室、房中、房帏等。性生活是人类的一种本能,是人类生活的重要内容之一。房事有度,即性生活要遵守一定的法度,也就是根据人体的生理特点和生命的规律,采取有节制的健康性行为,以防病保健,提高生活质量,从而达到健康长寿的目的,房事有度是重要的养生原则和方法,具体包括行房节欲和房事禁忌两方面。

一、行房节欲

"节欲保精",是中医养生的基本要点之一。性生活的节制、适度,于人体健康有着重要的意义。正如南朝陶弘景《养生延命录》所言:"房中之事,能生人,能煞人,譬如水火,知用者,可以养生;不能用之者,立可死矣。"

(一)行房节欲的保健作用

行房节欲保精是抗衰防老的重要内容。如《素问·上古天真论》说:"以欲竭其精,以耗散其真,……故半百而衰也。"中医认为,肾藏精,为先天之本,肾精充足,五脏六腑皆旺,抗病能力强,身体强壮,则健康长寿。反之,肾精匮乏,则五脏衰虚,多病早夭。节欲保精对于中老年尤为重要。《千金要方·房中补益》说:"四十已上,常固精养气而不耗,可以不老。"从国内外长寿老人的调查情况来看,大多对性生活都有严格而规律的节制,说明节欲保精对健康长寿有积极意义。

中医学历来认为,房事不节、劳倦内伤是致病的重要原因之一。《史记·仓公传》载病例25个,其中病因于"内",即房劳者有8例之多。因为失精过度,或不懂方法,违反禁忌,必然耗伤精气,正气虚损,致使百病丛生。临床中可见,房事过度的人常常出现腰膝酸软,头晕耳鸣,健忘乏力,面色晦暗,小便频数,男子阳痿、早泄、遗精、滑精,女子月经不调、宫冷带下等症状。

西医学研究认为,精液中含有大量的前列腺素、蛋白质、锌等重要物质。过频的房事会丢失大量与人体健康有关的微量元素及重要物质,导致机体多种器官或系统发生病理变化而加速衰老。另外,精子和性激素是睾丸产生的,失精过度,可使脑垂体前叶功能降低,同时加重睾丸的负担,并可因"反馈作用"抑制脑垂体前叶的分泌,导致睾丸萎缩,从而加速衰老的进程。这充分说明"纵欲催人老,房劳促短命"的传统观点是有一定道理的。

(二)行房节欲的保健方法

1.行房适度

房事不可无,亦不可频,贵在适度。度主要指房事的频率。一般而言,正常行房的次数应随着年龄增长而逐渐减少,但"度"不是一个绝对概念。《素女经》认为:"人年二十者,四日一泄;年三十者,八日一泄;年四十者,十六日一泄;年五十者,二十一日一泄;年六十者,即当闭精,勿复更泄也。若体力犹壮者,一月一泄。凡人气力自相有强盛过人者,亦不可抑忍;久而不泄,致痈疽。若年过六十,而有数旬不得交接,意中平平者,可闭精勿泄也。"古人认为不同的季节,度的标准也不相同,应遵循"春二、夏三、秋一、冬无"的原则,即春天每月二次,夏天每月三次,秋天每月一次,冬天避免房事。西医学认为,行房次数并没有一个统一标准和规定的限制,宜根据性生活的个体差异,加上年龄、体质、职业等不同情况,灵活掌握,区别对待。新婚初期,或夫妻久别重逢的最初几日,可能行房次数较频,而经常在一起生活的青壮年夫妇,每周1~2次正常的房事不会影响身体健康。行房适度一般以第二天不感到疲劳,身心舒适,精神愉快,工作效率高为原则。如果出现腰酸背痛、疲乏无力、工作效率低,说明纵欲过度,应当调整节制。

2.提倡独宿

古代养生家将独宿作为节制房事、养生保健的重要措施。孙思邈《千金翼方》引用彭祖:"上士别床,中士异被,服药百裹,不如独卧。"其在《孙真人养生铭》也提到:"秋冬固阳事,独卧是守真。"古人认为,独卧则心神安定,耳目不染,易于控制情欲,有利房事保健,故民间亦有"中年异被,老年异床"之说法。生活中,房劳伤肾者,不乏其人,尤其是有些年轻人不懂房事保健之法,婚后纵欲,致使体弱肾亏,未老先衰。故青壮年情欲易动难制者,可采用此法。老年纵欲者,多致病患缠身,很少有长寿者。所以明代赵献可《寡欲论》要求老年人:"急远房帏,绝嗜欲。"久病患者在疾病的恢复期虽然病情向愈,也宜适当采用独卧养生之法,戒房事,养精血,以期早日康复。

二、房事禁忌

房事是一门科学,入房必知禁忌,对此古代养生家和医学家十分重视。即在某些特殊情况下要禁止房事,若犯禁忌,则可损害健康,引起很多疾病。如孙思邈所言:"凡新沐远行及疲劳饱食、醉酒、大喜、大悲、男女热病未差,……皆不可交阴阳……"否则,"交则死"。房事禁忌主要有天忌、地忌和人忌三个方面。

(一)行房天忌

"天忌",指在自然界某些天候异常变化的情况下应禁止房事活动。中医养生十分强调人与自然和谐统一。《吕氏春秋·季春纪》云:"大寒、大热、大燥、大湿、大风、大震、大雾七者,动精则生害矣。"自然界的剧烈变化对人体的影响,一是导致精神情绪变化,二是对生物功能的干扰。自然界的剧变超过人体本身的调节能力,打破人体的阴阳平衡,就会发生气血逆乱。此时行房,即为触犯天忌。故日蚀月蚀、雷电暴击、狂风大雨、山崩地裂、奇寒异热之时,由于天地阴阳错乱,不可同房。古代养生家还认为,在自然界气候异常变化之时行房受孕,对胎儿正常发育会产生一定的影响,有可能出现先天性疾病、先天畸形或出现临盆难产等情况。如孙思邈《千金要方》就特别强调交合当避"大风、大雨、大雾、大寒、大暑、雷电霹雳、天地晦冥、日月薄蚀、虹霓地动"等时令和自然界气候突变之时,如果犯此禁令,便会"损男百倍,令女得病",甚至影响后代,使之出现癫疾愚顽、聋哑跛盲等疾患。临床观察表明,婴幼儿的先天性疾患,与母亲孕前的生活环境等因素有关。因此,夫妻房事时,充分注意自然界的异常变化,对优生优育也有着积极意义。

(二)行房地忌

"地忌",指要避免不利于房事活动的不良地理环境。例如《千金要方·房中补益》所说:"日月星辰火光之下,神庙佛寺之中,井灶圊厕之侧,塚墓尸枢之傍"等,一切地理环境不佳之处均应列为禁忌。不良的环境可影响男女双方的情绪,不利于房事质量,有时还会在心理留下阴影,造成不良后果。良好的环境是房事成功和高质量房事的重要条件之一。房事环境以室内、安静、整洁、舒适、空气流通、温度适宜、明暗适度为宜。

(三)行房人忌

男女房事,还要讲究"人和",即选择双方状态俱佳时行房。人的生理状态会受情志变化、疾病状况、生活习惯等方面的影响,女性还有经、带、胎、产等生理特点,如果不考虑这些因素,在某些特定的情况下行房,会带来不良后果。

1. 酒后酒醉禁房事

酒属辛热之品,有升散的功效,对性兴奋有一定的促进作用,故有"酒是色媒人"之说。饮酒过量甚至醉酒后切勿行房,更不能用酒刺激性欲,不然会带来很多危害。酒醉入房,伤身害子,往往易致性欲及性功能低下,影响生育,或生育低智弱能子女。《素问·上古天真论》云:"以酒为浆,以妄为常,醉以入房,以欲竭其精,以耗散其真,不知持满,不时御神,务快其心,逆于生乐,起居无节,故半百而衰也。"元代李鹏飞《三元延寿参赞书》亦说:"大醉入房,气竭肝伤,丈夫则精液衰少,阳痿不起,女子则月事衰微,恶血淹留。"可见,醉酒入房害处无穷。现代研究认为,由于乙醇可损害精细胞和卵细胞,经常饮酒或醉酒入房会影响精、卵细胞的生长发育,不利于孕育子女。

2. 七情劳伤禁房事

当人的情志发生剧烈变化时,常使气机失常,脏腑功能失调,在这种情况下不应借房事求得心理平衡,否则不仅易引起自身疾病,如果受孕还会影响胎儿的生长、发育。另外,劳倦过度宜及时休息调理,及早恢复生理平衡,若又以房事耗精血,必使整个机体脏腑虚损,造成种种病变。《千金要方·房中补益》指出:"人有所怒,气血未定,因以交合,令人发痈疽……远行疲乏来入房,为五劳虚损,少子。"《寿世保元》亦指出:"恐惧中入房,阴阳偏虚,自汗盗汗,积而成劳。"只有在男女双方精神愉快、体力充沛的状态下,性生活才能完美和谐,才能无碍于身心健康。现代报道情志过激入房会诱发心脑血管疾病,故七情太过为入房之大忌。

3. 患病期间禁房事

生病期间,人体正气全力以赴与邪气作斗争,若病中行房,必然损伤正气,加重病情,导致不良后果。

病后康复阶段,精虚气弱,元气未复,需静心休养。若此时行房耗精,会使正气更难复原,轻者旧疾复发,重者甚或丧命。《千金要方·伤寒劳复》指出:"病新瘥,未满百日,气力未平复,而以房室者,略无不死……"这充分说明了病后房事的严重危害。

4. 妇女四期禁房事

针对女性有经、孕、产、乳的特殊生理,古代医家和养生家提出了一些具体房中保健要求。

(1)月经期间禁欲:《千金要方·房中补益》指出:"妇人月事未绝而与交合,令人成病。"月经期性生活,易引起痛经、月经不调、宫颈糜烂、输卵管炎、盆腔感染甚或宫颈癌等多种疾病,影响女方身体健康。

(2)妊娠早晚禁欲:妇女在怀孕期间,对房事必须谨慎,严守禁忌。尤其是妊娠前三个月和后三个月内要避免性生活。早期房事易引起流产,晚期房事易引起早产和感染,影响母体和胎儿健康。孕期妇女需要集中全身精血孕养胎儿,房事最易耗伤阴精,若不善自珍摄,则母体多病,胎儿亦难保全,故妊娠期间必须节制房事。

(3)产期百日禁欲:孕妇产后,百脉空虚,体质虚弱,抵抗力低下,需要较长时间的补养调理,才能恢复健康。同时产褥期恶露未净,若再行房事,更伤精血,邪气乘虚而入,引起多种疾病。《千金要方·妇人方》中明确指出:"至于产后,大须将慎,危笃之至,其在于斯。……所以,妇人产后百日以来,极须殷勤忧畏,勿纵心犯触,及即便行房。若有所犯,必身反强直,犹如角弓反张,名曰褥风……凡产后满百日,乃可合会,不尔至死,虚羸百病滋长,慎之。凡妇人皆患风气脐下虚冷,莫不由此早行房故也。"故产后百日内必须严戒房事。

(4)哺乳期内节欲:在哺乳期内,喂养幼儿需要大量营养价值高的母乳。乳汁乃母体气血所化,若房劳损伤,则乳汁质量不佳,影响婴幼儿的正常发育,还可引起软骨病、疳积、贫血等病。所以,《千金要方·少小婴孺方》指出:"母新房以乳儿,令儿羸瘦,交胫不行",特别是"其母遇醉及房劳喘后乳儿最剧,能杀儿也"。因此,在哺乳期应节制房事,安和五脏,保证婴幼儿的健康成长。

第三节　着装适体

服装是人们日常生活中最基本的要素之一,是人类在长期生活劳动中逐渐发明的,既是人类文明的表现,又是人们御寒防暑、保护机体免受外界刺激和侵袭的必需。中医着装养生的原则是既要舒适得体,又要顺应四时。如孙思邈说:"衣食寝处皆适,能顺时气者,始尽养生之道。"清代曹庭栋也说:"衣食二端,乃养生切要事。"

一、制装要求

根据周围环境、气候变化以及自身实际,选择适合自己的服装,更有益于人体健康。

(一)服装的质地

夏装和内衣要选择轻而柔软的衣料,穿在身上清爽舒适,若贴身衣物粗糙硬挺,则会出现不适,甚至使皮肤摩擦受损。

(二)服装的色泽

衣料颜色不同,对热的吸收和反射的强度也不相同。一般来说,衣服颜色越深,吸热性越强,反射性越差;颜色越浅,吸热性越差,反射性越强。夏天宜穿浅色服装,以反射辐射热;冬天宜穿深色衣服,以利吸收热量。另外,衣着的颜色对人的情志变化也有一定影响。

(三)服装的保温

纺织衣料的导热性越低,其保暖性越好。实验证明,在 15℃ 时,麻纱衣料放热量约为 60%,而毛织品不到 20%,故麻纱类作为夏季衣料为宜,毛织品宜制成冬装,氯纶、聚酯纤维和腈纶等导热性也较低,也是保温性良好的纺织材料。此外,织物越厚,单位时间内散发的热量越少,保暖性能越好。

(四)服装的透气

冬季外衣织物的透气性应较小,以保证衣服具有良好的防风性能,而起到保温作用。夏季衣料应具有较好的透气性,有利于体内热量散发。

(五)吸湿和散湿

选择内衣时,最好选择吸湿、散湿性能良好的纤维织品,这样有利于吸收汗液和蒸发湿气。

二、着装适体

服装宽松适度,款式合体,既能增添美感,又能使人感觉舒适,从而起到养生保健的效果。如《老老恒言·衣》曰:"惟长短宽窄,期于适体。"

(一)服装不宜过于紧窄

一般而言,着装不宜窄衣紧裤,因窄紧衣服会妨碍气血运行,影响身体发育和成长,尤其是青少年时期,人体生长发育比较旺盛,更不宜穿紧身衣服。老年人也是如此,紧身衣服会对老年人的行动造成不便。青年男女为了健美的需要,喜欢穿紧身衣服以体现曲线美,但一定要注意穿的时间不宜过长,外出的时候穿,到家里则应该脱下,换上宽松一点的衣服,以缓解紧身衣裤造成的疲劳。现代研究认为,若衣着压力超过 $30g/cm^2$,人体就有一种压迫感,穿着就会不舒适。如果年轻女性长期束胸或乳罩过紧,则可能会影响胸廓发育,降低肺活量;束腰过紧,可致肋缘凹陷或胸廓变形,有损健康。

(二)服装不宜过于宽松

衣着过于肥大、襟袖过长,则不利于保暖,也不便于活动。特别是老年人与体虚多病者,衣着过于宽大,衣不着体,更容易受到风、寒、湿等邪气的侵袭;对于某些特殊职业者来说,过于宽大的衣服还存在一定的安全隐患,容易造成事故。

三、顺应四时

一年四季,寒来暑往,自然界及人体的阴阳也随之消长变化。我国大部分地区四季较分明,故着装应符合季节变化的特点。

(一)春秋着装

春秋季节气候温和,衣料的选择范围较广。由于春季多风,秋季偏燥,故制装时选择透气性和吸湿性适中的衣料更佳。化学纤维纺织品的透气和吸湿性能都低于棉织品,而丝织品最适宜做春秋季节的衣料,并且具有耐磨、挺括、色泽鲜艳的优点。有些化纤品对人体还有一定的医疗作用,如氯纶纤维制成的衣服,其导电性能差,穿在身上与皮肤摩擦,会产生并蓄积相当量的静电,此静电对人体的关节可起到轻度的、类似电疗的作用。不过由于化学纤维在生产过程中,掺入了一些其他物质,有时会对皮肤产生一些不良刺激,如果注意勤换衣服,则可避免这种现象。

(二)夏季着装

夏季气候炎热,故夏季服装以轻、薄、柔软、色浅为好,应有良好的透气性、吸湿性和散湿性,以帮助人体散热排汗。吸湿性能差或过于光滑的衣料,汗液就不能被及时吸收并蒸发掉,人容易汗出、闷热、不适。故夏季服装最好选用人造丝、真丝、亚麻和棉针织品。夏季尽管阳热炽盛,仍须着衣以护其胸背。《老老恒言·衣》说:"夏虽极热时,必着葛布短半臂,以护其胸背。"就是说,要人们至少穿着背心、短袖衫之类,这对体弱者和老年人尤为重要。

(三)冬季着装

冬季气候寒冷,服装要达到防寒保温的效果,宜选择保温性良好、织物厚密、透气性小的深色衣物。羽绒、丝棉、人造毛等织物既松软轻便,又有较好的保温效果。此外,帽子、鞋袜、围巾等,也要根据四时特点合理选用。

四、增减宜忌

衣着应随四季及天气变化合理增减。

(一)随四季增减

由于四季气候的变化有一定的特点,因此,衣着要根据四季气候特点而有所增减。《老老恒言·燕居》说:"春冰未泮,下体宁过于暖,上体无妨略减,所以养阳之生气。"孙思邈《孙真人卫生歌》云:"春寒莫放绵衣薄,夏月汗多须换著。秋冬衣冷渐加添,莫待病生才服药。"说的是春季阴寒未尽,阳气渐生,要注意保暖,早春宜减衣不减裤,以助阳气的升发。夏季阳热炽盛,出汗较多,衣宜勤换。秋季气候转凉,亦要注意加衣,但要避免一次加衣过多。民间有"春捂秋冻"之说,即春季宁稍暖,秋季可稍凉。元代丘处机《摄生消息论·春季摄生消息论》说:"春季天气寒暄不一,不可顿去棉衣。老人气弱骨疏体怯,风冷易伤腠理,时备夹衣,温暖易之。一重减一重不可暴去"。冬季"宜寒甚方加棉衣,以渐加厚,不得一顿便多,唯无寒而已"。

(二)随天气增减

明代张宇初《彭祖摄生养性论》说:"先寒而后衣,先热而后解。"即是说衣服的脱穿应根据天气变化及时更换。衣服随天气变化增减时切不可急穿急脱,忽冷忽热。《老老恒言·燕居》说:"绵衣不顿加,少暖又须暂脱。"再有古人认识到穿衣不宜过暖过寒,否则反倒容易受邪致病。因为穿衣过寒或过暖,易使机体缺乏耐受寒热的能力,而使抗邪防病之力减弱。至于老人和身体虚弱的人,由于对寒热的耐受性较差,所以又当尽量注意慎于脱着,以免受风、寒、暑、湿之侵。

此外,出汗之后,穿脱衣服尤须注意以下两点:一是大汗之时忌当风脱衣,这是因为大汗之时,人体腠理发泄,汗孔开放,骤然脱衣,易受风寒之邪侵袭而致病。二是汗湿之衣勿得久穿,因为湿为阴邪,容易损伤人体阳气;汗后腠理虚,汗湿滞留肌肤,久之,风、寒、湿邪易侵袭人体而导致疾病的发生。

第四节 二便通畅

大小二便是人体排出代谢废物的主要形式。二便正常与否,直接影响到人体脏腑气机的运行。因此,养成良好的二便卫生习惯,对健康长寿具有重要意义。

一、大便通畅

(一)大便通畅的意义

古代养生家对保持大便通畅极为重视。王充《论衡》指出:"欲得长生,肠中常清,欲得不死,肠中无滓。"金元朱丹溪《格致余论》也说:"五味入口,即入于胃,留毒不散,积聚既久,致伤冲和,诸病生焉。"意思就是肠中的残渣、浊物要及时排出体外,才能保证机体正常的生理功能。如果大便经常秘结不畅,可导致浊气上扰,气血逆乱,脏腑功能失调,因此产生或诱发多种疾病,如头痛、牙痛、冠心病、高血压、脑血管意外、肛周疾病、肠癌等。西医学的衰老理论中,有一种自身中毒学说认为,衰老是由于生物体在自身代谢过程中,不断产生毒素,逐渐使机体发生慢性中毒而出现的。大便不畅,最易使机体产生慢性自身中毒而出现衰老。这种学说与中医保持大便通畅以防病延年的观点是一致的。

知识链接

自身中毒学说

1905年,俄国病理学家梅契尼科夫用毕生的努力,得出著名的"自身中毒"研究学说——大肠中粪便积聚,因而产生腐败细菌,形成有害物质,引起自身慢性中毒,于是发生疾病和衰老的现象。本研究也因此获得诺贝尔医学奖。

(二)大便通畅的方法

保持大便通畅的方法很多,其简要介绍如下所述。

1. 规定时间排便

在规定时间内排便,有助于养成良好的排便习惯,可建立良好的条件反射,这有利于便意的正常产生,能促使大便通畅。由于生活、工作紧张,或早晨时间紧迫,即使有了便意,也不得不忍着。忍便不排,致使排便反射受到抑制,排便机制发生紊乱,"积便"会使肠道的反应变得迟钝,久而久之则可发生便秘。

2. 顺其自然排便

《老老恒言》在论述排便时说:"养生之过,惟贵自然。"要做到有便不强忍,无便不强挣。"强忍"和"强挣"都易损伤人体正气,引起痔疮等病。从西医学观点看,忍便不解会使粪便中部分毒素被肠组织黏膜吸收,危害机体。排便时,强挣努喷,会过度增高腹内压,导致血压上升,特别对高血压、冠心病、动脉硬化者不利,容易诱发中风、心肌梗死等疾病。另外,由于腹内压增高,直肠上、下静脉充血,还容易引起痔疮、肛瘘等病。

3. 运动按摩通便

运动、按摩可以起到疏畅气血、增强肠胃消化排泄功能、加强大小肠的蠕动、通畅大便的作用。平常可选用一些传统保健功法锻炼,如太极拳、气功导引养生功、腹部按摩保健法等。下面介绍一种简便有效的按摩保健操,能有效预防、缓解便秘。先将两手掌互相摩擦生热,把左手掌放在右手背上,右手掌放在上腹部,先由左向右旋转按摩 15 次;再由右向左旋转按摩 15 次,依上法在中腹部(脐周)左右各旋转按摩 15 次;然后依上法在下腹部左右各旋转按摩 15 次。做完上、中、下腹部的按摩之后,再从剑突向下推至耻骨联合处,可做 20 次左右。本法一般多在晚上躺在床上睡觉前和早晨起床前做按摩,其他空余时间亦可。

4. 饮食调摄通便

饮食与大便通畅有密切关系。随着人们生活水平的提高,肉类食物、精制食品越来越多,这些食品不利于胃肠的蠕动,易造成便秘。因此,我们在日常生活中,应该饮食多样化,以五谷杂粮为主食,蔬菜、水果为副食,肉、蛋类为补充食品,多素少荤,粗细结合,做到饮食平衡。蔬菜、水果中含有大量纤维素,可以刺激肠壁使之蠕动加快,所以尤其应多食蔬菜、水果。

二、小便清利

(一)小便与健康相关

小便是水液代谢后排出废液的主要途径,与肺、脾、肾、膀胱等脏腑的关系极为密切。肾气是整个水液代谢的原动力,调节着每一环节的功能活动,故有"肾主水"之称。水液代谢正常与否反映了机体脏腑功能是否正常,特别是肾气是否健旺。小便通利,则人体健康;反之,则说明人有疾患。古代养生家十分重视小便卫生,北宋苏东坡《养生杂记》说:"要长生,小便清;要长活,小便洁。"《老老恒言·便器》亦说:"小便惟取通利。"

(二)小便清利的方法

保持小便清洁、通利,是保证身体健康的重要措施,其具体方法如下。

1. 饮食调摄

对于保证水道通调之法,《老老恒言》中提出了重在饮食调摄的四个要点:"食少化速,则清浊易分,一也;薄滋味,无黏腻,则渗泄不滞,二也;食久然后饮,胃空虚则水不归脾,气达膀胱,三也;且饮必待渴,乘微燥以清化源,则水以济火,下输倍捷,四也。所谓通调水道,如是而已。如但犹不通调,则为病。然病能如是通调,亦以渐而愈"。由此可见,正确调摄饮食,做到少食、素食、食久后饮、饮必待渴等,是保证小便清利的重要方法。

2. 导引按摩

导引按摩对于小便通利很有好处,其主要方法有二。

(1)端坐摩腰:取端坐位,两手置于背后,上下推搓 30～50 次,上至背部,下至骶尾,以腰背部发热为佳,可在晚上就寝时和早晨起床时进行练习。此法有强腰壮肾之功,有助于通调水道。

(2)仰卧摩腹:取仰卧位,调匀呼吸,将掌搓热,置于下腹部,先推摩下腹部两侧,再推下腹部中央,各做 30 次。动作要由轻渐重,力量要和缓均匀,可在早晚进行。此法可益气、增强膀胱功能,对小便不利、排尿困难也有一定防治作用。

目标检测

一、选择题

（一）单项选择题

1.以下说法错误的是（　　）

A.日出而作，日入而息　　　　　　B.不欲起晚，不欲多睡

C.早起不在鸡鸣后　　　　　　　　D.晚起不在日出后

2.夏季衣料宜选择（　　）

A.深色衣服　　　　　　　　　　　B.亚麻和棉针织品

C.氯纶、腈纶　　　　　　　　　　D.毛织品、醋酯纤维

3.房事禁忌主要有（　　）

A.天忌　　　　　B.地忌　　　　　C.人忌　　　　　D.以上都是

4.下面哪项不是保持大便通畅的方法（　　）

A.按时排便　　　B.运动按摩　　　C.饮食调摄　　　D.强挣努喷

（二）多项选择题

1.五劳所伤包括（　　）

A.久视伤血　　　B.久卧伤气　　　C.久坐伤肉　　　D.久行伤骨

E.久行伤肉

2.良好睡眠的标准是（　　）

A.入睡快　　　　B.睡眠深　　　　C.少起夜　　　　D.清醒快

E.时间长

3.不宜行房的情况有（　　）

A.醉酒后　　　　B.雷电暴击　　　C.井灶圊厕之侧　　D.孕期

E.佛寺之中

4.饮食调摄清利小便包括（　　）

A.食少　　　　　B.清淡　　　　　C.食久然后饮　　　D.饮必待渴

E.无黏腻

二、简答题

1.何谓起居有常？

2.如何理解春捂秋冻？

3.按摩保健通便应怎样进行？

4.饮食调摄清利小便有哪些方法？

三、案例分析题

根据季节变化制订一份四时作息计划。

第八章　内服药物养生法

![学习目标图标] 学习目标

【学习目的】通过对内服药物养生法的学习，了解内服药物养生的作用机制与应用原则，科学认识其在养生保健方面的重要作用，掌握常用的强健身体、延年益寿的药物与方剂。

【知识要求】了解内服药物养生的作用机制；熟悉常用的益气、养血、滋阴、补阳药物；掌握内服药物养生的应用原则以及常用的具有强健身体、延年益寿效果的药物与方剂。

【能力要求】运用内服药物养生的作用机制与应用原则，能够针对性地制订正确、合理的内服药物养生方案。通过实践，掌握内服药物养生的具体运用。

内服药物养生法，指运用药物内服来达到强健身体、防治疾病、延年益寿的养生方法。一般而言，由于内服药物养生主要选用调补阴阳气血的药物以强健身体、延年益寿，因此本章所述主要指有此类作用的内服药物的养生法。

千百年来，历代医家不仅发现了许多强健身体、益寿延年的养生药物，而且也创造出不少行之有效的养生方剂，积累了丰富的经验，为人类的健康长寿做出了巨大贡献。

第一节　内服药物养生的作用与原则

一、内服药物养生作用机制

(一)补肾健脾是根本

人体健康长寿最重要的条件是先天禀赋强盛与后天营养充足。肾为先天之本，生命之根，元阴元阳之所在，肾气充盛，机体新陈代谢能力强，衰老的速度也缓慢。脾胃为后天之本，气血生化之源，机体生命活动需要的营养，均靠脾胃供给。正因如此，益寿方药的健身防老作用，多立足于固护先天、后天，即以补肾、健脾为基础。

(二)补虚泻实是纠偏

《中藏经》中指出："其本实者，得宣通之性必延其寿；其本虚者，得补益之情必长其年。"用方药延年益寿，主要在于运用药物补偏救弊，调整机体阴阳气血出现的偏差，协调脏腑功能，疏通经络血脉。而机体的偏颇，不外虚实两大类，应本着"虚则补之，实则泻之"的原则，予以辨证施药。虚者，多以气血阴阳的不足为其主要表现。在内服药物养生中，即以药物进补，予以调理，气虚者益气，血虚者养血，阴虚者滋阴，阳虚者补阳，补其不足而使其充盛，则虚者不虚，身体可强健而延年。实者，多以气血痰食的郁结、壅滞为主要表现。在内服药物养生方面，即以药物宣通予以调理，气郁者理气，血瘀者化瘀，湿痰者化湿，热盛者清热，寒盛者祛寒，此为泻实之法，以宣畅气血、疏通经络、化湿导滞、清热、祛寒为手段,以达到行气血、通经络、协调脏腑的目的,从而使人体健康长寿。此外,必须指出,纯虚者是较为少见的。这是因为正气虚者往往兼有实邪,用药自当补中有泻,泻中有补。故清代程国彭《医学心悟》指出:"用药补正,必兼泻邪,邪去则补自得力。"

总之,无论补虚、泻实,皆以补偏救弊来调整机体,起到增强体质、益寿延年的作用。

(三)燮理阴阳是关键

中医认为,人之所以健康长寿,全赖阴阳气血平衡,这也就是《素问·生气通气论》中所说:"阴平阳秘,精神乃治。"运用内服药物养生以求增强体质、益寿延年,其基本点即在于燮理阴阳,调整阴阳的偏盛偏衰,使其复归于"阴平阳秘"的动态平衡状态。正如清代徐灵胎《慎疾刍言》所说:"审其阴阳之偏胜,而损益使平。"可以说"损益使平"是燮理阴阳的具体体现,是内服药物养生的关键。

二、内服药物养生应用原则

内服药物养生,应掌握如下应用原则。

(一)辨证求因,谨慎进补

虚人当补,但虚人的具体情况各有不同,故进补时一定要分清脏腑、气血、阴阳、寒热、虚实,审证求因,辨证施补,方可取得强身健体、益寿延年之效,而不致出现偏颇。

用补益方药进行调养,一般多用于老年人和体弱多病之人,这些人的体质多属"虚",故宜用补益之法。无病体健之人一般不需要服用。尤其需要注意的是,服用补药应有针对性,倘若一见补药,即以为全然有益无害,贸然进补,很容易加剧机体的气血阴阳平衡失调,不仅无益,反而有害。故不可盲目进补,应在辨明虚实、确认属虚的情况下,有针对性的进补。《医学心悟》指出:"补之为义,大矣哉!然有当补不补误人者;有不当补而补误人者;亦有当补而不分气血、不辨寒热、不识开合、不知缓急、不分五脏、不明根本、不深求调摄之方以误人者,是不可不讲也。"这是需要明确的第一条原则。

(二)虚者宜补,补勿过偏

进补的目的在于和调阴阳,宜恰到好处,不可过偏。过偏则反而成害,导致阴阳新的失衡,使机体遭受又一次损伤。例如,虽属气虚,但一味大剂补气而不顾及其他,补之太过,反而导致气机壅滞,出现胸腹胀满,升降失调;虽为阴虚,但一味大剂养阴而不注意适度,补阴太过,反而遏伤阳气,致使人体阴寒凝重,出现阴盛阳衰之候。所以,补宜适度,适可而止,补勿过偏,这是进补时应注意的又一原则。

(三)盛者宜泻,泻不伤正

内服药物养生固然是年老体弱者强身健体、益寿延年的重要方法,以补虚为主亦无可厚非。然而,体虚而本实者也并不少见。只谈其虚而不论其实,亦未免失之过偏。恰如《慎疾刍言》所说:"能长年者,必有独盛之处,阳独盛者,当补其阴""而阳之太盛者,不独当补阴,并宜清火以保其阴""若偶有风、寒、痰、湿等因,尤当急逐其邪。"当今之人,生活水准提高了,往往重补而轻泻。然而,平素膏粱厚味不厌其多者,往往脂醇充溢,形体肥胖,气血痰食壅滞已成其隐患。因之,泻实之法也是抗衰延年的一个重要原则。《中藏经》所说"其本实者,得宣通之性必延其寿",即是这个意思。

体盛邪实者,得宣泄通利方可使阴阳气血得以平衡。但在养生调摄中,亦要注意攻泻之法的恰当运用。不可因其体盛而过分攻泻,攻泻太过则易导致人体正气虚乏,不但起不到强身健体、益寿延年的作用,反而适得其反。故内服药物养生中的泻实之法,以不伤其正为原则。力求达到汗毋大泄,清毋过寒,下毋峻猛。在实际应用中,应注意以下几点:一是确实有过盛壅滞之实者,方可考虑用攻泻之法;二是选药必须贴切,安全有效;三是药量必须适当,恰如其分;四是不可急于求成,强求速效。

(四)用药缓图,随证调整

身体虚衰、机体衰老是个复杂而缓慢的过程,任何强身健体、益寿延年的方法,都不是一朝一夕即能见效的。内服药物养生也不例外,不可能指望在短时期内依靠药物达到强身健体、养生益寿的目的。因此,用药宜缓图其功,要有一个渐变过程,不宜急于求成。这是内服药物养生的应用原则,也是千百年来,历代养生家的经验之谈,应该予以足够的重视。

另外,在具体调理中,还需结合证候变化,随证调整,使药证贴合,方能取得养生保健、健康长寿的效果。

第二节　养生内服药物举例

具有强身健体、延年益寿作用的药物有很多,历代本草及医家著述均有不少记载,这类药品,一般均有强身补益的作用,同时也能起到治疗疾病的作用。即有病祛病,无病强身延年,可以配方服用,亦可以单味服用。按其功用分益气、养血、滋阴、补阳四类,择要予以介绍。

一、益气类养生药物

1. 人参

人参,味甘微苦,性温。《神农本草经》谓其:"主补五脏,安精神""明目开心益智,久服轻身延年"。本品可大补元气,生津止渴,对年老气虚,久病虚脱者,尤为适宜。

人参一味煎汤,名独参汤,具有益气固脱之功效,年老体弱之人,长服此汤,可强身体,抗衰老。人参切成饮片,每日嚼化,可补益身体,防御疾病,增强机体抵抗能力。

近代研究证明,人参可调节人体网状内皮系统功能,其所含人参皂苷,确实具有抗衰老作用。

2. 黄芪

黄芪,味甘,性微温。本品可补气升阳,益卫固表,利水消肿,补益五脏。久服该品可强壮身体,治诸气虚。清朝宫廷保健,多用黄芪补中气,益荣血。如单味黄芪480g,用水煎透,炼蜜成膏,每日服10g,以白开水冲服,可用于体虚易于外感者的调理。

近代研究表明,黄芪可增强机体抵抗力,具有调整血压及增强免疫力的功能,有性激素样作用,可改善冠状动脉循环和心脏功能。同时,黄芪具有延长某些原代细胞和二倍体细胞株寿命的能力。这都是黄芪抗衰老作用的有力证明。

3. 茯苓

茯苓,味甘淡,性平。《神农本草经》谓其:"久服安魂养神,不饥延年。"本品具有健脾和胃、宁心安神、渗湿利水之功用。《普济方》载有茯苓久服令人长生之法。历代医家均将其视为常用的延年益寿之品,因其药性缓和,可益心脾、利水湿,补而不峻,利而不猛,既可扶正,又可祛邪,故为平补之佳品。

白茯苓磨成细粉,取 15g,与粳米煮粥,名为茯苓粥,李时珍谓:"茯苓粉粥清上实下"。常吃茯苓粥,对老年性浮肿、肥胖症、肿瘤的预防均有好处。清代宫廷中,曾把茯苓制成茯苓饼,作为经常服用的滋补佳品,成为祛病延年的名点。

近代研究证明,茯苓的有效成分 90% 以上为茯苓多糖,经常服用能增强人体免疫功能,提高机体的抗病能力,且具有较强的抗癌作用,确实是延年益寿的佳品。

4.山药

山药,味甘,性平。《神农本草经》谓:"补中益气力,长肌肉,久服耳目聪明。"本品具有健脾补肺,固肾益精之作用,因此,体弱多病的中老年人,经常服用山药,好处颇多。

元代萨谦斋《重订瑞竹堂经验方》载有山药粥,即用干山药片 45～60g(或鲜山药 100～120g,洗净切片),与粳米 60～90g 同煮粥。此粥四季可食,早晚均可用,温热服食。常食此粥,可健脾益气、止泻痢,对老年性糖尿病、慢性肾炎及消化不良等均有益处。

近代研究证明,山药营养丰富,内含淀粉酶、胆碱、黏液质、糖蛋白和自由氨基酸、脂肪、碳水化合物、维生素 C 等。山药中所含的淀粉酶有促进脾胃消化功能的作用,是较好的药食两用之品。

5.薏苡仁

薏苡仁,味甘淡,性凉。《神农本草经》将其列为上品,谓其:"主筋急拘挛,不可屈伸,风湿痹,久服轻身益气。"本品具有健脾、补肺、利尿之效用。

薏苡仁是一味可作杂粮食用的药食两用物品,用薏苡仁煮饭和煮粥,历代均有记载,沿用至今。将薏苡仁洗净,与粳米同煮成粥,也可单味薏苡仁煮粥,具有健脾胃、利水湿、抗肿瘤之作用。中老年人经常服用,很有益处。

近代研究证明,薏苡仁含有丰富的碳水化合物、蛋白质、脂肪、维生素 B_1、薏苡素、薏苡醇,以及各种氨基酸。现代药理试验发现,其有阻止癌细胞生长的作用。由于其药性缓和,味甘淡而无毒,故成为大众喜爱的保健佳品。

二、养血类养生药物

1.熟地黄

熟地黄,味甘,性微温。明代李时珍《本草纲目》谓其:"填骨髓,长肌肉,生精血,补五脏内伤不足,通血脉,利耳目,黑须发。"本品有补血滋阴之功。

唐代孙思邈《千金要方》载有熟地膏,即将熟地黄 300g,煎熬三次,分次过滤去滓,合并滤液,兑白蜜适量,熬炼成膏,装瓶藏之。每服两汤匙(9～15g),日服 1～2 次,白开水送服。对血虚、肾精不足者,可起到养血滋阴、益肾填精的作用。

近代研究表明,本品含梓醇、地黄素、甘露醇、维生素 A 类物质、糖类及氨基酸等,有较好的强心、利尿、降血糖作用。

2.何首乌

何首乌,味苦甘涩,性温。宋代刘翰、马志等《开宝本草》谓其:"益气血,黑髭鬓,悦颜色。久服长筋骨,益精髓,延年不老。"本品具有补益精血、涩精止遗、补益肝肾的作用。明代李中梓《雷公炮制药性解》云:"何首乌老年尤为要药,久服令人延年。"

何首乌一般多为丸、散、煎剂所用。本品可水煎、酒浸,亦可熬膏,与其他药物配伍合用居多。

　　近代研究认为,何首乌含有蒽醌类、卵磷脂、淀粉、粗脂肪等。其中,卵磷脂对人体的生长发育,特别是中枢神经系统的营养供给,起到很大的作用,且其有强心作用。另外,据报道,何首乌能降低血脂、延缓动脉粥样硬化的形成。由此可见,何首乌的益寿延年之功是通过增强心脏功能、降低血脂、缓解动脉粥样硬化等作用来增强人体体质的。

3. 龙眼肉

　　龙眼肉,味甘,性温。《神农本草经》谓其:"久服强魂,聪明,轻身不老。"本品具有补心脾,益气血之功。

　　清代曹庭栋《老老恒言》记载有龙眼肉粥,即龙眼肉 15g,红枣 10g,粳米 60g,一并煮粥,具有养心、安神、健脾、补血之效用。每日早晚服用。该书云:"龙眼肉粥开胃悦脾,养心益智,通神明,安五脏,其效甚大",然内有火者禁用。

　　近代科学研究证明,龙眼肉的主要成分有维生素 A、维生素 B、葡萄糖、蔗糖及酒石酸等,据临床报道,该药对治疗神经性心悸有一定疗效。

4. 阿胶

　　阿胶,味甘,性平。《神农本草经》谓其:"久服轻身益气。"本品具有补血滋阴,止血安胎,利小便,润大肠之功效,为补血佳品。

　　本品单服,可用开水或热黄酒烊化;或隔水炖化,每次 3～6g。适用于血虚诸证。

　　近代研究,本品含有胶原蛋白、多种氨基酸、钙、硫等成分,具有加速生成红细胞和血红蛋白、促进血液凝固的作用,故善于补血、止血。

5. 紫河车

　　紫河车,味甘咸,性微温。《本草经疏》谓:"人胞乃补阴阳两虚之药,有返本还元之功。"本品具有养血、补气、益精等功效。

　　紫河车可单味服用,也可配方服用。单味服用,可炖食,亦可研末服。用新鲜胎盘一个,挑去血络,漂洗干净后,炖熟食用;或洗净后,烘干,研为细末,每次 3～10g,温水冲服。

　　近代实验研究及临床实践证明,紫河车有激素样作用,可促进乳腺和子宫的发育。由于胎盘 γ 球蛋白含抗体及干扰素,故能增强人体的抵抗能力,具有提高免疫力和抗过敏作用,可预防和治疗某些妇科疾病。

三、滋阴类养生药物

1. 枸杞子

　　枸杞子,味甘,性平。《神农本草经》谓其:"久服坚筋骨,轻身不老。"明代缪希雍《神农本草经疏》曰:"枸杞子,润血滋补,兼能退热,而专于补肾、润肺、生津、益气,为肝肾真阴不足,劳乏内热补益之要药。老人阴虚者十之七八,故为益精明目之上品。"本品具有滋肾润肺,平肝明目之功效。

　　《太平圣惠方》载有枸杞粥,用枸杞子 30g,粳米 60g,煮粥食用,对中老年因肝肾阴虚所致之头晕目眩、腰膝酸软、久视昏暗及老年性糖尿病等,有一定效用。《本草纲目》云:"枸杞子粥,补精血,益肾气",对血虚肾亏之老年人最为适宜。

　　近代实验研究表明,枸杞子含有甜菜碱、胡萝卜素、硫胺素、核黄素、烟酸、抗坏血酸、钙、磷、铁等成分,具有抑制脂肪在肝细胞内沉积、预防脂肪肝、促进肝细胞新生的作用。

2.玉竹

玉竹又名葳蕤,味甘,性平。唐代陈藏器《本草拾遗》谓其:"主聪明,调气血,令人强壮。"本品可养阴润肺、除烦止渴,对老年阴虚之人尤为适宜。

《太平圣惠方》载有服葳蕤法:"二月九日,采葳蕤根切碎一石,以水二石煮之,从旦至夕,以手捣烂,布囊榨取汁熬稠,其渣晒,为末,同熬至可丸,丸如鸡头子大。每服一丸,白汤下,日三服,导气脉,强筋骨,治中风湿毒,去面皱益颜色,久服延年。"

近代研究证明,本品有降血糖及强心作用,对于糖尿病患者、心悸者有一定作用。本品补而不腻,凡津液不足之症,皆可应用;但胃部胀满,湿痰盛者,应慎用或忌用。

3.黄精

黄精,味甘,性平。清代张璐《本经逢原》云:"宽中益气,使五脏调和,肌肉充盛,骨髓坚强,皆是补阴之功。"本品有益脾胃,润心肺,填精髓之作用。

《太平圣惠方》载有取黄精法。将黄精根茎不限多少,洗净,细切,用流水去掉苦汁,经九蒸九晒后,食之。此对气阴两虚,身倦乏力,口干津少者有益。

近代研究证明,黄精具有降压作用,对防止动脉粥样硬化及肝脏脂肪浸润也有一定效果。所以,常食黄精对肺气虚者有益,还能防止心血管系统疾病的发生。

4.桑椹

桑椹,味甘,性寒。《本草拾遗》云:"利五脏、关节,通血气。久服不饥……变白不老。"明代兰茂《滇南本草》谓其:"益肾脏而固精,久服黑发明目。"本品可补益肝肾,有滋阴养血之功。

将桑椹水煎,过滤去滓,装于陶瓷器皿中,文火熬成膏,兑适量白蜜,贮存于瓶中。日服二次。每次 9～15g(1～2 汤匙),温开水调服。具有滋补肝肾,聪耳明目之功能。

近代药理研究证明,桑椹的主要成分有葡萄糖、果糖、鞣酸、苹果酸(丁二酸)、钙质、无机盐、维生素 A、维生素 D 等。临床上多用于贫血、神经衰弱、糖尿病及阴虚型高血压患者的治疗。

5.女贞子

女贞子,味甘微苦,性平。《神农本草经》谓其:"主补中,安五脏,养精神,除百疾,久服肥健,轻身不老。"《本草纲目》云女贞子:"强阴,健腰膝,乌白发,明目。"本品可滋补肝肾,强阴,明目。其补而不腻,但性质偏凉,脾胃虚寒泄泻及阳虚者慎用。

近代研究证明,女贞子的果皮中含三萜类物质,如齐墩果醇酸、右旋甘露醇、葡萄糖。种子含脂肪油,其中有软脂酸、油酸及亚麻酸等成分。本品有强心、利尿作用,还可治疗淋巴结核及肺结核潮热等。

四、补阳类养生药物

1.鹿茸

鹿茸,味甘咸,性温。《神农本草经》谓其:"益气强志,生齿不老",《本草纲目》云:"生精补髓,养血益阳,强筋健骨"。本品具有补肾阳,益精血,强筋骨之功效。

单味鹿茸可冲服,亦可炖服。冲服时,鹿茸研细末,每服 0.5～1g。炖服时,鹿茸 1.5～4.5g,放杯内加水,隔水炖服。阴虚火旺者及肺热、肝阳上亢者忌用。

近代科学研究,从鹿茸中提取得到的有机化合物有胆固醇类、对羟基苯甲醛、对羟基苯甲酸、尿嘧啶、次黄嘌呤、肌酐、烟酸、尿苷、对氨基苯甲醛、多糖类、磷脂类、多肽类、神经节苷脂、神经生长因子类物质、表皮生长因子、游离氨基酸、雌酮、雌二醇、睾酮等性激素。其所含成分能减轻人体疲劳感,改善饮食和睡眠情况,有促进红细胞、血红蛋白、网状红细胞新生,促进创伤骨折和溃疡愈合的作用,是一种很好的药食两用之品。

2.菟丝子

菟丝子,味甘、辛,微温。《神农本草经》谓其:"补不足,益气力。"南朝陶弘景《名医别录》云:"久服明目,轻身延年。"本品具有补肝肾、益精髓、坚筋骨、益气力之功效。

《太平圣惠方》载有服菟丝子法,云:"服之令人光泽。唯服多甚好,三年后变老为少……久服延年"。具体方法是:"用酒一斗浸,曝干再浸,又曝,令酒尽乃止,捣筛",每次酒服 6g,日服 2次。此药禀气和中,既可补阳,又可补阴,具有温而不燥、补而不滞的特点。

现代研究证明,菟丝子含生物碱、蒽醌、香豆素、黄酮、苷类、甾醇、鞣酸、糖类等,具有补肾助阳、改善内分泌紊乱、降低血压等作用。

3.肉苁蓉

肉苁蓉,味甘咸,性温。《神农本草经》谓其:"养五脏,益精气。"唐代甄权所《药性论》云:"益髓,悦颜色,延年。"本品有补肾助阳、润肠通便之功效。

本品单味服用,可以水煎,每次 6～15g 内服,亦可煮粥食用。《本经逢原》云:"肉苁蓉,老人燥结,宜煮粥食之。"即肉苁蓉加大米煮粥,有补肝肾、强身体之功用。

近代研究证明,肉苁蓉含有前列腺素、微量生物碱、苷类、有机酸类物质。具有性激素样作用,还有降压、强心、增强机体抵抗力等作用。

4.杜仲

杜仲,味甘,性温。《神农本草经》谓其:"补中,益精气,坚筋骨,强志……久服轻身耐老。"本品有补肝肾、强筋骨、安胎之功效。

近代科学研究证明:杜仲含有松脂醇二葡萄糖苷、橄榄脂素、儿茶素、苯丙素类化合物、绿原酸、环烯醚萜类、杜仲醇、杜仲醇苷、黄酮类、槲皮素、芦丁、杜仲胶等,动物实验及临床研究证明,杜仲有镇静、降血压、提高人体免疫力的作用。

📘 知识链接

延缓衰老药物的研究进展

现代关于延缓衰老药物的研究,从免疫、代谢、神经内分泌、内脏功能、抗感染、微量元素、细胞传代等方面,做了大量工作,初步揭示了一些药物的抗衰老机制。

(1)调节机体免疫功能:调节与改善机体的免疫功能是延缓衰老的重要手段。研究表明,不少药物具有促进、抑制和调节免疫功能的作用,从而有助于祛病增寿。

(2)提高细胞传代能力:细胞传代是生命延续的主要标志。很多抗衰老的药物对细胞DNA 的合成有促进作用,对以增殖能力下降为表征之一的衰老现象有一定的延缓作用。

(3)改善机体代谢:改善机体的新陈代谢,能有效调节机体内环境,增强机体生理功能,延年益寿。

(4)提高内脏器官生理功能:作用于脑的药物可以明显改善人脑的功能,使感觉、运动、思维、记忆、锥体外路功能明显提高;作用于造血系统的药物有促进骨髓代谢、促进红细胞和血红蛋白增生、改善血凝状况等作用。

(5)抗感染,提高机体抗病能力:预防感染性疾病对延缓衰老有很重要的作用。

(6)丰富的微量元素促进机体代谢:抗衰老药物中含有丰富的对延缓衰老有益的微量元素。

第三节 内服养生名方举例

一、益气类养生名方

1.补中益气丸(《内外伤辨惑论》)

【成分】炙黄芪、党参、白术(炒)、当归、升麻、柴胡、陈皮、炙甘草。

【功效】补中益气,升阳举陷。

【适应证】脾胃虚弱、中气下陷所致体倦乏力、食少腹胀、便溏久泻、肛门下坠。

2.参苓白术散(《太平惠民和剂局方》)

【成分】白扁豆、白术、茯苓、甘草、桔梗、莲子、人参、砂仁、山药、薏苡仁。

【功效】补脾胃,益肺气。

【适应证】脾胃虚弱引起的食少便溏、气短咳嗽、肢倦乏力。

3.资生丸(《兰台轨范》)

【成分】人参、白术、茯苓、甘草、山药、莲子肉、薏苡仁、白扁豆、白豆蔻、芡实、麦芽、神曲、山楂、陈皮、砂仁、桔梗、藿香、川黄连、白蜜。

【功效】健脾益胃,固肠止泻。

【适应证】脾虚所致呕吐、便溏、纳食不振。

4.八珍糕(《外科正宗》)

【成分】党参、白术、茯苓、扁豆、薏苡仁、莲子、芡实、藕粉。

【功效】健脾养胃,益气和中。

【适应证】年迈体衰、脏腑虚损、脾胃薄弱所致食少腹胀、面黄肌瘦、腹痛便溏等。

二、养血类养生名方

1.四物汤(《仙授理伤续断秘方》)

【成分】当归、川芎、白芍、熟地黄。

【功效】补血调血。

【适应证】血虚所致头晕目眩、心悸失眠、面色无华,以及妇人月经不调、量少或经闭不行。

2.固元膏(《中医养生保健学》)

【成分】阿胶、冰糖、红枣、核桃仁、芝麻、枸杞子、黄酒。

【功效】补血养气,美容养颜,滋阴润肺,延缓衰老。

【适应证】血虚气亏所致头晕目眩、心悸失眠、食欲不振及贫血。

3.养血返精丸(《集验方》)

【成分】补骨脂、白茯苓、没药。

【功效】养血补肾、抗老延年。

【适应证】精血亏虚引起的脱发、白发。

三、滋阴类养生名方

1.六味地黄丸(《小儿药证直诀》)

【成分】熟地黄、山药、山茱萸、茯苓、泽泻、丹皮。

【功效】滋补肝肾。

【适应证】腰膝酸软、头晕目眩、耳鸣耳聋、盗汗、遗精、消渴、骨蒸潮热、手足心热、口燥咽干、牙齿动摇、足跟作痛、小便淋沥，以及小儿囟门不合。

　　2.左归丸(《景岳全书》)

　　【成分】熟地黄、山药、枸杞子、山茱萸、川牛膝、鹿角胶、龟板胶、菟丝子。

　　【功效】滋阴补肾，填精益髓。

　　【适应证】头晕目眩，腰酸腿软，遗精滑泄，自汗盗汗，口燥舌干。

　　3.大补阴丸(《丹溪心法》)

　　【成分】熟地黄、龟板、黄柏、知母。

　　【功效】滋阴降火。

　　【适应证】骨蒸潮热，盗汗遗精，咳嗽咯血，心烦易怒，足膝疼热。

　　4.八仙长寿丸(《寿世保元》)

　　【成分】生地黄、山茱萸、白茯神、牡丹皮、五味子、麦冬、干山药、益智仁、白蜜。

　　【功效】滋补肾阴。

　　【适应证】肾亏肺燥所致形体消瘦、喘嗽口干、腰膝无力。

四、补阳类养生名方

　　1.巴戟丸(《太平圣惠方》)

　　【成分】巴戟天、天冬、五味子、肉苁蓉、柏子仁、牛膝、菟丝子、远志、石斛、薯蓣、防风、白茯苓、人参、熟地黄、覆盆子、石龙芮、萆薢、五加皮、天雄、续断、石南、杜仲、沉香、蛇床子、白蜜。

　　【功效】补肾、健脾、散寒。

　　【适应证】脾肾阳虚所致腰腿酸痛、腹胀冷痛。

　　2.延生护宝丹(《奇效良方》)

　　【成分】菟丝子、肉苁蓉、晚蚕蛾、家韭子、大枣、胡芦巴、莲子、桑螵蛸、蛇床子、白龙骨、干莲花蕊、乳香、鹿茸、丁香、木香、麝香、荞麦面。

　　【功效】温补肾阳。

　　【适应证】肾阳不足所致阳痿早泄、夜尿频多、腰背酸痛。

　　3.全鹿丸(《景岳全书》)

　　【成分】鹿角胶、青毛鹿茸、鹿肾、鲜鹿肉、鹿尾、熟地黄、黄芪、人参、当归、生地黄、肉苁蓉、补骨脂、巴戟天、锁阳、杜仲、菟丝子、山药、五味子、秋石、茯苓、续断、胡芦巴、甘草、覆盆子、白术、川芎、橘皮、楮实子、川椒、小茴香、沉香、大青盐。

　　【功效】固精益气，温补脾肾。

　　【适应证】脾肾阳虚、精气不足所致头晕目眩、耳鸣耳聋、腰膝无力、形寒肢冷、小溲余沥。

　　4.龟龄集(《集验良方》)

　　【成分】鹿茸、生地黄、穿山甲、青盐、人参、牛膝、天冬、地骨皮、补骨脂、枸杞子、锁阳、菟丝子、海马、石燕、熟地黄、急性子、细辛、砂仁、麻雀脑、丁香、蚕娥、朱砂、肉苁蓉、生附子、甘草、杜仲、蜻蜓、淫羊藿。

　　【功效】温肾助阳，补益气血。

　　【适应证】肾阳不足、气血虚衰所致阳痿遗精、畏寒肢冷、头昏眼花、步履维艰、腰腿酸软、神倦乏力、食欲不振、五更溏泻。

五、兼补类养生名方

　　1.十全大补汤(《寿世保元》)

　　【成分】人参、白术、白茯苓、炙甘草、当归、川芎、白芍、熟地黄、黄芪、肉桂、麦冬、五味子、生姜、大枣。

【功效】益气补血,温阳散寒。

【适应证】气血衰少,阳气不足所致倦怠乏力、精神不振、形体消瘦、畏寒肢冷。

2.苁蓉丸(《圣济总录》)

【成分】肉苁蓉、山茱萸、五味子、菟丝子、赤石脂、白茯苓、泽泻、熟地黄、山茱萸、巴戟天、覆盆子、石斛。

【功效】补肾和中。

【适应证】脾肾虚弱所致神疲乏力、食欲不振、二便不调、畏寒肢冷。

3.延龄固本丹(《万病回春》)

【成分】菟丝子、肉苁蓉、天冬、麦冬、生地黄、熟地黄、山药、牛膝、杜仲天、巴戟、枸杞子、山茱萸、人参、白茯苓、五味子、木香、柏子仁、覆盆子、车前子、地骨皮、石菖蒲、川椒、远志、泽泻。

【功效】益肾补精,温肾壮阳。

【适应证】诸虚百损,中年阳事不举,未至五十须发先白。

📋 目标检测

一、选择题

(一)单项选择题

1.下列属于补气类中药的是(　　　)

A.人参　　　　B.熟地黄　　　　C.桂枝　　　　D.麻黄

2.下列对于阿胶的功效描述正确的是(　　　)

A.补脾健胃,燥湿利水　　　　B.散风清热,平肝明目

C.息风镇痉,通络止痛　　　　D.补血止血,滋阴润肺

(二)多项选择题

1.下列关于中药养生的说法中正确的是(　　　)

A.中药养生就是无限制的补充各类中药

B.中药养生的目的在于强身健体、延年益寿

C.中药养生可以取代其他一切养生方式

D.中药养生的具体应用着眼在补、泻两个方面

E.中药养生就是随意运用各类中药

2.下列属于养血类中药的有(　　　)

A.阿胶　　　　B.龙眼肉　　　　C.黄芪　　　　D.何首乌　　　　E.白术

3.老年人呕吐,脾胃不调,便溏,纳食不振,可以进补(　　　)

A.仙术汤　　　　B.资生丸　　　　C.胡桃丸　　　　D.仙茅丸　　　　E.六味地黄丸

二、简答题

1.简述药物养生的应用原则有哪些。

2.举例说明四种常用补血类药物的功效。

第九章　针灸按摩养生法

学习目标

【学习目的】通过对针灸、按摩养生知识与技能的学习,了解针灸、按摩对人体的养生作用机制及其应用原则,掌握针灸、按摩养生的方法。

【知识要求】了解针灸、按摩养生的作用及其原则;熟悉常用针灸保健穴位;掌握针灸、按摩养生的方法。

【能力要求】能够运用针灸、按摩养生的作用机制及其应用原则的知识,学会常用的针灸、按摩养生方法。通过实践,掌握针灸、按摩养生的具体运用。

针灸、按摩是中医学的重要组成部分,其不仅是中医治疗学的重要手段,也是中医养生学中的重要措施和方法。利用针灸、按摩进行养生保健,是中医养生学的特色之一。

第一节　针灸按摩养生的作用与原则

一、针灸按摩养生的作用

针灸和按摩具有不同的操作方法,它们各具特点,但都是通过刺激体表的腧穴或特定部位,作用到经络循行分布路线,激发、调节经络、穴位经气,起到疏通经络、协调阴阳、扶正祛邪和调节脏腑的功用,从而实现养生保健的目的。

(一)疏通经络

经络运行气血,其功能正常则气血通畅,脏腑与体表得以沟通。若经络功能失常,气血运行受阻,则脏腑功能活动异常而引起疾病。针灸和按摩可调节体表经络穴位、皮部、主干及分支的经气,使经络疏通、气血调畅、内外畅达,预防经络脏腑因气血不通而导致的病理情况,利于人体健康而达到养生的目的。针法、灸法、按摩三者由于使用工具与方式不同,在疏通经络的机制和特点上也有一定差异。

1.针刺

针刺养生的作用主要在于疏通经络,使气血畅通。如果机体某一局部的气血运行不利,针刺即可激发经气,促使经络畅达。所以,针刺的作用首先在于"通"。经络通畅无阻,机体各部分才能密切联系,共同完成新陈代谢活动,人体才能健康无病。

2.艾灸

艾叶作为艾灸的材料,其药性温热,点燃后热力深入肌层,有温经行气的功效。《素问·调经论》说:"气血者,喜温而恶寒,寒则泣而不留,温则消而去之。"因此,灸法可以起到温通经络、促进气血运行的作用。

3.按摩

按摩可刺激浅在或深部的经络,能使经络气血通畅,避免因经络不通发生疾病或通过疏通经络以消除或减轻疾病。

(二)平衡阴阳

《素问·生气通天论》曰:"阴平阳秘,精神乃治。阴阳离决,精气乃绝。"《素问·阴阳应象大论》云:"阴盛则阳病,阳盛则阴病。"因此,保持阴阳相对平衡是养生的基本准则。针法、灸法和按摩均可由外及内协调平衡人体的阴阳而达到养生的作用,但其各有不同的作用机制。

1.针刺

《灵枢·根结》:"用针之要,在于知调阴与阳。调阴与阳,精气乃充,合形与气,使神内藏。"针刺可以通经络、调虚实,使机体内外交通、营卫周流、精气充沛、脏器健旺、阴阳和谐。如此新陈代谢自然健旺,可达养生保健的目的。

2.艾灸

中医学理论认为,人体的阴阳与外界阴阳相通,药物及其他养生、治疗方法都有阴阳属性的不同,其作用于人体,可以调节人体阴阳偏颇,实现养生、治疗的目的。艾灸有温热作用,温热属阳,施于经络穴位可以温经助阳、祛寒扶阳,同时可升阳举陷,维护机体的阴阳平衡,以达养生保健之目的。

3.按摩

选用不同按摩手法,作用于人体的经络和穴位,可促进机体营卫气血化生、经脉气血通畅和脏腑功能协调,使体内气血旺盛,更好地适应自然界的阴阳消长变化,达到体内外阴阳协调平衡的状态,从而防止疾病发生和延缓机体衰老。

(三)扶正祛邪

"正"代表机体调节、防御和适应的功能;"邪"代表一切导致疾病发生的各种因素。"扶正"是提高机体抗病能力,"祛邪"是消除致病因素的影响。扶正祛邪是保证机体平衡状态和疾病趋向良性转归的基本法则,也是中医学防治疾病的基本观点。合理地应用针灸和按摩,可以有针对性地祛除经络及相关脏腑的病邪,调整人体阴阳、气血,达到扶正祛邪的效果。

1.针刺

针刺通过毫针或指针作用于穴位,具体运用补虚泻实的方法,达到扶正祛邪的目的。针法捻转角度小、用力轻、频率慢、操作时间短,先浅后深,重插轻提,刺入方向与经脉循行的方向一致,呼气时进针、吸气时出针,配合揉按针孔,属于补。补的针法可促进经络气血的充盛和盈满。若操作与上述相反,则属于泻的针法,能促进病邪的外泄。

2.艾灸

艾灸有火的热力,给人体温热刺激,属于阳性。外来的侵入人体经络、脏腑的寒邪或人体阳虚所产生的内寒,属于阴性。灸法之温可祛除寒邪和温补阳气而补虚泻实、扶正祛邪。如艾灸任、督脉特定穴就能温脾健胃、暖肾通督、强壮身体,适用于精力不足、易于疲乏、腰腿酸软或消化不良、形体虚弱、发育迟缓等状况。

3.按摩

通过应用按摩手法作用于人体某一部位或一定的穴位,刺激脏腑、表里及不同经脉,使人体气血、津液、脏腑、经络起到相应的变化,补虚泻实,达到治疗、养生的目的。促进营卫气血化生而达到扶正的作用,或使经脉气血流畅,或温逐寒邪,或消积散瘀等实现祛邪作用,从而防病治病、养生延年。如掐、拿、揉等手法有泻的作用,推、擦、点等手法有补的作用。

(四)调节脏腑

经络"内属腑脏,外络肢节",经络气血运行通畅则"内溉脏腑,外濡腠理",而使各脏腑器官获得营养。通过针灸和按摩,使经络功能达到正常,脏腑与体表正常沟通,由外及内,平衡脏腑的气血、阴阳,可调节脏腑功能。

1.针刺

应用十二经脉与相关脏腑的联系,辨证分经、循经取穴,或取用脏腑经气输注于背腰部的背俞穴和胸腹部的募穴,可有针对性地调节机体脏腑气血阴阳,从而调整脏腑功能。

2.艾灸

艾灸的温热作用能鼓舞气血、升提阳气、扶助阳气,进而振奋脏腑功能,达到纠正体虚乏力、四肢不温、面色萎黄、易患外感以及脏气虚陷、久病虚衰等的养生目的。

3.按摩

按摩既可采用循经取穴和取特定穴,还可通过对十二经脉分布的皮部作用,刺激经络、气血而达到调整脏腑功能的养生目的。

▌知识链接

针灸按摩养生作用的现代认识

(1)双向调节系统器官:针灸和按摩对人体各系统、各器官功能既疏导又激活,可保持人体内外环境相对平衡稳定,并可使体内不协调、不平衡的状态消除,恢复器官系统的正常功能,实现养生之目的。

(2)增强机体免疫功能:针灸和按摩可以增强机体免疫力,对细胞免疫和体液免疫起到良性促进作用,使其发挥养生作用。

(3)调节精神心理状况:针灸和按摩因手法、刺激穴位和部位不同,而对神经系统产生或兴奋或抑制的作用,从而调节精神心理状况,是作用快捷有效的保健方法。

二、针灸按摩养生的原则

(一)针灸养生原则

1.掌握养生防病时机

掌握养生防病时机直接关系到养生保健的效果。其大致可分以下四种情况。

(1)注意日常保健:对于健康人,可在平常用针灸防病强身,益寿延年。如宋代窦材《扁鹊心书》指出于无病时常灸关元、气海、命关、中脘等穴,可以壮阳助元、强身健体。

(2)注意早期预防:在病症早期,当显露某种先兆时即用针灸预防,也是针灸养生的重要内容。如唐代孙思邈《千金翼方·针灸下·痈疽第五》中提到:"凡卒患腰肿、附骨肿、痈疽、节肿风、游毒、热肿,此等诸疾,但觉有异,即急灸之愈。"实际上,早期预防不仅适用于这类急性病症,还适用于多种慢性病及疑难杂症,可有效阻止病情的发生和发展。

(3)注意因病而异:针灸养生还包括对于一些时作时止的病症,或有不同病史的个体在疾病的缓解期进行保健养生。对此,早在《素问·刺疟》中就有"凡治疟,先发如食顷"的针刺预防疟疾的记载。还比如对患有支气管炎、哮喘等病症的个体,采用冬病夏治之法,施行三伏灸,能起到良好的防病保健作用。

(4)注意三因制宜:如《素问·异法方宜论》指出:"北方者……其地高陵居,风寒冰冽,其民乐野处而乳食,脏寒生满病,其治宜灸焫。南方者……其地下,水土弱,雾露之所聚也,其民嗜酸而食胕,故其民皆致理而赤色,其病挛痹,其治宜微针。"此为因地制宜,此外尚有因时制宜、因人制宜。

2.安全有效,少有痛苦

鉴于养生保健的对象多为不良体质者、亚健康人群或病证轻微的早期患者,所以应尽量选择相对来说安全有效且痛苦较少的针灸刺激方法。具体要求有如下三点。

(1)刺激方法要适宜:宜多采用艾灸、穴位激光照射、穴位磁疗、穴位敷贴以及指针、耳穴压丸法等不易出现意外事故且无痛苦或痛苦较轻的方法。如用毫针宜细针、浅刺,艾灸多采用艾炷灸中的隔物灸、艾条灸中的温和灸以及与针灸结合的温针灸等。

(2)穴位选择少而精:养生保健的针灸法,每次取穴不宜过多,一般以每次不超过3~5个穴位为原则。如要调理整体功能者,可选几个穴位为一组,以增强其效果。在实践中,可酌情而定。

(3)刺激量小,强度轻:针灸养生施用针灸手法时,应尽量采用刺激量小、刺激强度轻、刺激时间短、损失度小、容易接受的方法和手法,以既能使对方接受又可达到养生保健目的为原则。

3.注意某些身体禁忌

对于某些身体情况,如过饥、过饱、醉酒、大怒、大惊、劳累过度时,或孕妇、身体极度虚弱者,则不宜针灸。对伴有某些疾病,如高热、高血压危象、肺结核晚期、大量咯血、呕吐、严重贫血、急性传染病、皮肤痈疽疮疖并有发热者,均不宜使用艾灸。

(二)按摩养生原则

1.施术有度

施术手法的要求是能够达到频率恒定、着实有力、手法连贯、刚柔相济。

2.施术有节

施术时间和用量安排妥当,应根据年龄、体质而定,一般每日2次,每次半小时即可。施术手法强度宜先轻后重,先慢后快。

3.施术有序

每次施术应从上而下,自外而内,自前而后,有序操作。此外,按摩养生要熟识经络穴位,取穴宜少而精,不可急于求成,不要半途而废。

第二节　针灸养生法

一、针刺养生法

针刺养生法是选用毫针刺激一定的穴位,运用迎、随、补、泻等手法以激发经气,促使人体新陈代谢功能旺盛,达到强壮身体、益寿延年目的的养生方法。

针刺养生与针刺治病的方法虽基本相同,但着眼点不同。针刺治病着眼于纠正机体阴阳、气血的偏盛偏衰,而针刺养生则着眼于强壮身体,增进机体代谢能力,旨在养生延寿。也正因为二者的着眼点不同,反映在选穴、用针上亦有一定差异。若用于养生,选穴不宜多,且要以具有强壮功效的穴位为主;用针的手法、刺激的强度宜适中。另外,针刺养生,除医师外,其他养生保健从业人员,或接受养生保健的对象及其家属,亦可用指针养生保健、预防疾病、辅助治疗慢性疾病。

(一)针刺养生的方法

1.针刺配穴

针刺养生可选用单穴,也可选数穴为一组进行。单纯增强机体某一种功能,可选单穴,以突出效果;欲调理整体功能,可选一组穴位,以增强效应。

2.针刺方法

针刺养生施针宜和缓,刺激宜适中,留针不宜过久,得气即可出针,进针不宜过深。为老年人及小儿施针时,更应谨慎小心。

3.针刺禁忌

孕妇及身体虚弱者,不宜针刺;饥饿、酒醉、大怒、受惊、过度劳累时,不宜针刺。

(二)常用针刺保健穴位

1.足三里

【取穴】外膝眼下 3 寸,胫骨外侧 1 横指处。

【作用】健运脾胃,补中益气,增强体质,延年益寿。此穴为强壮要穴。

【针法】直刺 1.5～2 寸,针感以向四周扩散为主。手法宜轻捷,运针后即出针。

2.曲池

【取穴】肘窝横纹桡侧端与肱骨外上髁之中点处,屈肘取之。

【作用】祛风解表,调和营血,降泄逆气,强壮明目。用于预防老年视力减退、巩固牙齿、调节血压,并有预防感冒等作用。

【针法】直刺或针尖微斜向肢体远端 1.5～2 寸。针感出现后,一般运针 1～2 分钟后即出针。

3.三阴交

【取穴】内踝尖直上 3 寸,当胫骨后缘处。

【作用】健脾益肾,疏肝调经。本穴对增进腹腔脏器尤其是生殖系统健康有较重要的作用,用于防治男性性功能障碍、妇女经带疾病。

【针法】直刺 1～1.5 寸,局部酸胀,留针 15～20 分钟。

4.关元

【取穴】腹正中线上,脐下 3 寸处。

【作用】强身健体,为保健要穴。

【刺法】直刺 0.5 寸,得气后出针。

5.气海

【取穴】腹正中线上,脐下 1.5 寸处。

【作用】培补元气,固益肾精,为防病强身要穴。

【针法】直刺 1～1.5 寸,针尖微向下,使针感如线状放射至会阴部,留针 15～20 分钟。

6. 中极

【取穴】腹正中线上,脐下 4 寸处。

【作用】益肾兴阳,通经止带。用于预防妇产科病症及防治男性性功能紊乱。

【针法】直刺 1～2 寸,局部酸胀,可扩散至小腹及呈线状放射到外生殖器,留针 15～20 分钟。

7. 脾俞

【取穴】第 11 胸椎棘突下旁开 1.5 寸处。

【作用】调理脾气,运化水谷,和营统血。用于预防脾胃疾患及体虚者。

【针法】直刺 0.5～1 寸,亦可在穴旁 1 cm 处呈 45°刺入 1.5 寸,局部酸胀,有时可向肋间放射。

8. 内关

【取穴】腕横纹正中直上 2 寸处,伸臂仰掌,两筋间取之。

【作用】宁心通络,调血和营。本穴有明显的改善冠脉循环,调节心脏功能、血脂代谢的作用,为预防冠心病的要穴。

【针法】进针后,针尖略向上(肩关节方向)至得气,用提插探寻之法,激发针感上传至肩、腋下或前胸。然后再反复运针 1～2 分钟,留针 15～20 分钟。

二、艾灸养生法

艾灸养生法是选用艾条或艾炷在身体某些特定穴位上施灸,达到调和气血、温通经络、煦养脏腑、益寿延年目的的养生方法。

艾灸养生,流传已久。在《黄帝内经》中,已经阐述了艾灸与养生的关系,宋代窦材《扁鹊心书》中指出:"人于无病时,常灸关元、气海、命门、中脘,虽未得长生,亦可得百余岁矣。"说明古代养生家在运用灸法进行养生方面,已有了丰富的实践经验。时至今日,艾灸养生仍是广大民众所喜爱的行之有效的养生方法。

(一)艾灸养生的方法

1. 艾灸方法

艾灸养生多以艾条灸为常见,有直接灸、间接灸和悬灸等方式,直接灸指将艾炷放在穴位上施灸,间接灸指隔着姜片等施灸,悬灸则是将艾条悬空施灸。根据施灸者体质类型、亚健康状况或病症证型及所需养生要求选好穴位,将点燃的艾条或艾炷对准穴位,使局部感到有温和的热力,以感觉温热舒适并能耐受为度。一般情况下,可以先灸上部,后灸下部,先背后腹,先头身后四肢,但在特殊情况下,可以灵活运用。

2. 艾灸时间

艾灸时间一般在 3～5 分钟,最长以 10～15 分钟为宜。保健灸时间可略短;疾病辅助治疗或病后康复施灸时间可略长。春、夏二季,施灸时间宜短;秋、冬季宜长。四肢、胸部施灸时间宜短;腹、背部位宜长。老人、妇女、儿童施灸时间宜短;青壮年则可略长。

3. 灸后处理

施灸后局部皮肤仅有微红灼热现象的,很快就可消失,无须处理;如因施灸过重,皮肤出现小水疱,只需注意不擦破,可任其自愈;如水疱较大,可用消毒针刺破放出液体;如有化脓现象,要保持清洁,可用敷料保护灸疮,待其吸收愈合。

4. 艾灸禁忌

艾灸养生应注意三点:一是不宜在过饱、过饥、酒醉的情况下施灸;二是颜面部不宜用瘢痕灸,妇女在妊娠期内少腹和腰骶部不可灸;三是无论外感或阴虚发热,凡脉象数者,均不宜灸。

(二)常用艾灸保健穴位

1. 足三里

【取穴】外膝眼下 3 寸,胫骨外侧 1 横指处。

【作用】健运脾胃,补中益气,增强体质,延年益寿。此穴为强壮要穴。现代临床观察,本穴可预防中风、冠心病及流感等疾病。

【灸法】麦粒至黄豆大艾炷灸,3～9 壮。艾条灸,每次 15～20 分钟。

2. 神阙

【取穴】脐窝正中处。

【作用】温阳救逆,利水固脱。本穴为保健要穴,用于调节肠胃功能、提高免疫力、延缓衰老、预防中风。

【灸法】黄豆至枣核大艾炷隔盐灸,5～30 壮。艾条灸,每次 15～20 分钟。

3. 膏肓

【取穴】第 4 胸椎棘突下,旁开 3 寸处。

【作用】健脾益胃,培补肾元。本穴为防病延年的要穴。

【灸法】黄豆大艾炷灸,3～7 壮。艾条灸,温和灸,每次 15～20 分钟。

4. 中脘

【取穴】腹正中线上,脐上 4 寸处。仰卧,在胸骨剑突至脐心连线中点取之。

【作用】调理脾胃功能,增强食欲。本穴为防病健身要穴。

【灸法】黄豆大艾炷灸,3～7 壮。艾条灸,温和灸,每次 15～20 分钟。

5. 涌泉

【取穴】足底中线之前、中 1/3 处。脚趾卷屈,在前脚掌中心凹陷处取穴。

【作用】补肾壮阳。本穴有增强体质和延年益寿的作用。

【灸法】艾条灸,温和灸,每次 10～20 分钟。

6. 肾俞

【取穴】第 2 腰椎棘突下即命门穴旁开 1.5 寸处。

【作用】补肾强腰,聪明耳目。本穴有保健抗衰老作用。

【灸法】艾条灸,温和灸,每次 15～20 分钟。

7. 大椎

【取穴】后正中线上,第 7 颈椎棘突下。低头时,项后隆起最高处下缘凹陷即为该穴。

【作用】清热解表,截疟止咳。本穴用于预防各类急性传染病及慢性支气管炎、哮喘的发作。

【灸法】艾条灸,温和灸,每次 15～30 分钟。

8. 身柱

【取穴】背部,第 2 胸椎棘突下。

【作用】宣肺清热,宁神镇咳。用于预防小儿感冒、百日咳、吐乳及消化不良等,预防成人疲劳等。

【灸法】成人麦粒大艾炷灸，3～7壮；小儿铅笔尖粗或更细之艾炷灸，3壮。艾条灸，温和灸，成人每次15～20分钟，小儿每次3～10分钟。

第三节　按摩养生法

按摩，古称按跷，明清时期称之为推拿。按摩养生法是运用手和手指的技巧按摩人体一定部位或穴位，或配合特定肢体活动，通过经络的疏通气血、平衡阴阳、以外达内作用，调节人体生理、病理状况，达到防病、治病作用的一种养生保健方法。

按摩养生法简便易行、平稳可靠，历来受到养生家的普遍重视，并将其作为强身健体、益寿延年的方法，成为深受广大民众喜爱的养生保健措施。

一、常用按摩手法

(一)按法
1. **方法**

按法是以拇指或掌根等部在一定的部位或穴位上逐渐向下用力按压，按而留之，适用于全身各部位。按法又分指按法、掌按法、屈肘按法等。

(1)指按法：接触面较小，刺激的强弱容易控制调节，不仅可开通闭塞、散寒止痛，还能保健美容，是常用的按摩养生手法之一。

(2)掌按法：接触面较大，刺激也比较缓和，适用于调理面积较大且较为平坦的部位，如腰背部、腹部等。

(3)屈肘按法：用屈肘时突出的鹰嘴部位按压体表，压力大，刺激强，故仅适用于肌肉发达厚实的部位，如腰臀部等。

2. **功用**

按法常与揉法结合应用，组成"按揉"复合手法。按法具有放松肌肉、开通闭塞、活血止痛的作用。

(二)摩法
1. **方法**

摩法是以掌面或指面附着于穴位表面，以腕关节连同前臂做顺时针或逆时针环形有节律的摩动，多用于胸腹、胁肋部。摩法又分为指摩法、掌摩法、掌根摩法等。

(1)指摩法：用食指、中指、无名指指腹附着于一定的部位上，以腕关节为中心，连同掌、指做节律性的环旋运动。

(2)掌摩法：用掌面附着于一定的部位上，以腕关节为中心，连同掌、指做节律性的环旋运动。

(3)掌根摩法：用掌根部大、小鱼际等在身体上进行摩动，摩动时各指略微翘起，各指间和指掌关节稍稍屈曲，以腕力左右摆动。操作时可以两手交替进行。

2.功用

摩法具有宽胸理气、健脾和胃、增加食欲的作用。

(三)推法

1.方法

推法是以四指并拢,紧贴于皮肤,向上或向两边推挤肌肉,多用于头面部、颈部及肢体远端。推法可分为平推法、直推法、旋推法、合推法等。现仅以平推法说明之。平推法又分指平推法、掌平推法和肘平推法。

(1)指平推法:用拇指指面着力,其余四指分开助力,按经络循行或肌纤维平行方向推进。此法常用于肩背、胸腹、腰臀及四肢部。

(2)掌平推法:用手掌平伏在皮肤上,以掌根为重点,向一定方向推进,也可双手掌重叠向一定方向推进。此法常用于面积较大的部位。

(3)肘平推法:屈肘后用鹰嘴突部着力向一定方向推进。此法刺激力量强,仅适用于肌肉较丰厚发达的部位,如臀部及腰背脊柱两侧膀胱经等部位。

2.功用

推法具有活血通络、解痉止痛、散瘀消肿的作用。

(四)拿法

1.方法

拿法即捏而提起的手法,是用大拇指和食、中指对拿于患部或穴位上,做对称用力,一松一紧地拿按,多用于颈项、肩部、四肢等部位或穴位,且常作为按摩的结束手法使用。

2.功用

拿法具有祛风散寒、舒筋通络、开窍止痛等作用。

(五)揉法

1.方法

揉法指用手指螺纹面或掌面附着于穴位上,做轻而缓和的回旋揉动,适用于全身各部。揉法又分为指揉法、鱼际揉法、掌根揉法等。

(1)指揉法:用拇指或中指或食指、中指、无名指的指面或指端轻按在某一穴位或部位上,做轻柔的小幅度环旋揉动。

(2)鱼际揉法:用手掌的大鱼际部分,吸附于一定的部位或穴位上,做轻柔的环旋揉动。

(3)掌根揉法:用掌根部着力,手腕放松,以腕关节连同前臂做小幅度的回旋揉动。

2.功用

揉法具有宽胸理气、消积导滞、活血化瘀、消肿止痛的作用。

(六)擦法

1.方法

擦法是用手掌的大鱼际、掌根或小鱼际附着在一定部位,进行直线来回摩擦,使之产生一定热量。

2.功用

擦法具有益气养血、活血通络、祛风除湿、温经散寒的作用。

(七)点法

1.方法

点法是用拇指顶端或中指、食指、拇指之中节点按某一部位或穴位。

2.功用

点法具有开通闭塞、活血止痛、调整脏腑功能等作用。

(八)击法

1.方法

击法是用拳背、掌根、掌侧小鱼际、指尖或用桑枝棒叩击体表。击法可分为拳击法、掌根击法、小鱼际击法(又称侧击法)、指尖击法与棒击法等。

2.功用

击法具有舒筋通络、调和气血的作用。其中拳击法常用于腰背部;掌根击法常用于头顶、腰臀及四肢部;侧击法常用于腰背及四肢部;指尖击法常用于头面、胸腹部;棒击法常用于头顶、腰背及四肢部。

(九)搓法

1.方法

搓法是用双手的掌面或掌侧夹住一定部位,相对用力做快速搓揉,同时做上下往返移动,适用于四肢及胁肋部。

2.功用

搓法具有调和气血、疏通经络、放松肌肉等作用。

(十)捻法

1.方法

捻法是以一手的拇指和食指螺纹面捏住另一手的手指,做对称用力捻动,适用于手指、手背及足趾。

2.功用

捻法具有理筋通络、滑利关节的作用。

(十一)掐法

1.方法

掐法是用拇指或食指指甲,在一定穴位上反复掐按,常与揉法配合使用。

2.功用

掐法具有疏通经脉、镇静、安神、开窍的作用。

（十二）抖法

1. 方法

抖法指施术者用双手握住上肢或下肢远端，用微力做连续的小幅度的上下连续颤动，使关节有松动感，常与搓法合用，作为结束手法使用。抖法可分上肢抖法和下肢抖法。

2. 功用

抖法具有疏松脉络、滑利关节的作用。

二、常见部位按摩

按摩养生法多以自我按摩为主，简便易行，行之有效。以下介绍一些人体部位的养生按摩法，以述其大要。

（一）摩面

1. 方法

两掌心相互搓热，中指从鼻两侧沿鼻梁上摩，经眉头至前额，然后放平四指，分推至两额角，再用两掌心从上而下摩面颊，如浴面状 20～30 次。

2. 功用

提神醒脑，改善血行，美容保健。

（二）熨目

1. 方法

两手搓热后，将手掌放于两眼之上，如此反复熨眼三次。然后，用食指、中指、无名指轻轻按压眼球，稍停片刻。

2. 功用

养睛明目。常做此法，可使眼睛明亮有神，不生眼部病痛。

（三）搓鼻

1. 方法

先将屈曲的拇指关节相互搓热，然后从两侧鼻翼开始沿鼻梁搓至目内眦下，反复搓 30 次；再用屈曲的拇指关节分别按揉迎香穴 30 次；用一手拇指和食指相对揉捏两鼻翼至鼻根 3～5 次，再用一手的食指、中指面置两鼻孔下缘做上下揉动 30 次；然后，用一手的拇指指甲掐鼻中隔和人中各 5 次。

2. 功用

宣肺通窍。常做此法，有预防感冒和鼻炎的作用。

（四）叩齿

1. 方法

晨起前静心凝神，嘴唇轻闭，上下门齿相叩 36 次，两侧臼齿再相叩 36 次。

2. 功用

生津固齿，健脾和胃。常做此法，有预防牙齿疾病和消化不良的作用。

（五）鸣天鼓

1. 方法

（1）掩耳：用两手掌根使耳壳前后对折，紧按耳孔，两手食指、中指轮流轻击风池穴处 20～30 次，用掌心掩按耳孔后骤然抬离，反复开闭 10～20 次；两手食指插入耳孔内转动 3 次，再骤然拔出 3～5 次。

（2）摩耳轮：两手掌同时摩擦两耳壳 20～30 次，两手食指屈曲的第二节摩耳轮 20～30 次。两手食指指面同时按揉两侧耳壳的耳甲艇、耳甲腔各 10～20 次。

（3）提耳郭：两手拇指和食指同时向上提耳郭 20～30 次。

（4）捋耳垂：两手拇指和食指同时向下牵捋耳垂 20～30 次。

2. 功用

疏通经络，调和气血，补肾健脑。常做此法，有预防头痛、眩晕、健忘、耳病、目疾的作用。

（六）摩头

1. 方法

两手五指屈曲，从前额沿头顶至枕部推 40～50 次，如梳头样；用一手五指端自前额向项后部按揉 3～5 遍；两手五指屈曲，用指端均匀地轻轻叩击头顶部；两手抓握头发向上提抖 3～5 次；两手拇指在玉枕穴处横向按揉 20～30 次，再按揉风池穴 3～5 次；两手十指交叉，抱枕骨部，掌心做一紧一松的相对用力 10～20 次。

2. 功用

畅通任督，调和阴阳，祛风止痛，健脑护发。常做此法，有预防头痛、健忘、脱发的作用。

（七）撮颈前

1. 方法

用一手的拇指和其余四指分别放在颈部两侧，拳心贴喉结从上向下抹搓 20～30 次，再用中指揉天突穴 5～10 次。

2. 功用

通气祛痰。常做此法，有预防咽炎、喉炎的作用。

（八）推桥弓

1. 方法

用右手推左颈部，自乳突往下至肩内侧；再用左手推右颈部，自乳突往下至肩内侧，反复操作 5～10 次。

2. 功用

降逆泻火。常做此法，有预防高血压、偏正头痛的作用。

（九）摩胸腹

1. 方法

用右手掌（手指并拢）从右乳上方用力向下推至左侧腹股沟处；再用左手从左乳上方同样用力推至右侧腹股沟处，反复操作 10～20 次。

2. 功用

运气开积，消食化痰。

（十）摩心前区

1. 方法

左手按于心前区，右手按在左手上，沿顺时针方向、逆时针方向各摩动 40～50 次。

2. 功用

益气强心，缓急止痛。常做此法，有预防冠心病、高血压的作用。

（十一）摩脐

1. 方法

用左手掌心贴脐部，右手按于左手手背上，做逆时针方向旋转揉动 100～200 次。

2. 功用

温阳固脱，益精壮元。常做此法，有防治五更泄泻、遗尿、遗精的作用。

（十二）擦少腹

1. 方法

两手小鱼际紧贴天枢穴做向腹股沟方向的上下擦动 30～40 次，以发热为度。

2. 功用

疏肝理气，补肾益精。常做此法，有防治妇科疾病、大便秘结的作用。

（十三）摩腹

1. 方法

先用右掌心贴住腹部做顺时针方向摩动 30 次，再用左掌心贴住腹部做逆时针方向摩动 30 次，反复交替操作 5 次。

2. 功用

固本培元，延年益寿。常做此法，有预防胃脘胀满、腹泻或便秘的作用。

（十四）强腰功

1. 方法

用两手搓热后紧按肾俞穴，稍放片刻后用力向下搓至尾椎部，两手一上一下往返搓 50～100 次；两手叉腰，用拇指指面紧按腰眼，旋转按揉，以酸胀为宜；用右掌心按在命门穴上左右搓动 20～30 次。

2. 功用

补肾培元，强身益寿。常做此法，有防治腰痛、阳痿、早泄的作用。

（十五）旋腰功

1. 方法

端坐在方凳上，全身放松，两脚分开，与肩同宽，以腰椎为轴心做前俯、后伸、左旋、右旋的旋转运动 5～10 次。

2. 功用

补肾壮腰，疏通经络。常做此法，有预防腰肌劳损、腰椎间盘突出症的作用。

（十六）擦手

1. 方法

两手搓热，左手紧贴右手背摩擦 10～20 次，以热为度，再用右手紧贴左手背摩擦 10～20 次。

2. 功用

调和气血。常做此法,有预防手指麻木、冷痛、冻疮的作用。

(十七)擦臂

1. 方法

用右手掌从左胸沿上肢前臂内侧向上擦至腋下,再用右手掌按在左肩外侧从上向下擦至左上肢前臂,反复操作 20～30 次;换左手掌擦右上肢。

2. 功用

通经活络。常做此法,有预防肩臂麻木、酸痛的作用。

(十八)擦腿

1. 方法

两手虎口相对抱一侧大腿,从根部用力向下擦至踝部,然后再从踝部向上擦至大腿根部。反复操作 10～20 次。用同法擦另一侧下肢。

2. 功用

祛风散寒,通经活络,滑利关节。

(十九)按揉足穴

1. 方法

两手拇指在两下肢的伏兔、鹤顶、阴陵泉、足三里、三阴交等穴依次先按后揉,每穴按 3～5 次,揉 30～50 次。

2. 功用

调和阴阳,理气活血,健脾温中。

(二十)摇踝关节

1. 方法

取正坐位,先将左腿置于右大腿上,左手抓踝上,右手抓脚,做向内、向外的旋转各 20～30 次,左右脚交替。

2. 功用

滑利关节,强筋健骨。

(二十一)擦涌泉

1. 方法

取盘坐位,先用右手擦左侧涌泉穴 100 次,再用左手擦右侧涌泉穴 100 次,亦可用拇指按揉涌泉穴 20～30 次。

2. 功用

引火归原,滋阴潜阳,安神宁志,活血通络。

(二十二)捶背

1. 方法

捶背分自己锤打及他人捶打两种。

(1)自己捶打:两腿开立,全身放松,双手半握拳,自然下垂。捶打时,先转腰,两拳随腰部的转动,前后交替叩击背部及小腹。左右转腰一次,可连续叩击 30～50 次,叩击顺序为先下后上,再自上而下。

（2）他人锤打:坐、卧均可。坐时,身体稍前倾;卧时,取俯卧位,两臂相抱,枕于头下。锤打者用双拳沿受术者脊背上下轻轻锤打,用力大小以捶击身体震而不痛为度。从上而下为一次,可连续打 5～10 次。

2.功用

行气活血,调和脏腑,舒筋通络,益肾强腰。

目标检测

一、选择题

（一）单项选择题

1.针灸和按摩有着悠久的历史,针灸、按摩方法是以（　　）为指导思想的

A.阴阳理论　　　B.中医理论　　　C.八纲理论　　　D.六经理论

2.揉法的操作要点为（　　）

A.操作时,接触面与着力点之间无摩擦与位移　　　B.必须具有一定的按压力

C.按压的同时做环转运动　　　D.以上都对

（二）多项选择题

1.针灸、按摩养生的现代科学基础是（　　）

A.对器官、系统可产生双向调节作用　　B.增强机体免疫力

C.调节精神心理状况　　　D.调节脏腑功能

E.以上都不对

2.现代医学研究证明,借助艾草燃烧时发出的药力和红外线温热刺激来熏灼特定的穴位,可以（　　）

A.调节脏腑功能　　　B.促进机体的新陈代谢

C.提高机体的免疫力

D.增加红细胞、白细胞的数量及增强巨噬细胞的吞噬能力　　　E.以上都不对

3.鸣天鼓的功用是（　　）

A.降逆泻火　　　B.调和气血　　　C.补肾健脑　　　D.疏通经络　　　E.以上都不对

二、简答题

1.针刺如何通过补泻的方法达到扶正祛邪的效果?

2.艾灸足三里的操作方法和养生作用是什么?

3.熨目的具体方法和功用是什么?

三、案例分析题

患者刘××,女,32 岁,因长年在室外劳动,经受风吹日晒,逐渐出现了头发稀疏、黄白不黑的状况,特别是近日劳累后脱发更明显。纳可,寐梦多,大便烂,尿稍黄。舌质淡白,苔薄白,脉细软。请写出辨证、治疗原则及按摩养生方法。

第十章　其他中医养生法

学习目标

【学习目的】通过对气功等养生方法的学习,了解气功养生的常用方法,掌握拔罐、刮痧、耳穴贴压、足浴等养生的方法。

【知识要求】了解气功养生法。掌握拔罐、刮痧、耳穴贴压、足浴养生的方法。

【能力要求】通过实践,掌握拔罐、刮痧、耳穴贴压、足浴养生方法的具体运用。

第一节　气功养生法

气功一词最早见于晋代许逊著的《宗教净明录·气功阐微》。在晋代以前的典籍中,道家称之为"导引""吐纳""炼丹",儒家称之为"修身""正心",佛家称之为"参禅""止观",医家称之为"导引""摄生"。在历代医籍中,以"导引"为名者较为普遍,而"气功"之称,则是在近代才广为应用。

气功是中医学的宝贵遗产之一,是我国古代劳动人民在长期和疲劳、疾病、衰老进行斗争的实践中,逐渐摸索、总结、创造出来的一种自我身心锻炼的养生保健方法。它不仅历史悠久,而且有着广泛的群众基础。千百年来,它对中华民族的健康、繁衍起了重要的作用。

养生气功,属于传统健身术"静功"的范畴,是通过自身行气的锻炼,以达到增强体质、抗病防老目的的养生方法。

一、气功养生法的作用与原则

(一)气功养生作用机制

气功是一种以调心、调息、调形为手段,以强身健体、益寿延年为目的的一种心身锻炼方法。调心指意念专注,排除杂念,宁静以养神;调息则指呼吸均匀和缓,气道畅通,柔和以养气;调形即调身,指配合适当的身形动作,使经络气血周流、脏腑和调。通过系统的锻炼,可使精、气、神三者融为一体,以强化新陈代谢的活力,使得精足、气充、神全,身体自然强盛,衰老自然推迟,生命亦会延长。

从西医学的角度来说,在气功锻炼的过程中,调身可使全身的肌肉骨骼放松,有助于中枢神经系统,特别是交感神经系统紧张性的下降,因而可使不良情绪得到改善。调息则通过呼吸的调整,促进血液循环,增进器官功能。调心,即意守进而入静对大脑皮质产生调节作用,可使大脑皮质细胞得到充分的休息。因此,练功中出现的呼吸抑制、交感神经抑制和骨骼肌放松等可使大脑的活动更加有序,从而大大提高脑细胞的活力,使大脑的潜力得以发挥,更好地促进身心健康。因此,气功可以增强体质,防病治病,益寿延年。

(二)气功养生应用原则

1. 松静自如

松静自如也称为松静自然,是气功修习的最基本要求。"松"指身体和精神两方面都要放松。人体受到种种外界环境因素影响,精神和身体常处在紧张状态,使身体功能难以正常运转,甚至导致各种疾病的出现。因此,练功首先要从消除紧张状态入手,先使精神尽量放松。只有精神不紧张,才能做到身体的真正放松。所谓身体放松,也不是完全松弛、松懈或松散无力,而是松而不懈、松中有紧、紧而不僵。

2. 动静结合

动静结合,一方面指在练功方式上强调静功与动功的密切结合,另一方面指在练动功时要掌握"动中有静",在练静功时要体会"静中有动"。动,指形体外部和体内"气息"的运动,前者即"外动",后者即"内动"。静,指形体与精神的宁静,前者即"外静",后者即"内静"。在气功修习中,"动"与"静"既是相对的,又是辩证统一的。

3. 下实上虚

下实上虚,又称上虚下实,"上虚"指身体上部(脐以上)轻松虚灵;"下实"指身体下部(脐以下)充实有力,下元充沛。

4. 意气相随

意气相随指练功者用自己的意念活动去影响呼吸和内气的运动,使体内的气息运动和意念活动能保持一致。"意"指练功者的意念活动;"气"指人体的真气,包括呼吸之气和内气(丹田气)。

5. 火候适度

火候适度指对练功的一些要求及限度把握要适当,要恰到好处,太过或不及不仅不能达到养生作用,可能还会起到反作用。火候适度,主要指对练功时的意念、呼吸、身体姿势及练功时间等方面要把握适当。

6. 循序渐进

循序渐进指练习气功不能急于求成,必须由易到难、由少到多地循序渐进;同时也要根据个人的身体情况逐渐增加练功强度和习练时间,不能超越自己体能的限度。

二、常用气功养生方法举例

下面介绍几种隶属于静功的气功养生法。

(一)六字诀

六字诀,又称六字气诀,是通过嘘、呵、呼、呬、吹、嘻六个字的吐气发声进行锻炼的一种静功。六字诀历史久远,流传广泛,由南北朝时梁代的医药学家陶弘景创制,历代医家或养生家也从不同的角度对其进行了补充与完善,其中健身气功六字诀是在对传统六字诀进行挖掘整理的基础上,运用相关现代科学理论与方法编创而成,并由国家体育总局于2003年统一向全国推广。

1. 基本要求

(1)预备式:两足开立,与肩同宽,头正颈直,含胸拔背,松腰松胯,双膝微屈,全身放松,呼吸自然。

（2）呼吸法：顺腹式呼吸，先呼后吸，呼气时读字，同时提肛缩肾，体重移至足跟。

（3）调息法：每个字读六遍后，调息一次，以稍事休息，恢复自然，早、晚各练三遍。

2. 具体功法

（1）嘘字功——平肝气：嘘，读（xu），口型为两唇微合，有横绷之力，舌尖向前并向内微缩，上下齿有微缝。呼气念嘘字，足大趾轻轻点地，两手自小腹前缓缓抬起，手背相对，经胁肋至与肩平，两臂如鸟张翼向上、向左右分开，手心斜向上。两眼反观内照，随呼气之势尽力瞪圆。屈臂，两手经面前、胸腹前缓缓下落，垂于体侧。再做第二次吐字。如此动作六次为一遍，做一次调息。

嘘气功可以调治目疾、肝大、胸胁胀闷、食欲不振、两目干涩、头目眩晕等肝经不适或病症。

（2）呵字功——补心气：呵，读（he），口型为半张，舌顶下齿，舌面下压。呼气念呵字，足大趾轻轻点地；两手掌心向里由小腹前抬起，经体前至胸部两乳中间位置向外翻掌，上托至眼部。呼气尽吸气时，翻转手心向面，经面前、胸腹缓缓下落，垂于体侧，再行第二次吐字。如此动作六次为一遍，做一次调息。

呵气功可以调治心悸、胸痹、失眠、健忘、盗汗、口舌生疮、舌强语謇等心经不适或疾患。

（3）呼字功——培脾气：呼，读（hu），口型为撮口如管状，舌向上微卷，用力前伸。呼气念呼字，足大趾轻轻点地，两手自小腹前抬起，手心朝上，至脐部，左手外旋上托至头顶，同时右手内旋下按至小腹前。呼气尽吸气时，左臂内旋变为掌心向里，从面前下落，同时右臂回旋掌心向里上穿，两手在胸前交叉，左手在外，右手在里，两手内旋下按至腹前，自然垂于体侧。再以同样要领，右手上托，左手下按，做第二次吐字。如此交替共做六次为一遍，做一次调息。

呼字功可以调治腹胀、腹泻、乏力、纳差、肢体痿弱不用、水肿等脾经不适或疾患。

（4）呬字功——补肺气：呬，读（si），口型为开唇叩齿，舌微顶下齿后。呼气念呬字，两手从小腹前抬起，逐渐转掌心向上，至两乳平，两臂外旋，翻转手心向外成立掌，指尖对喉，然后左右展臂宽胸推掌如鸟张翼。呼气尽，随吸气之势两臂自然下落垂于体侧，重复六次，调息。

呬字功可以调治咳喘、短气、自汗、易外感等肺经不适或疾患。

（5）吹字功——补肾气：吹，读（chui）。口型为撮口，唇出音。呼气读吹字，足五趾抓地，足心空起，两臂自体侧提起，绕长强、肾俞向前画弧并经体前抬至锁骨平，两臂撑圆如抱球，两手指尖相对。身体下蹲，两臂随之下落，呼气尽时两手落于膝盖上部。随吸气之势慢慢站起，两臂自然下落垂于身体两侧。共做六次，调息。

吹字功可以调治腰膝酸软、盗汗遗精、阳痿、早泄、子宫虚寒等肾经不适或疾患。

（6）嘻字功——理三焦：嘻，读（xi），口型为两唇微启，舌稍后缩，舌尖向下。有喜笑自得之貌。呼气念嘻字，足四、五趾点地。两手自体侧抬起如捧物状，过腹至两乳平，两臂外旋翻转手心向外，并向头部托举，两手心转向上，指尖相对。吸气时五指分开，由头部循身体两侧缓缓落下并以意引气至足四趾端。重复六次，调息。

嘻字功可以调治三焦不畅而引起的眩晕、耳鸣、喉痛、胸腹胀闷、小便不利等不适或疾患。

（二）放松功

放松功是有意识地注意身体各部位，结合默念"松"字，逐步把身体调整至自然、轻松、舒适的静功功法。放松功于1957年由上海气功疗养所推出，其特点是以放松为主，有舒畅气血、疏通经络、和调脏腑、增强体质和防治疾病的作用，适用于健康者和一般慢性病患者的锻炼，也可作为习练其他各种气功的入门基础功法。

1.基本要求

(1)预备式:姿势不限,准备阶段安神宁志,轻闭两目几分钟,然后随呼吸全身逐步放松。

(2)呼吸法:一般采用自然呼吸法,以后从自然呼吸到腹式呼吸。

(3)调息法:要求思想集中,只想自己呼吸,逐渐集中注意力,排除杂念,安定心神。吸气时意守要放松的部位,呼气时意念离开意守的部位,同时默念"松"字,体验松感。

2.具体功法

先以意念放松头部,尤应注意两眉之间与咬合肌部位;其后依次放松两肩、两臂、两手、胸部、腹部、两腿、两足;再从后脑开始,依次放松背、后腰、臀部、大腿后侧、足底;再依次放松身体两侧部位。

如此放松可反复多次。为加强放松效果,可在想象到每个部位时默念"松"字,也可同时播放轻音乐。

(三)内养功

内养功有广义和狭义之分。广义内养功指传统气功中以锻炼自身精气神为主的方法,具有静心宁神、调理内脏、培补元气的作用。狭义内养功指的是河北省北戴河气功疗养院刘贵珍先生倡导的"气功疗法"的一种,此处指后者。

内养功是我国优秀的传统健身运动,具有防治疾病、养生延年的作用,历史上皆以单传口授相继承,刘贵珍先生倡导的内养功得内养功第五代传人刘渡舟先生亲授,并在自己练功与多年临床实践的基础上整理而成。内养功要求身、息、心并练,同时配合调整饮食,具有大脑静、脏腑动的特点,由于其具有强健脾胃、培补后天的作用,因此主要适用于辅助调理消化系统疾病。

1.练功姿势

练功姿势常有卧位、坐位等。一般初学者以卧位为宜,后期可用坐位,以自然舒适为要,以使练功者能充分放松。

(1)仰卧式:平身仰卧于床上,躯干正直,两臂自然舒伸,置于身体两侧,十指松展,掌心向上,下肢自然伸直,脚跟相靠,足尖自然分开。

(2)侧卧式:侧卧于床上,头微前俯,脊柱微向后弓,呈含胸拔背之势。右侧卧时,右上肢自然弯曲,五指舒展,掌心向上,置于耳前。左上肢自然伸直,五指伸开,掌心向下,放于同侧髋部。右下肢自然伸直,左下肢膝关节屈曲120°,膝部轻放于右下肢膝部上。若为左侧卧位,四肢体位与右侧卧时相反。双目微闭,以便意念集中。

(3)坐式:端坐于椅上,头微前俯,含胸拔背,松肩垂肘,十指舒展,掌心向下,轻放于大腿膝部。两腿平行分开,与肩同宽,小腿与地面垂直,膝关节屈曲90°,目微闭。

2.呼吸法

呼吸法较为复杂,要求呼吸、停顿、舌动、默念四种动作相互结合。常用的练习方法有以下三种。

(1)以鼻呼吸,先行吸气,吸气时舌抬起顶上腭,同时以意领气至小腹部,腹部鼓起。吸气结束后,停顿片刻,再把气徐徐呼出。其呼吸形式为吸—停—呼。呼气时将舌放下,同时收腹。以"练功好"三字为例,吸气时,默念"练"字;停顿时默念"功"字;呼气时默念"好"字。无论字多字少,均分三段默念完。

(2)以鼻呼吸或口鼻兼用,先行吸气,随之缓缓呼出,后再行停顿,即吸—呼—停,如此反复,默念字句及舌的配合同上法。

（3）用鼻呼吸，先吸气少许即停顿，停顿后再行较多量的吸气，同时用意念将气引入小腹，然后将气徐徐呼出，其呼吸形式为吸—停—吸—呼。

3.意守法

内养功最常用的是意守"丹田"。经过一段时间后，吸气时好像有气入小腹的感觉，即所谓"气贯丹田"，这是意守的理想境界。此外，也可意守膻中、涌泉等穴位。

（四）真气运行功法

真气运行功法是甘肃省名中医、甘肃中医药大学（原甘肃中医学院）主任医师、兰州大学名誉教授李少波先生根据《黄帝内经》"全真导气"理论和古代各家行气养生要旨，结合自身实践，经数十年的临床观察、科学实验所创编的一种自练自养的医疗保健养生方法。它主要通过调息凝神、培养真气、贯通经络、调理阴阳、调和气血，从而使身体内部的固有潜能得以挖掘，达到防病治病、延年益寿的良好效果。

1.练功姿势

练习真气运行功法有坐、卧、立、行四种形式，其中以坐式为主，其他姿势为辅。为有效地促使真气运行不断进步，除坐式以外，还可采取其他方法进行。

（1）坐式：坐式有盘腿和垂腿两种姿势，主要按照个人习惯和环境条件，自行选择。一般认为盘腿坐过于形式化，且易麻腿。因此，一般采用垂腿（坐椅凳）坐式较为便利。垂腿坐式，指坐在高低适宜的椅凳上，以坐下来大腿面保持水平、小腿垂直、两脚平行着地、两膝间的距离以能放下两拳（拳眼相对）为准，两手心向下，自然地放在大腿面上，两肩下垂，腰须直、勿用力，不要驼背、低头，下颌略向回收，头顶如悬。此式为现代习惯采用之姿势。

（2）卧式：右侧着床，伸下腿，屈上腿，右手曲肱，将手置于头之前下侧枕上，左手放在左胯上，此式为坐功之辅助，或体弱不能坐者采用之姿势。

（3）站式：站式有各种姿势，在这里只介绍方便易行的一个姿势作为坐功之辅助功。两脚并立，两手覆于丹田（左手掌心覆于丹田，右手掌心覆于左手背上）。松肩垂肘，含胸拔背，虚心实腹，眼半垂睑，其他一切要求同坐式。

（4）行式：行路和散步时，目视前方三五步处，意守鼻尖，神不外驰，依行路的速度，一般为三步一呼，一步一吸，四步一个呼吸。如能长期锻炼此法，对走长路很有帮助，可以久行不倦。

2.五官要求

（1）口腔：口唇自然闭合，上下齿相对，将舌上卷，约呈90°，用舌尖轻轻地抵住上腭。唾液分泌较多后，将舌放下慢慢地咽下唾液。

（2）眼睛：闭目内视，练哪一步功就内视哪一部位。如第一步注意心窝部，就内视心窝部。

（3）耳朵：用耳朵留意自己的呼吸，使呼吸不要发出粗糙的声音。保持从容自然，不可憋气使呼吸不畅，这是集中思想的好方法。

3.练功方法

真气运行功法又名"真气运行五步功"，即本功法由五步组成。

（1）呼气注意心窝部。

方法：做好练功准备，放松身心，集中意念，精神内守，在呼气的同时，意念随呼气趋向心窝部。

时间：如果要如期完成这一步的练习，在时间上就要有一定的安排。假若条件许可的话，每天固定时间练功，养成习惯，对稳定思想更有帮助。要求每日早、中、晚练习3次，每次20分钟。如认真操作，一周左右就可完成第一步的功候。

反应:练功的第3～5天,感到心窝部沉重,再往后,每呼气时,感觉到有一股热流注入心窝部,这是真气集中的表现。有了真气的集中,就给第二步功打下了基础。

效果:开始几天由于不习惯,姿势也不够准确,有的人会感到头晕、腰背酸痛、呼吸不自然、舌尖抵不住上腭等,这都是自然的现象。不要有顾虑,只要按要求坚持锻炼,慢慢就会好了。

(2)意息相随丹田趋。

方法:当第一步功做到每一呼气即觉心窝部发热时,就可意息相随,自心窝部开始,呼气注意丹田,不可操之过急。用力太大产生高热也不舒服。

时间:依法每天3次,每次25分钟或半个小时,10天左右就可以气沉丹田。

效果:由于真气已通过胃区,因此脾胃功能已有改善。真气沉入丹田后,周围脏器如大肠、小肠、膀胱、肾等都会逐步发生生理上的改变。

(3)调息凝神守丹田。

方法:当第二步功做到丹田有了明显感觉时,就可以把呼气有意无意地止于丹田。不要过分注意呼气往下送,以免发热太过,耗伤阴液,犯"壮火食气"之弊。呼吸放自然,只将意念守在丹田部位,用文火温养。"少火生气"正是此义。

时间:每天3次或3次以上。每次时间持续半小时以上。这一步用以培养丹田实力,需要时间较长,1个月左右可以感到小腹充实有力。

效果:由于任脉通畅,心肾相交,中气旺盛,因此心神安泰,睡眠安静。

(4)通督勿忘复勿助。

方法:原则上还是按照第三步操作。真气沿督脉上行的时候,意识应该跟随上行的力量,这就是勿忘。若行到某处停下来,不要用意念去导引,这就是勿助。

时间:每天练功次数可适当增加,每次的时间也应延长到40分钟或1小时。因每个人的情况不同,故通督的时间和力量不完全一致。大多数人在10天左右通督。

效果:通督之后,一呼真气入丹田,一吸真气入脑海,但不可有意追求,一呼一吸形成任督循环,养生界称此为"小周天"。凡是由于肾精亏损和内分泌紊乱所引起的头晕耳鸣、失眠健忘、腰酸腿软、月经不调、精神恍惚、易喜易怒、心慌气短、性欲减退等神经症症状,都可得到改善。

(5)元神蓄力育生机。

方法:原则上还是守下丹田。丹田是长期意守的部位。通督后各个经脉相继开通。如果头顶百会穴处有活动力量,也可以意守头顶。可以灵活掌握,这叫"有欲观窍,无欲观妙"。

时间:每天3次或3次以上,每次持续1小时或更长时间,时间越长越好。1个月左右,身体内的各种触动现象才能逐渐消失,只剩下下丹田和上丹田的力量更加集中旺盛的现象。

效果:根据个人身体的具体情况,原有的沉疴痼疾可以得到改善。坚持锻炼,就可以达到身心健康、益寿延年的效果。

以上五步是真气运行法静功锻炼过程中的基本概况。在实践中,由于每个人的体质不同,具体条件又不一样,所以效果与表现也因人而异。因此,练功时既要顺乎自然、灵活运用,又要本着一定的要求,耐心求进,持之以恒,不可自由放任。

4. 呼吸收功

(1)呼吸:在练习真气运行功法的过程中,一直是注意呼气,吸气任其自然,不加注意,自无流弊。丹田真气充实后,自然地贯通督脉,会感到一呼真气入丹田,一吸真气沿督脉入脑。这是真气的自然活动状态,无须追求。外呼吸则绵绵密密,若存若无,呼吸表现得更加自然。这时外呼吸就无须注意了。

（2）收功：真气运行五步功法收功的时候，慢慢睁开眼睛，搓搓双手，再用双手搓面，最后用十指梳头片刻，再慢慢站起来活动。

📖 知识链接

气功的评价与展望

气功是中国传统的自我身心锻炼方法，具有无创伤、无副作用、费用低廉等优点。在西药副作用日益显现、医疗费用居高不下的情况下，养生保健备受推崇。气功锻炼在民间被推广普及，气功科研随之得到推进，但在气功的普及推广和科学研究中也存在着一些问题。

（1）气功"偏差"：气功锻炼可以产生某些心理变化，并对人体身心状态有一定影响，不良性格、心理有障碍的人易发生气功"偏差"。气功所致精神障碍逐年增多，已引起医学界的关注，尤其是伪气功造成的精神病更多。气功所致精神障碍作为一组与气功相关的综合征，已被《中国精神疾病分类方案与诊断标准》定义为气功所致精神障碍。气功犹如药物一样，既有它的适应证，也有它的禁忌证。通过大量的事实证明，气功并不能包治百病，也并不适用于所有人，有精神病或严重神经症的人不宜练功，有神经症或精神病人格素质倾向的人和不健康性格的人也不宜练功。希望接受气功习练的人，一方面应选择思想和心理健康的气功师来指导，另一方面应注意和正确评估自身心理素质，努力纠正不健康的心理意识，加强心理素质锻炼，以便真正达到祛病强身的目的。

（2）气功"研究"：气功养生属于医疗范畴，尤其在预防医学方面有着极其重要的作用，但由于缺乏规范，气功尚未形成良好的研究氛围。气功研究者多年来一直为两个问题所困扰：一是气功科学实验的结果从整体上来说并未获得科学界的普遍承认，而且常常受到不公正的责难。这是因为实验结果超越了常理、常规、常识，无法用现有的科学理论和知识来解释，外气超距作用（尤其是远距离作用）、特异致动（搬运）、超感觉现象等实验的遭遇大体属此。二是气功科学实验应该怎样深入？怎样设置研究目标？前者要解决的是如何正确对待，而后者要回答的是怎么办的问题。二者密切相关。

第二节　拔罐养生法

拔罐养生法，是一种以罐具吸拔具有保健作用的腧穴或部位，以产生良性刺激，促使局部皮肤充血、瘀血，疏通气血，拔出病邪，进而达到扶正祛邪、防治疾病目的的养生法。

一、作用机制

拔罐养生法有开泄腠理、扶正祛邪的作用。当人体受到外界病邪的侵袭或情志内伤后，可导致脏腑功能失调，产生瘀血、痰湿、宿食、水饮、邪火等病理产物，这些病理产物又成为新的致病因素，走窜机体、逆乱气机、瘀阻经脉、滞留脏腑，最终影响健康，导致种种病症。拔罐产生的真空负压有一种较强的吸拔之力，其吸拔力作用在经络穴位或相关部位上，可将毛孔吸开并使皮肤充血，使体内的病理产物从皮肤毛孔中吸出体外，从而使经络、气血得以疏通，脏腑功能、机体阴阳得以调整，从而达到扶正祛邪、防治疾病的目的。

二、基本方法

拔罐养生常用的方法有以下几种。

1.增加活力法

(1)取穴:劳宫、涌泉、三阴交、足三里。

(2)功用:具有振奋阳气、清心泻火、宽胸利气、增加活力的功能。经常在此拔罐可解除疲劳,保持旺盛的精力。

2.祛除浊气法

(1)取穴:涌泉、足三里。

(2)功用:具有祛除体内湿毒浊气、促使经络气血通畅的作用。经常在此拔罐可使精力充沛、神清气爽,进而增进身体康健、延缓衰老。

3.疏通经络法

(1)任、督二脉透罐法:任、督二脉透罐法是对传统腹背阴阳配穴法的继承和发展。本法具有通透全身阴经与阳经、平衡阴阳的作用,对人体五脏六腑均有防病治病的效果。

(2)背俞穴及华佗夹脊穴透罐法:背俞穴及华佗夹脊穴纵贯整个颈背腰部,五脏六腑之经气均在此流通。本法具有疏通五脏六腑经气、调整全身气血经络、增强机体抗病能力的作用,对颈椎病、腰椎病有明显的调理效果。

4.培补元气法

(1)取穴:关元、气海、命门、肾俞。

(2)功用:具有培补元气、益肾固精的作用。经常在此拔罐可使身体强健、生命绵长。

5.调补精血法

(1)取穴:三阴交、气海、肾俞、心俞。

(2)功用:具有调补肝脾肾脏、滋益精血的作用。经常在此拔罐可使先天之精旺盛、后天气血充足,从而达到健康长寿之目的。

三、注意事项

(1)拔罐前不宜过于劳累或饮酒,以免影响效果。

(2)拔罐时应避开风口,防止受凉。

(3)每次调理时留罐的时间为 10～15 分钟。

(4)用火罐时应注意勿灼伤或烫伤皮肤。

(5)人体的眼、耳、脐、心脏搏动处及毛发过多的部位等不宜拔罐。

(6)存在溃疡、水肿的部位不宜拔罐。

第三节　刮痧养生法

刮痧养生法,是以器具或运用介质,刮拭经络腧穴及特定部位,以疏通经络、促进代谢、调整阴阳,进而达到强身健体、防治疾病目的的养生方法。

一、作用机制

刮痧养生法通过直接刺激人体体表的经络腧穴,起到疏经通络、活血祛瘀的作用。刮拭皮肤出痧,脏腑秽浊之气可通达于外,有祛邪解表、排毒解毒的作用。刮痧养生法,还通过经络传导的机制,调节脏腑气血阴阳,有调整阴阳、扶助正气的作用。现代临床研究表明,刮痧疗法可以刺激局部血管神经,扩张毛细血管,促进局部微循环;增加汗腺分泌,促进体内毒素排出;提高局部组织痛阈,缓解肌肉痉挛紧张,消除疼痛;加强体内新陈代谢,提高全身抗病能力。

二、基本方法

1. 头部

(1)全头部:头部有头发覆盖,须在头发上用刮板刮拭,不必涂刮痧润滑剂。为增强刮拭效果可使用刮板薄面边缘或刮板角部刮拭,每个部位刮 30 次左右,刮至头皮有发热感为宜。

(2)太阳穴:用刮板角部从前向后或从上向下刮拭。

(3)头两侧:刮板竖放在头维穴至下鬓角处,沿耳上发际向后下方刮至风池穴。

(4)头顶部:以百会穴为界,向前额发际处或从前额发际处向百会穴处,由左至右依次刮拭。

(5)后头部:从百会穴向下刮至后颈部发际处,从左至右依次刮拭。风池穴处可用刮板角部刮拭;也可采取以百会穴为中心,向四周呈放射状刮拭。

(6)全息穴区:额顶带从前向后或从后向前刮拭。顶枕带及枕下旁带从上向下刮拭。顶颈前斜带或顶颞后斜带及顶后斜带从上向下刮拭。额中带、额旁带治疗时呈上下刮拭,保健时则向上下或左右方向刮拭均可。全息穴区的刮拭采用厉刮法。

2. 面部

面部由内向外按肌肉走向刮拭。面部出痧影响美观,因此手法须轻柔,忌用重力、大面积刮拭。眼、口腔、耳、鼻病的调理须经本人同意,才可刮出痧。刮拭的按力、方向、角度、次数均以刮拭方便和病患局部能耐受为准则。

3. 背部

背部由上向下刮拭。一般先刮后背正中线的督脉,再刮两侧的膀胱经和夹脊穴。肩部应从颈部分别向两侧肩峰处刮拭。用全息刮痧法时,先对穴区内督脉及两侧膀胱经附近的敏感压痛点采用局部按揉法,再从上向下刮拭穴区内的经脉。

4. 胸部

胸部正中线任脉天突穴到膻中穴,可用刮板角部自上向下刮拭。胸部两侧以身体前正中线任脉为界,分别向左右(先左后右)用刮板整个边缘由内向外沿肋骨走向刮拭,注意乳头部位禁刮。中府穴处宜用刮板角部从上向下刮拭。

5. 腹部

腹部由上向下刮拭,可用刮板的整个边缘或 1/3 边缘,自左侧依次向右侧刮。有内脏下垂者,应由下向上刮拭。

6. 四肢

四肢由近端向远端刮拭,下肢静脉曲张及下肢浮肿患者,应从肢体末端向近端刮拭,关节骨骼凸起部位应顺势减轻力度。

三、注意事项

(1)刮痧时应注意避风、保暖。刮痧出痧后 30 分钟以内忌洗凉水澡。前一次刮痧部位的痧斑未退之前,不宜在原处进行再次刮拭出痧。刮痧出痧后最好饮一杯温开水,并休息 15~20 分钟。

（2）过度饥饱、过度疲劳、醉酒者不可接受重力、大面积刮痧，否则会引起虚脱。

（3）眼睛、口唇、舌体、耳孔、鼻孔、乳头、肚脐等部位禁止刮痧。因为刮痧会使这些黏膜部位充血，而且不易康复。

（4）孕妇的腹部、腰骶部禁刮痧，否则有可能引起流产。

（5）有出血倾向者、过敏性皮肤病者，刮治部位的皮肤有疖肿、破溃、疮痈、斑疹和不明原因包块者，以及急性扭伤、创伤的疼痛部位或骨折部位，禁止刮痧。

（6）有严重心脑血管疾病、肝肾功能不全、全身浮肿者禁止刮痧。因为刮痧会使人皮下充血、血液循环加速，这会增加心肺、肝肾的负担，加重患者的病情，甚至危及生命。

第四节　耳贴养生法

耳贴养生法，是以耳穴贴压为基础，选取具有较好保健作用的腧穴或反应点进行贴压，以达到强身健体、防治疾病目的的养生方法。

一、作用机制

中医学认为，耳朵并不是单独的、孤立的听觉器官，而是一个人体的全息胚，全身五脏六腑、五官九窍、四肢百骸都通过经络与耳密切联系，因此《灵枢·口问》曰："耳者宗脉之所聚也"，《灵枢·邪气脏腑病形》云："十二经脉三百六十五络，其血气皆上于面而走空窍"之说。因此，通过对耳穴进行贴压，可调节人体脏腑的生理功能，以达强身健体、防治疾病的养生目的。

二、基本方法

1.操作方法

将表面光滑近似圆球状或椭圆状的药物王不留行籽或小绿豆等，贴于 0.6×0.6cm 的小块胶布中央，然后对准耳穴贴紧并稍加压力，使患者耳朵感到酸麻胀痛或发热。贴后嘱受术者每天自行按压数次，每次 1～2 分钟，每次贴压后保持 3～7 天。

2.养生处方

以下介绍几个常见耳穴贴压养生处方。

（1）预防感冒：拇指、食指相对压迫耳郭上的耳屏，再重点按压外鼻、内鼻、咽喉等穴位，要求一压一松，用力适中均匀，有一定痛感，每部位做 10～30 次，双耳交替进行，4～7 天为 1 疗程。或借助钝头的小木棒或火柴棒，面对镜子，按照耳穴图触压耳郭上的外鼻、耳尖、感冒、枕穴等，以能耐受为度，其他同拇指、食指相对压按法。此法具有很好地预防感冒的作用。

（2）防治失眠：拇指、食指相对，对压耳郭上的三脚窝、对耳屏、对耳屏后沟等处，再重点按压神门、晕点、脑点、失眠等穴位，每部位揉按 10～30 次，每日 2～4 次，尤以入睡前最为重要，双耳交替进行，4～7 天为 1 疗程。或用火柴棒代替手法按压。此法对于改善睡眠有显著效果，在睡前按压效果尤其显著。

（3）调治肥胖：拇指、食指相交，对压耳郭上的三脚窝、耳甲艇、屏间切迹、耳屏等处，再重点按压便秘点、大肠、内分泌、饥点、肾上腺等穴位。要求一压一松，用力适中，均匀。每部位揉按 10～35 次，每日 3～5 次，尤以饭前、饭后为主。双耳交替，4～7 天为 1 疗程。也可对着镜子用火柴棒按压，按压强度以能忍受为度。此法经常使用具有较好的调治肥胖症的作用。

（4）防治痛经：拇、食指相交，对压耳郭上的三脚窝、对耳屏、耳垂背面外侧部等处，再重点按压子宫、卵巢、会阴等穴位。要求用力适中均匀，每部位揉按 20～40 次，每日进行 3～5 次，双耳交替进行。此法具有较好的防治痛经的作用。

三、注意事项

（1）防止胶布潮湿，以防胶布脱落和皮肤感染。

（2）按压不能过度用力，以个体能承受和不损伤皮肤为宜。

（3）夏季多汗，宜勤换。冬季耳郭冻伤及耳郭有炎症者不宜贴敷。对胶布过敏者不宜用此法。

（4）嘱患者定时按压，按压后有酸、麻、胀、痛、灼热感者效果好。

（5）一般患者宜中度刺激，孕妇宜轻微刺激，习惯性流产者慎用此法。

（6）扭伤和肢体运动障碍患者在按压时应适当活动患部，以增强疗效。

第五节　足浴养生法

足浴养生法，是在中医整体观念指导下，根据辨证论治原则，使用普通热水或中药处方煎制的中药药液浸泡足部，配合按摩手法，促进气血运行、经络畅通、脏腑调和，达到自我保健、预防和治疗疾病的一种传统中医外治法。

一、作用机制

根据中医经络学说，"足乃六经之根"，是足三阳经和足三阴经交汇处，有丰富的腧穴分布，通过六条经脉与全身脏腑组织密切关联。足浴过程中，利用温热效应、药物渗透和按摩刺激，作用于足部肌表和经络腧穴，起到疏经通络、行气活血、散寒止痛、调和脏腑的作用。现代医学表明，通过足浴疗法，使皮温升高、血管扩张、血液循环加快，有利于消除疲劳、促进新陈代谢；药液的有效成分通过皮肤吸收，起到相关的治疗作用；足部有丰富的神经末梢，全身各部位在足部有其对应的反射区，刺激相应的反射区，可起到调节内脏器官生理功能的作用。因此，坚持长期足浴，可达养生保健、防病治病的作用。

二、基本方法

（一）温水浸足

选择传统木盆或具有电热、电磁等理疗作用的足浴器，加入清水或中药煎制的药液，水量以浸没足踝关节为度，水温在 40～50℃ 为宜。使用中药液足浴，先将中药放入 2000mL 水中，大火煎煮 30～40 分钟后，再小火煎至 1000mL，取汁后再加水 2000mL 煎至 1000mL，过滤药渣后取 2 份药汁倒入足浴盆。浸泡时间及次数，应因人、因时、因需为宜。一般保健养生足浴，每日一次，在晨起或临睡前进行，每次 20～30 分钟，以感到身体微热，后背微微汗出为宜。

（二）足部按摩

在浸足同时，或浸泡后，可以配合足部按摩。常用的按摩部位与方法如下所述。

1.按摩腧穴

足部分布着人体 60 多个穴位，常用的保健按摩腧穴：涌泉穴、大敦穴、太冲穴、太白穴、太溪穴、至阴穴、昆仑穴、行间穴、内庭穴等。用手大拇指、食指或中指,施以按法、揉法、点法按摩,以受调理者有局部酸麻胀的"得气"感为原则。

2.按摩部位

(1)按摩足心:浸足后将腿屈膝抬起放在另一条腿上,足心向内,用手掌转圈按揉脚心,达到局部微微发热。

(2)按摩足趾:用拇指、食指捏揉法,捏揉足趾,特别要按摩足厥阴肝经循行的足大趾和足少阳胆经循行的足第四趾。

(3)按摩反射区:人体各器官和部位在足部有着相对应的反射区域,可在相应反射区用按压、推揉等手法按摩。

足部按摩力度要适当,慢慢渗入,持久均匀。一般而言,虚证患者、体质虚弱者以及老年人,适用于弱刺激;实证患者与体质强壮者,适用于强刺激。强刺激用力重、时间短,1～3分钟即可,每天1～3次;弱刺激用力轻、时间长,可持续刺激30～40分钟,每天1～3次。

(三)足浴药方

1.常用足浴中药

(1)红花:活血通经,祛瘀止痛。

(2)益母草:活血调经,利水消肿。

(3)艾叶:温经止血,散寒止痛。

(4)小茴香:散寒止痛,理气和中。

(5)花椒:温中止痛,杀虫止痒。

(6)生姜:发汗解表,温中止呕。

(7)吴茱萸:散寒止痛,疏肝降逆。

(8)桑枝:祛风通络,利水消肿。

(9)夜交藤:养心安神,祛风通络。

(10)鸡血藤:活血调经,补血通络。

2.常用足浴中药配方

(1)活血祛瘀:丹参、赤芍、泽兰、王不留行、当归、大黄、牛膝、川芎。

(2)活血止痛:桃仁、红花、赤芍、桂枝、鸡血藤、乳香、没药。

(3)调经止痛:益母草、小茴香、当归、川芎。

(4)温经散寒:桂枝、干姜、附子、川椒、艾叶、桂皮。

(5)祛风除湿:老姜、肉桂、牛膝、秦艽、泽兰、桑枝、独活、徐长卿、防己。

(6)发汗解表:生姜、麻黄、桂枝、荆芥、防风。

(7)燥湿止痒:苦参、黄柏、白鲜皮、白蒺藜、蛇床子、紫草、地肤子。

(8)改善睡眠:五味子、川芎、石菖蒲、夜交藤、郁金、百合、茯神。

三、注意事项

(1)足浴环境宜安静舒适,室温适中,注意防寒保暖,不要直接吹风,冬天可在膝盖上加盖毛毯以保暖。

(2)足浴前应对受调理者进行心理调护,详细解释足浴的作用及方法,使其精神放松。饭后不能立即进行足浴,以免影响消化。

（3）水温保持温热，太冷易引起感冒等不适，太热会烫伤皮肤。浸足过程中若药液冷却，应加热后再用。糖尿病患者、足部皮肤皲裂者浸足时水温不宜太高。

（4）有感染、烧伤、脓疱疮、水痘、麻疹及足部外伤者不宜足浴。

（5）足浴后立即擦干双脚，注意足部保暖，擦干后可涂上凡士林等润肤。

（6）足浴过程中应加强观察，如受调理者出现头晕、乏力、心慌、汗出等异常情况，应立即停止足浴，并及时处理。

目标检测

一、选择题

（一）单项选择题

1. 气功中被称为丹田的腧穴是（　　　）

A. 大椎　　　　　　　　B. 气海　　　　　　　　C. 神阙　　　　　　　　D. 命门

2. 拔罐养生时祛除浊气法常用的穴位是（　　　）

A. 涌泉穴、足三里　　B. 劳宫、足三里　　C. 三阴交、足三里　　D. 劳宫、三阴交

3. 刮痧法是（　　　）的延伸，是对患者颈项、胸背、头部眉心、太阳、喉头骨、两肘、两膝等部位做刮痕的动作

A. 刮背法　　　　　　　B. 提痧法　　　　　　　C. 抓痧法　　　　　　　D. 撮痧法

4. 足浴水温以（　　　）为宜

A. 常温　　　　　　B. 20～30℃　　　　C. 40～50℃　　　　D. 越烫越好

5. 对于感受寒邪或阳气虚弱所致的手足不温，足浴泡脚中药首选（　　　）

A. 艾叶　　　　　　B. 红花　　　　　　C. 夜交藤　　　　　　D. 桑枝

（二）多项选择题

1. 养生气功常用的方法有哪几种（　　　）

A. 六字诀　　　　B. 放松功　　　　C. 内养功　　　　D. 真气运行功法　　　　E. 太极拳

2. 内养功的练功姿势有（　　　）

A. 侧卧式　　　　B. 仰卧式　　　　C. 坐式　　　　D. 立式　　　　E. 跪式

3. 耳穴贴压常用的选穴方法有（　　　）

A. 直接观察法　　B. 压痛点探查法　　C. 针刺法　　　　D. 脏腑对应法　　　　E. 捻压法

4. 足浴的功效有（　　　）

A. 疏经通络　　　B. 行气活血　　　C. 散寒止痛　　　D. 调和脏腑　　　E. 养生防病

二、简答题

1. 六字诀养生法的内容是什么？分别对应的脏腑是哪些？

2. 拔罐的常用养生方法有哪几种？

3. 刮痧养生法有何作用？

4. 足浴过程中有哪些注意事项？

下　篇

中医养生实践运用

第十一章　因地养生

学习目标

【学习目的】通过对地域环境、居住环境与人体关系的学习,充分认识地域环境、居住环境与人体的重要关系,掌握主要地域环境和住宅环境、室内环境的养生方法。

【知识要求】掌握主要地域环境和住宅环境、室内环境的养生方法。

【能力要求】运用山地高原、平原盆地及海滨海岛等主要地域环境特点的知识,进行养生保健。通过实践,掌握适宜室内环境的具体要求。

我国各地域的地理环境有较大差别,而人与天地自然界相应,地理环境不同,人的体质禀赋亦有差异,许多疾病的发生也与之有关。另外,居住环境的适宜与否亦直接影响着人的身心健康和寿命长短。因此,养生需因地制宜,利用地域环境的有利因素、改变地域环境的不利因素,合理选择住宅、建造房屋、营造室内环境,构建天人合一、利于人类健康长寿的自然环境。

第一节　地域环境与养生

一、地域环境与健康的关系

我国通常依据地理方位和地形特点,将地域分为东、西、南、北、中五方,《素问·阴阳应象大论》即记载了我国五方气候的基本特点:"东方生风""南方生热""中央生湿""西方生燥""北方生寒"。《素问·异法方宜论》论述了我国五方地理环境、自然气候与人们生活方式、风俗习惯的差异,以及由此对人体体质的影响,指出:"东方之域,天地之所始生也。鱼盐之地,海滨傍水,其民食鱼而嗜咸,皆安其处,美其食。鱼者使人热中,盐者胜血,故其民皆黑色疏理……西方者,金玉之域,沙石之处,天地之所收引也。其民陵居而多风,水土刚强,其民不衣而褐荐,其民华食而脂肥……北方者,天地所闭藏之域也。其地高陵居,风寒冰冽,其民乐野处而乳食……南方者,天地所长养,阳之所盛处也,其地下,水土弱,雾露之所聚也。其民嗜酸而食胕,故其民皆致理而赤色……中央者,其地平以湿,天地所以生万物也众。其民食杂而不劳……"正由于地之五方之人有体质差异,因此在某地居住习惯后一旦异地而居,常常不能适应新的地理环境,不仅会出现恶寒发热的现象,而且还会产生腹泻、荨麻疹等病症。如隋代巢元方《诸病源候论》指出:"不伏(服)水土者,言人越在他境,乍离封邑,气候既殊,水土亦别,因而生病。"

中医学还认为,不同区域的地理环境对人的寿命也有一定影响。明代李时珍《本草纲目》记载:"人乃地产,资禀与山川之气相为流通,而美恶寿夭,亦相关涉。"西汉刘安《淮南子·坠形训》指出山地环境、寒冷气候有益于人类健康:"山为积德,川为积刑;高者为生,下者为死""暑气多夭,寒气多寿。"《素问·五常政大论》论述了人之寿命因地而异的原因,认为地势高峻陡峭的地区气候寒冷,元气不易耗散,所以人易长寿;地势平缓低洼的地区气候湿热,元气易于耗散,所以人多夭折。

📖 知识链接

地域环境常见分类方法

(1)传统分类方法:我国古代及医籍中,通常依据地理方位和地形特点,将地域分为东、西、南、北、中五方。

(2)现代分类方法:我国现代地域的划分以地理和经济特征为基础,如以自然地理为主要分类基础的东部、中部和西部的三大地带的划分,以经济地理为主要分类基础的六大经济区、七大经济区和八大经济区的划分等。

我国幅员辽阔,地形复杂,气候类型多样,很难用某种分类方法一以概之。目前,一般将地域分为山地高原、平原盆地及海滨海岛地域等三部分。

二、地域环境与疾病的关系

诸多疾病的发生与地域有密切关系,如《素问·异法方宜论》即记载了地域易发病证:东方之人好发痈疡疮毒,西方之人多内伤病证,北方之人脏寒易生胸腹满闷,南方之人易患肢体挛急痹痛,中央之人常得肢体痿厥、发热恶寒。由于人们居住地域之地势有高峻低洼不同、水土有多少厚薄差别、气候有寒热燥湿区分,人们体质因而有强弱差异,因此必将产生不同的致病因素,对疾病的发生和发展也会产生不同的影响。

《吕氏春秋·尽数》指出有些地区水质差,长期居住在此地的人们易患某些疾病:"轻水所,多秃与瘿(地方性甲状腺肿)人;重水所,多尰(足肿)与躄(痿证)人;甘水所,多好与美人;辛水所,多疽与痤人;苦水所,多尪与伛人(鸡胸驼背)。"《管子·地员》记载了土质与疾病的关系:"渎田"其泉苍色,其人强悍;"赤垆"其泉甘白,其人健康而长寿;"栗土"其泉黄白,其人娇美,"寡疾难老";"沃土"其泉白青,其人劲悍,"寡有疥瘙,终无痟酲"。

现代流行病学研究发现,地域环境对人体的影响,除了地形、气候、生活方式、风俗习惯等因素外,亦与所处地域土地之中各种微量元素的多寡、比例、环境条件以及水源、空气与饮水的污染、植被破坏等因素相关。如地方性甲状腺肿与缺碘有关;龋齿与缺氟有关;脚气病(维生素 B_1 缺乏症)常见于以大米为主食的地区;贫血、白血病、癌症的发病与铀矿、磷矿等强烈辐射相关;某些病原微生物在某些特殊的环境条件下易于繁殖和传播,故某些疾病的流行有地域性,如包虫病多见于牧区等。

总而言之,地域环境是自然环境的重要构成部分,地形、土壤、水源、阳光、温度、植被和各种化学元素的分布和变化,直接或间接地影响着人们的健康。养生应该在天人相应、人与自然和谐相处原则的指导下,首先适应自然,充分利用地域环境的有利因素进行养生保健,力求达到天人合一、和谐共处的状态;其次是充分发挥人的主观能动性,根据地域环境的不利因素进行预防保健,改造、保护自然,努力构建天人合一、有利于人类健康长寿的自然环境。

三、主要地域环境养生保健

中医学认为疾病的发生与地域环境、地理条件等自然环境有密切的关系,而疾病种类和临床表现亦因地域有异而有所不同,因此养生保健方式、治疗手段也要与之相应,如此才能取得理想效果。以下介绍山地高原、平原盆地与海滨海岛等主要地域环境及其养生保健。

(一)山地高原

山地,指地表形态为海拔500m以上、相对落差200m以上的地区。高原,指海拔在1000m以上、面积广大、地形开阔、周边以明显的陡坡为界、比较完整的大面积隆起地区。我国山地约占全国面积的33％,高原约占全国面积的26％,通常所谓山区包括山地、丘陵和比较崎岖的高原,约占全国面积的2/3。

1. 地域环境特点

(1)寒冷干燥:气温的高低与海拔高度成反比,所以山上的气温一般都比山下低,夏季更是如此。而且山上、山下两地相对高度差越多,气温差异就越大。另外,海拔越高,山上的植被和云量越来越少,无论白天得到的热量或是夜晚辐射冷却丧失的热量,都有别于平原,因此,山地高原的昼夜温差亦比平原地区大。此种气温较低、昼夜温差大的地域特点,人们稍有不慎,即易感寒受冻,发生感冒、咳嗽、冻伤等。

我国高原多属内陆,降水少,气候干燥,加之地势高、日照时间长、强风多,更加剧了水分的蒸发。山地高原气候寒冷干燥,所以皮肤皲裂、肺燥咳嗽、肺寒咳嗽、感冒、冻伤等易发生。

(2)低压缺氧:大气压、组成大气的各种气体,如氧气的分压,均随高度增加而递减。山地高原大气压降低,尤其是大气中的含氧量和氧分压降低,环境缺氧,可使人体的供氧不足,从而产生功能或器质性变化,进而出现缺氧症状。

(3)太阳辐射强烈:海拔升高,空气渐趋稀薄,大气层对太阳光吸收减弱,同时云量较少、空气中尘埃减少,使海拔与太阳辐射成正比关系。所以山地高原太阳辐射比平原地区强烈,尤其是紫外线的辐射强度,海拔每升高100m可增加13％。适量的紫外线照射对人体有益,但长时间、大剂量的紫外线辐射对人体有害,容易引起皮肤、眼睛与全身的损害,如急性角膜炎、白内障、日光性皮炎、皮肤癌等。

(4)化学元素缺乏:在山地高原地区,地球化学元素受重力作用影响迁移较剧,加上高海拔地区较强烈的风化作用,常常易缺乏某些地球化学元素。因此,山地高原地区的人们易缺乏人体必需的化学元素而影响某些人体正常的生理代谢,进而引发某些地方病,如地方性甲状腺肿、克山病。

2. 利用有利因素养生保健

山地高原地域环境中,对人体健康较为有利的是海拔在2000m以下的中低高原山区。其对人体健康的促进作用,主要表现在中低高原山区的疗养效应和高原山地的某些长寿因素两方面。

(1)中低高原山区的疗养效应:我国著名的山区疗养地有黄山、庐山、衡山、峨眉山、莫干山、鸡公山等,除峨眉山海拔高度在3000m以上外,其余都在500～2000m之间。

中低高原山区峰峦起伏,林木茂盛,山花灿烂,植物散发的芳香挥发性物质有一定的杀菌作用。山间溪流、泉水汇成壮观的瀑布,飞溅的水滴使周围环境中阴离子富集,空气格外的清新,呼吸这样的空气有助于改善肺的换气功能,使血中白细胞、红细胞、血红蛋白增多,从而大大提高人体的活力。气温、气压较低,风速较大,太阳辐射中紫外线含量充沛,人体受适量的紫外线照射,皮肤黑色素氧化,抗病菌能力增强,对维生素D的合成、胃酸分泌、蛋白质代谢均有较强的促进作用。雄伟壮阔的大山、宁静透明的天际、变幻无穷的云海、花香鸟语、水流淙淙,使人心旷神怡、心境安定,对在城市生活工作的人们来说是很好的放松,能调节和松弛紧张的神经系统功能,有助于呼吸、循环、内分泌和免疫系统功能的改善。

人们可充分利用中低高原山区的自然环境,可在此度假、疗养,通过散步、登山、赏景等活动,使心血管系统、呼吸系统功能得到锻炼,使神经系统功能得到调节。在山区疗养地短暂居住,对慢性心血管疾病、呼吸系统疾病与神经官能症等也有良好的保健康复作用。

(2)山地高原的某些长寿因素:《素问·五常政大论》指出:"高者其气寿,下者其气夭。"世代居住在中低高原山区的居民,除接受上述山地高原气候的有益作用外,还有以下一些因素与长寿有关。首先是传染疾病较少:山地高原地区气温较低而空气干燥,蚊虫、病原微生物的繁殖受到抑制,不利于以蚊虫为媒介的传染病,如疟疾、麻疹、伤寒的发生,加之人口密度低,居住分散,也不利于传染病的流行,因此传染病较少。其次是心境较为平和:山区高原居民与外界交流较少,长期过着自给自足的田园生活,志闲少欲,恬惔虚无,也无复杂人际关系的干扰,所以人们易心境平和、情绪稳定,患心身疾病较少。第三是生活方式健康:山区高原居民以自然食物为主,摄入的维生素和纤维素较多而脂肪较少,加之经常爬山、辛勤劳作使体能消耗较大,因此心脑血管疾病的发病率较低。第四是环境污染较少:山地高原受现代环境污染较少,空气清新、水源清洁、少有噪音。以上这些因素都有利于延年益寿。

3.针对不利因素预防保健

山地高原环境中除存在一些对人体健康有利的自然条件外,也包含部分危害健康的不利因素,主要表现为高山反应和某些地方病两方面。此外,如强烈的紫外线长期照射易引起人们患急性角膜炎、白内障、日光性皮炎、皮肤癌;高寒地区易引起人们冻伤,幼儿生长发育缓慢、死亡率高等。

(1)低压缺氧引起高山适应不全症:亦称"高山病",是发生于山地高原因低气压性缺氧引起的一种特发性疾病。轻者可有头晕头痛、耳鸣重听、恶心呕吐、食欲不振、四肢麻木、身体发热、睡意朦胧、脉搏和呼吸加速等;重者可有反应迟钝、情绪不宁、精神亢奋、感觉异常等,也可出现水肿、昏迷等现象。给氧吸入后症状可缓解。

高山病一般在人们到达高海拔地区6～12小时以后发生,少数在1～3天后发生,一般3～7天内恢复,病重者可持续2周以上。久居高原的居民因生理适应而不发生高山反应,但回低地短期居留后重返高地者其高山反应比初次到高地者要严重,多次重返高地者其反应一次比一次严重。精神过度紧张、体力消耗过大、营养状况不良、体质较差以及素有心肺疾病者易于患病。

中医学中虽然没有"高山病"的名称,但在古医籍如《肘后备急方》《医学正传》中记载有"瘴气""山岗雾露烟瘴湿热恶气",即感受山地湿热杂毒可引发疾病,日常生活中民众所讲的从平原初到高原地区的人不能适应自然环境等引起的"水土不服"等与之相似。具体来说中医学的"肺气虚证""宗气虚证"的症状与西医所述的"高山适应不全症"临床表现比较相像。

高山病的预防保健,首先是加强卫生宣传:对高山病要有正确的认识,解除思想顾虑,克服麻痹思想,进入高地前严格体检,患有急性感染性疾病者应痊愈后再进入高地,患有心肺等慢性疾病者应避免进入高地。其次是加强身体锻炼:平时应加强身体锻炼,提高身体素质,增强机体对环境的适应能力。第三是渐进方式进入:初进高地者要注意防寒保暖,避免劳累和感冒;不宜上升过快,采取循序渐进,逐步升高的办法,使机体各系统功能适应调整的过程,从而获得较好的适应性。第四是服药贴敷预防:"高山病"预防的原则是提高机体对缺氧的耐受能力和减轻症状,如可使用益气活血、通脉平喘的红景天或补肺益气的人参、西洋参等,或直接用其泡茶、嚼食，或服用相关保健品；可服用中成药六君子丸、香砂六君子丸等补肺益气、祛湿降浊；可取双侧内关穴，用胶布或穴位贴敷生姜或直接贴敷伤湿止痛膏以活血通脉、调降气机。

另外，在山地高原地区居住者，应加强营养，保证足够的碳水化合物、脂肪、蛋白质和新鲜果菜的摄入；活动不宜过多、负荷不宜过重，要有充足的休息；不宜大量饮酒，不宜经常洗澡。

（2）化学元素缺乏导致某些地方病：地球化学元素的缺乏导致某些地方病，如前所述，山区往往成为某些地球化学元素（如碘、硒、钠、钾等）缺乏的地区，易导致损失型地球化学病。其中，以人们熟知的地方性甲状腺肿、克汀病、大骨节病、克山病等疾病最为典型。以下介绍地方性甲状腺肿。

地方性甲状腺肿是由于环境缺碘导致人体缺碘，引起甲状腺素长期分泌增多，促使甲状腺持续增生，从而形成以甲状腺肿大为主要表现的一种地方病。古代文献中《吕氏春秋》有"轻水所，多……瘿人"，《淮南子·地形》有"险阻气多瘿"以及《诸病源候论》有"诸山水黑土中，出泉流者，不可久居，常食令人作瘿病"等描述即指因缺碘而导致的地方性甲状腺肿，而宋代陈无择《三因极一病证方论》则根据瘿病的局部症状不同将瘿病分为石瘿、肉瘿、筋瘿、血瘿与气瘿五类，唐代孙思邈《千金药方》及唐代王焘《外台秘要》等记载的数十个治疗瘿病方剂也多用海藻、昆布、羊靥、鹿靥等富含碘的药物或甲状腺脏器进行治疗，显然类似于现今地方性甲状腺肿的补碘疗法，说明中医学对本病的认识比较全面。

地方性甲状腺肿是远离海边的山区及其丘陵地带常见的地方病之一，发病山区多于平原，内陆多于沿海，农区多于牧区，乡村多于城市，严重病区几乎都分布在偏僻边远、经济欠发达、生活水平低下的地方，尤以西北、华北、西南等地的山区、丘陵地带为主。生活在本病流行地区的人群，应针对其发病原因以各种方式补充适量的碘和防止环境中碘的流失。如在该病流行地区以碘化食盐预防是本病流行区应用最广泛、最简便、最有效的补碘措施，同时应提倡自觉食用碘盐及各种海产品，如海带、紫菜、海藻、鱼、虾等，此外也可食用碘化水、碘化油、碘化酱油等。为防止环境中碘流失，如山区、丘陵地区对沙土、灰化土等瘠薄少碘的土地，应多施农家肥和腐殖酸肥料；对泥炭沼泽等地带，应兴修水利疏通渠道，降低地下水位，提高土壤氧化性能，使被有机物禁锢、植物不能利用的碘释放出来，以供人体摄取碘。

（二）平原盆地

平原，指陆地上海拔在200m以下，相对高度差在50m以内，地势低平、起伏和缓的地区。盆地，指四周高、中间低的盆状地形。我国平原约占全国面积的12％，盆地约占全国面积的19％。由于平原和盆地在地质构造和对人体的影响方面有某些相似之处，故将两者放在一起介绍。

1.地域环境特点

（1）地势低平：平原地势低平，盆地底部一般也具有地势低平的特点。由于地势低平或周围有山岭阻隔，因此气流运动缓慢，有时甚至处于相对静止状态，所以风速小、湿度大，常出现沉雾和逆温层。

（2）雨水较多：我国东北、华北和长江中下游等三大平原均临近海洋，受海洋气候的影响，每到夏季雨量非常充沛。平原和盆地因地势低平、地下水位较高、许多地区矿泉资源丰富，加之充沛的雨量，使平原和盆地水域发达。因此地上水网纵横，江河湖泊、水塘、稻田和沼泽地较多。雨水较多一方面给当地的生产和生活带来极大的便利，但同时也带来一些不利影响，如夏季长江中下游平原常发生洪涝灾害，湖港沟汊水流缓慢容易成为某些传染源宿主动物的滋生场所。

（3）温暖潮湿：三大平原及四川盆地地区皆属温带气候，夏热冬冷，四季分明。华北和长江中下游平原因地势低平而气流缓慢、风速较小，加之雨水较多，故湿度大，易出现沉雾和逆温层。诸多盆地由于周围的山脉形成天然屏障，能阻挡侵入的冷空气，因此该地区冬季不甚寒冷而夏季气温较高。

（4）化学元素富集：由于平原与山地或丘陵相接处的地形缓倾，盆地四周山麓也常常形成缓倾的山前平原，同时平原和盆地皆由来自山地高原地区河流泥沙的长期冲击形成。因此平原和盆地易形成地球化学元素的富集区，成为某些地方病，如地方性氟中毒，发病的地域环境条件。

2. 利用有利因素养生保健

平原和盆地环境对人体健康的促进作用，主要表现为湖滨风景气候的疗养效应和丰富矿泉资源的合理利用两方面。

（1）湖滨风景气候的疗养效应：我国著名的湖滨疗养地主要分布在长江中下游平原，如无锡和苏州的太湖、杭州的西湖、武汉武昌的东湖、江西的鄱阳湖和湖南的洞庭湖等。另外，还有一些江滨气候疗养地，如浙江的钱塘江、黑龙江的松花江等；风景疗养地，如苏州、杭州等，历来都为人们所向往。

湖滨疗养地由于湖水和江河对当地气温、气湿发挥调节作用，同时雨量充沛、风速较小、空气中含有大量的负离子，因此空气清新，气候温和、湿润。湖滨和江滨疗养区往往又是风景如画的地方，这里绿树成荫，繁花似锦，碧波荡漾，景色秀丽，名胜古迹点缀其中，令人赏心悦目、心旷神怡。

湖滨和江滨疗养区以其气候宜人、空气新鲜、风景秀丽、名胜众多等丰富的自然疗养因子、旅游疗养因子和人文景观等作为良性刺激，可促进机体新陈代谢、改善机体营养状况、增强机体的适应能力及免疫力、改善肺通气功能、调节大脑皮质兴奋抑制过程和自主神经平衡，使人心情舒畅、体质增强、精神振奋，并有助于心志、情操的陶冶。因此，在湖滨和江滨疗养区休养生息，对神经、心血管、呼吸、消化系统有良好的养生保健作用。当然在湖滨和江滨疗养区居住，对心血管、消化、呼吸、血液、神经等系统疾病也有良好的保健康复作用。

（2）丰富矿泉资源的合理利用：矿泉多指医疗矿泉，因其多属温热，故又称温矿泉、温泉、热矿水等。我国是一个医疗矿泉资源大国，据统计全国天然出露的医疗矿泉有 2800 余处，矿泉养生和医疗有着悠久的历史，如北魏郦道元《水经注》记载："温泉水……其水温热若汤，能愈百疾"；《本草纲目》按照水温和性质将泉水划分为温、冷、热、苦、甘泉等几大类型，同时指出各种矿泉水养生和医疗的方法；明代姚可成《食物本草》对全国各地约 650 处泉水进行了较为详细的考证，并介绍了各地名泉的功效与水质特点。目前随着社会经济发展水平的提高，人们对生活质量的追求已由粗浅的物质追求向更为高级的养生保健和精神生活追求发展，而矿泉疗养是其重要内容之一。因此，矿泉养生的发展前景是十分广阔的。

我国著名的矿泉疗养地大都分布在内陆平原或丘陵地带，如黑龙江五大连池、辽宁汤岗子、吉林二道河、北京小汤山、河北平山、安徽半汤、南京汤山、广东从化、云南安宁、陕西临潼、甘肃武山等地。矿泉中含多种化学微粒、气体及放射性物质，如碘、溴、钙、镁及二氧化碳、硫化氢、氡气等，一般采用浴用与饮用矿泉水养生保健。矿泉的温度、压力、浮力和化学成分，对人体都有一定的生理作用，并能防治某些疾病。如在饮用矿泉水方面，含锂 $0.2\sim5.0mg/L$ 的矿泉水，可强心安神，有利于治疗精神躁郁症，并有改善造血功能、提高免疫力的作用；含锌

0.2~5.0mg/L的矿泉水,能促进幼儿生长发育,加速创口愈合,增强机体免疫力,还可预防衰老和耳聋症;含锶 0.4~5.0mg/L 的矿泉水,有助于骨折的愈合,能降低心血管疾病死亡率;含溴大于或等于 1.0mg/L 的矿泉水,有镇静与催眠作用,有利于治疗神经衰弱与神经内科疾病;含游离二氧化碳大于或等于 250mg/L 的矿泉水,可促进消化,增强食欲,防治老年性便秘等。浴用矿泉多用温泉,浴用温泉一般对运动系统疾病、皮肤病、外伤后遗症等均有良好的治疗康复效果。

矿泉水并非喝得越多越好,更不能用它来代替日常饮用水。因为人体内容纳的矿物质是有一定限度的,一旦超过人体的代谢能力,则会累积中毒而引发其他的疾病。如饮用游离碳酸矿泉水过多会影响胃和胆汁的分泌,可导致人体酸碱失调;饮用氯化钠矿泉水过多,可严重危害肾炎、高血压和心脏病患者的健康;饮用含钙多的矿泉水可使人患肾结石等。适量选择优质、卫生并合乎国家标准的矿泉水饮用是有益于健康的。

3.针对不利因素预防保健

平原和盆地地域环境中除存在诸多对人体健康有利的自然条件外,也包含部分危害健康的不利因素,以下以地方性氟病、原发性肝癌为例说明。

(1)地方性氟病:氟在地球上分布广泛,岩石、土壤、水体和动物、植物体内都含有一定量的氟。氟是人体必需的微量元素,其进入人体的途径除饮水和进食外,还有饮茶、吸烟和用柴草熏烤食物等方式。地方性氟病即地方性氟中毒,是由于环境中氟含量过高,进入人体内的氟过多,逐渐蓄积引起全身慢性氟中毒,从而发生骨骼、牙齿、神经、肌肉、胃肠等的损害,出现以氟斑牙、氟骨症为特征的一种疾病。

氟的含量因地势降低而增加,而氟中毒的患病率亦因此增高,低洼地、盐沼地是氟中毒病区分布的显著地貌特点。我国有 21 个省、市、区都有本病发生,以北方平原(东北平原、华北平原以及甘肃的河西走廊、青海柴达木盆地和新疆的罗布泊洼地等)为重病区带。生活在高氟区的人群,应提高警惕、高度重视,采取多种措施,加强养生保健,预防氟中毒。首先,改善水源的水质:据研究,饮水含氟量在 0.5mg/L 以下,龋齿发病率增高;在 0.5~1.0mg/L,龋齿和氟斑牙发病率最低,无氟骨症发生;在 1.0mg/L 以上,随水中氟含量的增高氟斑牙发病率上升;在 4mg/L 以上,氟骨症逐渐增多。因此,引发本病的主要原因是饮水中含氟过高。所以在浅层水含氟高而深层水含氟低的地区,可用深井水代替浅井水;在井水中含氟高的地区,可改饮地面水;在当地缺乏低氟水时,亦可在适当地区引进低氟水饮用。若含氟高的饮水水源不能改变时,属集中式给水的可采取活性氧化铝法除氟;分散式给水可采取碱式氧化铝法、明矾加碱法等除氟,水煮沸半小时亦可除氟。其次,减少食品含氟量:在高氟地区,尽量减少人体对氟的摄入量,如不用含氟牙膏,不饮浓茶,少吃鱼松等熏烤食物;尽量降低当地食用农作物的含氟量,如选种含氟低的农作物,禁用磷矿粉等含氟高的磷肥和氟酰胺等含氟农药。第三,多吃富含维生素 A、维生素 C 的食物:注意加强营养,多吃富含维生素 A、维生素 C 的食物。因为在饮水中含氟量近似的情况下,若个体营养不良,特别是维生素 A、维生素 C 缺乏时,易于诱发氟骨症。所以平素应多吃一些富含维生素 A、维生素 C 的食物,如猪肝、鸡蛋、瘦肉、胡萝卜和新鲜绿叶蔬菜、水果等。第四,严格执行"环保法":严格执行《中华人民共和国环境保护法》,有效治理"工业三废"污染,特别是对于氟排放大户企业,如铝厂、水泥厂等的严格控制更具有重要意义。

(2)原发性肝癌:肝癌是恶性程度很高的肿瘤之一,我国原发性肝癌在地域分布上与平原低地有明显的相关性,发病主要集中在长江中下游平原、淮河平原、东南沿海平原、珠江三角洲,其次是东北地区的三江平原、松嫩平原以及宁夏平原、华北平原北部。这些地区地势较低、水源闭塞、排泄不畅,污染物与有害物易于积聚。近年来发现沟塘中生长的蓝绿藻所产生的毒素、腐殖酸可形成三卤甲烷,为强致癌、促癌物,居民长期饮用被污染的水容易引发疾病;特别是长江三角洲平原因气候潮湿、梅雨季节长,食物易发霉,摄入黄曲霉毒素污染的食物特别容易诱发肝癌。研究发现我国肝癌的地域分布与黄曲霉菌的污染分布基本相一致,黄曲霉菌代谢产物黄曲霉毒素 B_1 对实验动物有强致癌性;另外,当地居民喜食的咸鱼、咸肉及腌菜等富含亚硝酸类化合物的食物亦有较强的致癌性。

因地养生预防原发性肝癌,首先应注意饮水与食物卫生:在肝癌高发区,要以洁净的井水为水源,避免饮用污染的沟塘水、江河水等地面水;注意粮油等食品防霉去毒,不食用霉变食物。其次应提倡健康的生活方式,改变不良生活习惯,不吃或少吃咸鱼、咸肉及霉变的腌菜,不用亚硝酸盐加工肉类和蔬菜,不吃或少吃用亚硝酸盐加工的肉类和蔬菜,尽量减少亚硝酸类化合物的摄入;培养良好的生活习惯,经常食用防癌食物,如可多喝绿茶、多吃新鲜蔬菜水果和各种食用菌。

(三)海滨海岛

海滨指位于陆地与大海之间的前沿线,其更正式的定义为潮汐中间的地带。海岛指海洋中四面环水的陆地。我国有辽阔的海疆,漫长的海岸线,众多的港湾和星罗棋布的岛屿,形成蔚为壮观的自然景象,为人们提供了一个不同于内陆高山和平原地区的生活环境。

1.地域环境特点

(1)气候温和,气温平稳:海滨临近海洋、海岛被海洋环绕,由于海洋的调节作用,海滨海岛的气候均较内陆温和。

地球上气候的形成主要来自太阳的辐射能。首先,阳光穿透海水的深度比陆地土壤深得多,这使太阳的辐射能不仅能使海水表面加热变暖,同时也能使海水较深层加热变暖;其次,水是流体,随着水流动,会把热量从一个地方带到另一个地方;第三,水的热容量特别大,约是土壤的 7000 倍。由于上述三个原因,在接受同样多太阳能的情况下,海水升温速度比陆地土壤慢;反之,夜晚和冬季海水的冷却速度也比陆地土壤慢得多。通过海洋这个巨大的、流动着的水体的调节,海滨海岛地区的气候变化比内陆缓和、平稳得多,昼夜和各季度之间温差比内陆小,且冬季气温相对较高、夏季气温相对较低。

(2)空气清新,雨量丰富:生活在海边的人会感到海陆风环流,白天日出后有凉风从海上吹向陆地,送来清新的空气,尤其炎夏暑日,清凉的海风拂面而来,使人顿觉爽快,倦意全消;夜晚来临时,风向又转成从陆地吹向海面,送走污浊的空气。海滨海岛属海洋性气候,雨量丰富,如台湾岛、海南岛、广东的雷州半岛等终年气温较高、长夏无冬,年均降雨量在 1500~2000mm。由于海陆风明显、空气清新、雨量丰富、相对湿度大,因此气候宜人,能给人带来舒适之感。此外,在海滨海岛空气中,碘、氯化钠、氯化镁和臭氧含量较高,不仅能补充人体生理需要,还有杀菌作用。

(3)日照充足,海滩松软:海滨海岛比临海洋,环境十分开阔,日照非常充足,即使在雨季日照百分率也在 50% 左右。由于海拔低,大气层较厚,空气中水汽较多,使太阳辐射的紫外线仅有 1%~2% 照到地面,与高原相比,紫外线强度降低了 2.5~6 倍。海滨海岛绵延曲折的海岸线多为沙质结构,形成了许多松软的海滩,是天然的日光和海水浴场。

2.利用有利因素养生保健

海滨海岛地域环境对人体健康的促进作用,主要表现在气候宜人、利于疗养和物产丰富、利于养生两方面。

(1)气候宜人,利于疗养:由于海滨海岛气候温润,冬暖夏凉,空气清新,凉风习习,日照充足,加上广阔的地平线、湛蓝的天空、翱翔的海鸟、此起彼伏的波涛声……构成的壮美景色,令人身心俱爽。宽广松软的沙滩,又为人们进行日光浴和海水浴提供了天然场所和适宜的气候条件。人们充分利用海滨海岛环境的有利因素,开辟了不少海滨疗养地,如北戴河、大连、青岛、厦门、三亚、北海等地已成为我国著名的疗养胜地。海滨疗养地对缺铁性贫血、咽喉炎、鼻炎、哮喘、慢性胃肠病、佝偻病、偏头痛、精神抑郁等病症有良好的防治作用。海水浴,以海水对机体产生的物理作用和海水所含成分对人体产生的化学作用为主,对创伤性疾病和皮肤病,如湿疹,疖疮,神经性、过敏性皮肤病等有良好的疗效。但海滨气候并非十全十美,它也有不利的一面,如对风湿病、结核病和慢性支气管炎患者,海滨气候则会使其病情加重。

(2)物产丰富,利于养生:沿海区域和海岛既是海产品生产的主要基地,也是粮食、经济作物的主产地,物产非常丰富。海洋性食物富含蛋白质、脂肪、矿物质,最有利于满足人体对各种营养物质的需要。沿海地区气候温暖湿润,盛产各种蔬菜、水果,如烟台的苹果、秦皇岛的水蜜桃、海南的椰子等。沿海与海岛居民,既食丰富的海产品,又食蔬菜、水果等陆产品,营养全面均衡,十分有利于养生保健。如海南岛以其丰富的海陆物产以及温润的气候、充足的阳光、洁净的空气、清澈的海水、金色的沙滩,还有各种海上运动、沙滩运动和休闲活动等,吸引着国内外的游人,使海南不仅成为中国、世界的旅游胜地,而且将成为中国颇具特色的养生旅游胜地。

3.针对不利因素预防保健

海滨海岛地域环境中除存在诸多对人体健康有利的自然条件外,也包含部分危害健康的不利因素,主要表现为海洋污染和地方性高碘甲状腺肿两方面。

(1)海洋污染:污染海洋的物质众多,有石油、重金属、农药等。目前每年排入海洋的石油污染物,如原油和从原油中分馏出来的溶剂油、汽油、煤油、柴油、润滑油、石蜡、沥青等,以及经过裂化、催化而成的各种产品,约1千万吨,其主要是由工业生产,包括海上油井管道泄漏、油轮事故、船舶排污等造成,使大片海水被油膜覆盖,引起海洋生物大量死亡,严重影响海产品的品质。汞、镉、铅、锌、铬、铜等重金属,砷、硫、磷、氯等非金属以及各种酸和碱,是另一大类污染物。如由人类活动而进入海洋的汞、镉每年均达万吨以上,而汞污染可引起水俣病,镉污染可引起骨痛病。农业上大量使用含有汞、铜以及有机氯等成分的除草剂、灭虫剂,以及工业上应用的多氯酸苯等,进入海洋经海洋生物体的富集作用,通过食物链进入人体,产生的危害很大,每年因此中毒的人数多达10万人以上,人类所患的一些新型癌症与此有密切关系。

海洋污染对自然环境及人类健康带来了很大的危害。对海洋污染的治理,是一项错综复杂的浩大工程,需要多国家、多部门通力协作。

(2)地方性高碘甲状腺肿:区域环境缺碘是地方性甲状腺肿的基本病因,但是长期摄入过多的碘也可引起该病。如我国渤海、黄海以及北部湾海滨、海岛等沿海高碘地区居民由于饮用高碘的深井水、食用高碘的食物,同样可造成地方性甲状腺肿的流行。因此,现在认为碘的摄入量以每日50～1000mg较适当。

地方性高碘甲状腺肿发病机制的传统解释是机体摄入高碘后,高碘抑制了甲状腺合成或释放甲状腺激素,因而导致了血液循环中甲状腺激素特别是 T_4 的降低,从而反馈性地促进脑垂体分泌促甲状腺激素(TSH),在 TSH 的持续刺激下,甲状腺组织增生肥大形成了甲状腺肿。目前,有人认为地方性高碘甲状腺肿是机体本身的一种保护机制。因为碘是合成甲状腺激素的必需原料,缺少碘可对人体造成严重危害,所以在高碘条件下,人体便自发地贮存碘,一旦碘缺乏时就会释放出贮存的碘以供人体需要,防止碘缺乏病的发生。生活在海滨海岛高碘病区的居民,应根据高碘摄入的不同途径,采取相应措施,如不用深井水或离开高碘水源区到含碘合适的水源区居住,少吃含碘高的海产品及咸菜,限制或减少碘的摄入量,以预防地方性高碘甲状腺肿。

第二节　居住环境与养生

一、风水与居住环境

风水即风水术,又称堪舆学、相地术、相宅术、青囊术等。堪舆,"堪"与"风"同,为天道,指人周围的天文条件;"舆"和"水"同,为地道,又指人周围的地理环境。相地,指观察地理形势。相宅,指选择和处理住宅相关问题。青囊,得名于东晋郭璞所得青囊九卷而著的相地术经典《青囊经》。风水术实则是依据天文、地理知识,在天人合一思想指导下,论述和指导人们选择和处理住宅的位置、朝向、布局、营建等一系列的主张和学说,是选择居住环境的一种术数。

在我国,人们历来十分强调人与自然的和谐统一,认为天地自然孕育着生命,万事万物都具有适合其生存的最佳环境和条件。我国古老的风水术,很好地体现了天地观或自然观,它强调的是人与自然的和谐相处,而不是一味地去"改造"和"征服"自然,剔除其中的封建迷信糟粕,其实为探讨如何寻找并提供"天人合一"居住环境的理论和技术。

二、住宅环境与养生

人一生约有一半以上的时间是在住宅里度过的,住宅环境的适宜与否直接影响着人们的身心健康和寿命长短。因此,如何从实际出发,因地制宜地选择住宅和营造房屋,创造一个环保、舒适、清静的居住环境,对保障身心健康、延年益寿都非常重要,适宜的住宅环境是养生保健的基础。

适宜的住宅环境要从以下几个方面考虑。

(一)住宅选址

一般而言,住宅选址应以"背山、面水、向阳"为原则。如养生家孙思邈曰:"山林深远,固是佳境……背山临水,气候高爽,土地良沃,泉水精美……最为上地,地势好,亦居者安。"传统住宅选址上亦云:"左有流水,谓之青龙;右有长道,谓之白虎;前有汙(水)池,谓之朱雀;后有丘陵,谓之玄武。是为最贵地。"也即北有山要高大,或有高大的建筑;东有河流要蜿蜒;西有长道,或有直或低的建筑;南有水塘要清澈,是最为理想的住宅。

背有靠山,冬季山体及山上的树木可作为天然屏障,阻挡来自西北方向的寒流;夏季山上茂密的树林,可减少阳光的强烈辐射,调节炎热的气候。面临水塘,不仅使日常生活用水方便,也有助于调节气温。朝向阳面,可以取得良好的日照。其中水源具有特殊的重要意义,如《管子·乘马篇》记载:"凡立国(建房)者,非于大山之下,必于广川之上,高毋近旱而水用足,下毋近水而沟防省……"按此原则选择的住宅基址,可以形成优越的小气候和良性的生态环境,不仅有利于人的生存与健康,而且还有利于开展农、林、牧、副、渔多种生产活动,是繁荣昌盛、绵延生息的必要条件。

山区、高原、海滨由于空气清新、日照充足、环境污染较少,是理想的居住区域,有条件者应尽可能把住宅建在背山面水的地方。城市有的住宅虽无自然山水可依托,但可通过植树种花,开挖人工湖,建造街心花园、喷泉,保证楼群间有适当空旷地带以及假山、影壁等,营造人工景观。

(二)住宅方位

住宅方位是根据地理位置确定的。就我国大部分地区而言,住宅的方位应是坐北朝南。住宅方位坐北朝南有以下两个益处。

首先坐北朝南有利于室温调节:我国地处中低纬度,位于亚洲大陆东部,濒临太平洋,为大陆性季风气候。冬寒夏热,雨热同季。冬季尤其在北方,常有西北风,寒流袭人,如大门朝北,寒风会直入室内,不能保持一定的室温,使人易于感寒而患感冒、气管炎、关节炎等疾病。夏季东南风微拂,如房门朝北,凉风只能绕墙而过,室内空气不流通,室温高而闷热憋气,使人易于感热受暑或患咽炎等疾病。

其次坐北朝南有利于室内采光:我国地处北半球,太阳位置多半偏南。夏天温度偏高,太阳光线与南墙的夹角小,墙面和窗户接受太阳的辐射热量反而减少,尤其中午前后,太阳的位置最高,阳光几乎直射地面,强烈的阳光照不到室内,避免了室温过高。反之,冬季太阳位置偏低,阳光从外面斜射进来,如房门、窗户朝南,阳光直接照摄室内,延长了光照时间。从养生保健角度来讲,室内每天应保证 2.5～4 小时的光照为宜,同时自然采光优于人工采光。

正因为坐北朝南营建房屋符合因地制宜的原则,符合我国大部分地区的实际,所以从京师到村镇、从皇宫到民居、从道观到寺庙的所有传统建筑,皆以面南为贵。民间也有"有钱不盖东西房,冬不暖来夏不凉"的说法。坐北朝南的房屋即北房又称正房和堂屋,是家庭中最有威望者的居所。因此,条件允许的情况下,大部分地区住宅的方位最好是坐北朝南。

北方的住宅方位最好是坐北朝南,而南方由于情况不同,又不可与北方一概而论。南方的住宅方位最好是偏向东南,在炎热的夏天,偏东南建房能够有更多清凉之风刮进住宅,同时又能顾及冬天的暖阳。

(三)住宅气流

在长期靠天吃饭的农业社会生活生产实践中,古人用"风水"二字体现自然环境的重要性,其道理深刻,意义重大。

有关住宅环境,古人非常注重风水,即水土、风气。关于"水土",在上节"地域环境与养生"中已有介绍。而"风气"与之相比而言更为重要,故古人有所谓"风乃气之动""风水以气为主"的说法。这些认识,无论是从住宅的外环境而言,还是从住宅的内环境来说,都有一定的道理。中国古代,人们把宇宙天地之自然环境视为大宅,把人居住之环境看作小宅,并有"人在气中游"的说法。至于风水中所说的"气"究竟都包括些什么内容,人们可以做进一步的探讨,但有一点可以确定的是,其应该包含有利于人体生存的新鲜空气。如《黄帝内经·素问》即有《生气通天论》一篇,此"生气"即有利于生人、活人之气。一个人,若是有水喝,七天不吃饭,未必会饿死,但是,若不能呼吸到新鲜空气或者将呼吸道都封闭,恐怕几分钟就会毙命。

我们的住宅,若处于充满有害气体的外空间之中,或者室内空间的通风性能不好,污浊空气排不出去,新鲜空气又进不来,就无异于使其主人长期处于缺氧状态。在这样的大宅、小宅环境中居住的人,轻者会生病,重者会致命。因此,传统风水术就"气"而言非常重视"气口"即气出入之口。口、鼻为人体之气口,门、窗则为住宅之气口,而住宅之气口亦为居住在其中的人的间接气口。因此东晋干宝《搜神记》以人之服装比喻住宅,其与人体的健康密切相关:"宅以形势为身体,以泉水为血脉,以土地为皮肉,以草木为毛发,以屋舍为衣服,以门户为冠带,若得如斯,是事俨雅,乃为上吉。"

三、室内环境与养生

一般的人每天除了工作、学习之外,约有 2/3 的时间是在家中室内度过,因此与前述地域环境、住宅环境相比,室内环境更直接地影响人们的生活和健康。良好的室内环境可提高人体各系统的生理功能,增强抵抗力,降低人的患病率和死亡率;反之,低劣的室内环境又对人体形成一种恶性刺激,有可能降低人的健康水平。

适宜的室内环境要从以下几个方面考虑。

(一)居室布局与结构

1.居室布局

一般来说,每户住宅应有自己独立的成套房间,包括主室和辅室。主室为一个起居室(或称客厅)和适当数量的卧室;辅室是主室以外的其他房间,包括书房、餐厅、厨房、卫浴间。另外,还有过道、阳台或花园等设施。

(1)主室布局:主室应与其他房间充分隔开,以免受其不良影响,并且应有直接采光。其中的客厅宜大、宜明,因为客厅是整个住宅中家人活动最多的场所以及主人与客人来往的集散地,所以应该是整个住宅中面积最大的房间;明即明亮、通畅,要给人以生理的宽大空间和心理的气势空间,因此风水术中将客厅称为"明堂"。卧室宜密,即卧室应当布局在既阳光充沛、委婉通风而又相对固密的地方,卧室门口或前后左右不可人流频繁、声光嘈杂,这符合风水术所谓"卧之归藏于密"的原则,也符合现代卧室需营造"私密性"的要求。

(2)辅室布局:书房宜静,不要布局在太临近厨房等易于产生噪音的位置,也不宜将其安排在窗户临街嘈杂的房间。餐厅宜明,不可布局在阴暗之处,有明亮的自然光线或人工采光,特别是通过灯光把精美的膳食和餐具照得通透明亮,能大大刺激人们的食欲,可使就餐者产生"垂涎欲滴"的感觉,使食物"色、香、味、形"四大享受尽善尽美。卫浴间在古时被称为"污秽、潮湿之地",对居住者的生理卫生和心理健康有着很大的影响,古文献所提到的卫浴间不可正对大门、不可正对房门、不可正对客厅、不可正对床铺、不可正对厨房、不可处于上风口等都是从这一个角度出发提出的经验之谈。一般而言,卫浴间最好布局在东方或西北方,因为这两个方向既有阳光、能通风,又不占据住宅的最佳方位即南方和东南方;特别是卫浴间的门尽可能不要正对着居住者会客、睡卧、就餐的地方。厨房在布局上无特殊要求,但由于燃料、烹饪中的油烟是住宅中最主要的污染源,对家庭成员尤其家庭主妇的健康影响很大,是引起肺癌的重要因素,因此必须在厨房安装排油烟机,同时提倡使用精制食用油和采用低温油即油未冒烟时炒菜,以减少燃料、油烟对人体的危害。

（3）室外设施：若住宅为平房，可根据条件营建小花园或小菜园，置棚搭架，种花种菜，躬耕自在，劳动形体，赏花看景，愉悦精神，同时环境绿化还能减轻污染、洁净空气。阳台（或露台）是现代社会城市、乡镇楼房住宅中人们接触最多、关注最多的室外设施，是居住者采光通风、呼吸新鲜空气、观赏户外美景、进行健身锻炼、冬晒阳夏纳凉的一个重要场所，可谓传统风水术中的"气口"；同时，也因为阳台多是开放式的，所以也极易受外界烈日、寒风、雨水、噪音、灰尘等不良环境因素的影响和干扰，对人体的健康有一定的影响，因此对阳台的布局和营建就显得非常重要。阳台在布局上首先是方位：古人认为"紫气东来，清气南来，炎气西来，煞气北来"，故阳台最宜朝向东方和南方；千万不能把阳台改建成厨房、卫生间、储藏室甚至是乱堆杂物的地方，这样就破坏了居所的"气口"，使居住者完全被封闭在室内，断绝了人与自然相通、相合的"通道"，对健康非常不利。其次是面积：阳台宜大、宜畅，阳台宽大而通畅，才能发挥阳台诸多对人体有利的功效。第三是绿化：可在前两者的基础上，再营建阳台的绿化，可选择种植万年青、金钱树、发财树、铁树、棕竹或者米兰、茉莉、月季、海棠等，朝东、朝南阳台宜选山茶、杜鹃、文竹、君子兰等半阴植物，朝北阳台宜选万年青、兰花等喜阴植物，就可把住宅里的"人"与室外设施，即阳台自创环境的"天"完全联合起来，达到天人合一的境界。营造阳台园林小空间，居室生机盎然，回归自然，花草植物还有释放氧气、调节气候、吸收噪音、减毒灭毒、调节情绪等多种功能，可使居者身心愉悦，对健康十分有益。

2. 居室结构

（1）居室高度：《吕氏春秋·重己》指出："室大则多阴，台高则多阳。多阴则厥，多阳则痿，此阴阳不适之患也。"即是说，居室不宜太高大，也不宜太低小，否则阴阳各有偏颇，有可能导致疾病的发生。

居室高度指地板至天花板的净高或平均高度。足够的高度可保证居室必要的容积，能满足居室的采光和通风要求，也能降低夏季居室的温度。居室高度以平均身高 1.7～1.8m 和头顶至少留出 1m 的空间为标准来计算，居室净高应为 2.7～2.8m。所以我国大部分地区规定居室高度的最低标准是 2.6～2.8m。当然南方炎热地区可稍高，北方寒冷地区可略低一些。

（2）居室面积：为保证每个人所必需的居室容积，安放必要的家具，并提供足够活动的范围，每个人在居室中必须拥有一定的面积。按照每个人所需的居室容积为 20～30m² 来计算，当居室高度为 3m 时则每个人的居住面积应为 8～10m²。因此一般的居室面积应为 15m² 左右，城市住房每人平均 6～9m²，农村住房每人平均 8～12m²。

（3）居室进深：指开设窗户的外墙内表面至对面墙壁内表面的距离。其与采光和换气有关，通常一侧有窗的房间，进深不宜超过从地面到窗上缘距离的 2～2.5 倍；两侧开窗的房间，进深可增加到这个高度的 4～5 倍。另外，居室进深与居室宽度之比，不宜大于 2:1，最好是 3:2，以便于室内家具的安置。

（二）室内采光与通风

1. 室内采光

居室采光要求明暗适中、随时调节。如明代高濂《遵生八笺》指出："吾所居座，前帘后屏，太明即下帘以和其内映，太暗即卷帘以通其外耀。内以安心，外以安目。心目皆安，则身安矣。"

室内采光包括自然采光（日照）和人工采光两种。自然采光优于人工采光，阳光中的紫外线有抗佝偻病、提高免疫力、杀菌消炎等作用。一层清洁的玻璃窗可透过波长为 318～320nm 以上的紫外线，但其中有 60%～65% 被玻璃反射和吸收。为保证室内有适宜光照，一般认为，北方较冷的地区冬季朝南的居室每天至少应有 3 小时日照,其他朝向的居室日照时间还需增多;夏季则应尽量减少日照,防止室温过高。夜间或白天自然光线不足时,要利用人工光线照明。人工照明要保证照度充足、光亮均匀、少有闪烁,光源组成接近日光,同时要防止照度过量产热和空气污染等。

2.室内通风

居室的自然通风可保证室内的空气清洁,以排除室内的湿热秽浊之气,加强蒸发散热,改善人们的居家休息环境。夏季,南方炎热地区应使主室内形成穿堂风。外廊式住宅(一侧为房间,另一侧为开放式走廊)的外廊,除能起到阳台和遮阳作用外,易于形成穿堂风,因此非常适合于南方地区。厨房和卫浴间应有良好通风,最好有窗户直排,或配置排油烟机、排风扇等设备排风,以排除室内的油烟、秽浊、湿热之气,确保居家者的健康。

另外,现代家庭使用空调较多,为了确保健康,不得"空调综合征"或其他相关疾病,使用空调时必须注意通风,每天应定时打开窗户,关闭空调,增气换气,使室内保持一定的新鲜空气。同时,空调必须经常清洗过滤网,以保证室内空气的清洁。

(三)微小气候的营造

室内微小气候,指室内由于围护结构(墙、屋顶、地板、门窗等)的作用,形成的与室外不同的室内气候,其主要由气温、气湿、气流和热辐射四种气象因素组成。这四种气象因素综合作用于人体,影响人体的体温调节。

室内微小气候要能保证机体的温热平衡,不使体温调节功能长期处于紧张状态,确保居家者有良好的温热感觉,能正常地生活和作息。室内微小气候的标准,夏季室内适宜温度为 $21\sim32℃$,气湿(相对湿度)为 $30\%\sim65\%$,气流速度为 $0.2\sim0.5m/s$;冬季室内适宜温度为 $16\sim20℃$,气湿为 $30\%\sim45\%$,气流速度为 $0.1\sim0.5m/s$ 。

目标检测

一、选择题

(一)单项选择题

1.山地高原地域环境有哪些特点( )

A.寒冷干燥、低压缺氧、太阳辐射强烈、化学元素缺乏

B.寒冷风大、雨水较多、太阳辐射强烈、化学元素富集

C.寒冷干燥、低压缺氧、太阳辐射较少、化学元素缺乏

D.寒冷风大、雨水较少、太阳辐射强少、化学元素富集

2.平原盆地地域环境有哪些特点( )

A.气候温和、雨水较多、温暖潮湿、化学元素富集

B.地势低平、雨水较多、温暖潮湿、化学元素富集

C.气候干燥、雨水较少、空气清新、化学元素缺乏

D.地势低平、雨水较多、空气清新、化学元素缺乏

3.海滨地域环境的哪个特点对风湿病、结核病和慢性支气管炎患者不利( )

A.寒冷干燥　　　　B.气候温和　　　　C.雨量丰富　　　　D.温暖潮湿

4."风水术"的表述,下列哪项是正确的( )

A.要人们去"改造"和"征服"自然　　　　B.要人们与自然和谐相处、天人合一

C.用于相命、看运   D.用于相地、相宅

5.一般而言,住宅选址应以什么为原则( )

A.面山、背水、向阴   B.背山、面水、向阴   C.背山、面水、向阳   D.面山、面水、向阳

6.客厅又称为( )

A.明堂   B.密室   C.风口   D.以上都不是

(二)多项选择题

1.《素问·异法方宜论》记载的地域与易发病证有哪些( )

A.东方之人好发痈疡疮毒   B.西方之人多内伤病证

C.北方之人脏寒易生胸腹满闷   D.南方之人易患肢体挛急痹痛

E.中央之人常得肢体痿厥、发热恶寒

2.居住在中低高原山区的居民之所以长寿,与下列哪些因素有关( )

A.心境较为平和   B.生活方式健康   C.环境污染较少   D.气候寒冷干燥

E.传染疾病较少

3.地方性甲状腺肿与下列哪些因素有关( )

A.环境缺碘、碘摄入不足   B.环境富碘、碘摄入过多

C.与环境碘含量无关   D.与摄入碘多少无关

E.以上都不是

4.风水即风水术,其还有哪些别称( )

A.堪舆学   B.相地术   C.相宅术   D.相面术

E.青囊术

5.卧室布局有哪些要求( )

A.与其他房间隔开   B.阳光充沛   C.委婉通风   D.相对固密

E.面积要充分的大

6.卫浴间布局,以下哪些是正确的( )

A.不可正对大门   B.不可正对房门   C.不可正对客厅   D.不可正对厨房

E.不可处于上风口

二、简答题

1.高山病与中医的什么证相像？可采取哪些中医措施预防？

2.因地养生,如何预防原发性肝癌？

3.住宅选址为何要以"背山、面水、向阳"为原则？

4.住宅方位为什么以"坐北朝南"最佳？

5.客厅布局有哪些要求？

6.室内微小气候的标准是什么？

三、案例分析题

1.城市住宅无法全部建在"背山、面水"的地方,对此应采取什么措施来保证住宅地址的科学性？

2.阳台应如何营建阳台的绿化？

3.夏季南方炎热地区可采取什么措施保证室内自然通风？

第十二章　因时养生

学习目标

【学习目的】通过对时间、气候与人体关系的学习，充分认识时间、气候与人体的重要关系，掌握四时养生的方法和一日养生的方法。

【知识要求】掌握四时养生的方法和一日养生的方法。

【能力要求】运用春生、夏长、秋收、冬藏与春养生、夏养长、秋养收、冬养藏的知识，学会制订四时生活起居、饮食调养、运动锻炼等养生的方法。通过实践，掌握一日养生的具体运用。

自然界阴阳的规律性变化，使天地之间各种事物的运动变化都有一定的节律，人与其相应，脏腑气血、精神情志等亦存在着四季转换的年节律、月亮圆缺的月节律、一日昼夜晨昏的日节律等周期性的变化。养生需根据自然界与人体的变化规律，制订相应的措施，因时制宜，才能更好地达到增强体质、祛病延年的目的。

第一节　时间气候与人体

一、时间与人体的关系

（一）时间与人体生理的关系

人体阴阳之气的盛衰消长、经脉气血的循环流注及其脏腑的功能活动等有其明显的节律性，并随着自然界的日月运行、季节变换、昼夜更替而出现周期性的变化，如《灵枢·岁露论》即曰："人与天地相参，与日月相应。"

《素问·四时刺逆从论》之"春气在经脉，夏气在孙络，长夏气在肌肉，秋气在皮肤，冬气在骨髓中"，《素问·脏气法时论》之"肝主春""心主夏""脾主长夏""肺主秋""肾主冬"，是从天人相应的观点阐释人体气血、脏腑在一年不同季节的分布特点。《素问·八正神明论》之"天温日明，则人血淖液而卫气浮……；天寒日阴，则人血凝泣而卫气沉。月始生，则血气始精，卫气始行；月郭满，则血气实，肌肉坚；月郭空，则肌肉减，经络虚，卫气去，形独居"，提出人体气血的运行及盛衰，不仅随季节气候的更替而变化，而且同日照之强弱、月郭（廓）之盈亏密切相关。

同时，人体脉象受气血变化的影响也多种多样，当季节更替、气候变换而使气血运行发生变化时必然引起脉象的不同变化。如《素问·脉要精微论》载："天地之变，阴阳之应……四变之动，脉与之上下，以春应中规，夏应中距，秋应中衡，冬应中权。"《素问·平人气象论》云："春……微弦，夏……微钩，秋……微毛，冬……微石。"

另外，人体的生理活动不仅随年、月时间节律变化，而且日节律、一日时辰变化等对其也有一定的影响。如《素问·生气通天论》指出："平旦人气生，日中阳气隆，日西而阳气已虚，气门乃闭。"说明人体阳气随平旦、日中、日西不同而发生相应的变化;清代陈修园之《医学实在易》中气血注流歌有云:"肺寅大卯胃辰宫,脾巳心午小未中,膀申肾酉心包戌,亥焦子胆丑肝通。"表明人体血气于脏腑经络之中的流注变化,可随着时辰的不同而各有其时应至。

(二)时间与人体疾病的关系

人体生理活动随不同的时间节律发生相应的调整性及应激性变化,从而保证人体正常的生理功能。然而,这种适应性的变化是有限度的,一旦这种适应能力被超越,即会打乱机体内有序的周期性节律状态,由此即可导致人体阴阳气血、脏腑经络等恒定状态紊乱,出现病理反应,引起疾病。

在时间季节里的"寒暑相推者时之常"的正常转换规律中,人能及时地适应,但自然气候一旦出现反常现象"非其时而有其气"时,人体就会发生疾病。如《素问·六微旨大论》云:"至而不至,来气不及也,未至而至,来气有余也。"说明自然界气候的季节性时序变化存在着两种异常类型,即按常规的季节时序的周期已到,而相应的自然气候却没有应时而至,或是季节性的时序未至,而不应有的自然气候已至,从而使气候与时序不相协调,打乱人体有序的周期性节律状态,导致体内阴阳气血、脏腑经络等稳定状态紊乱而出现病理改变。各时序变化都有其自己的特点和规律,除一般疾病外,还常常诱发一些季节病和时令性流行病。如《素问·金匮真言论》载:"春善病鼽衄,仲夏善病胸胁,长夏善病洞泄寒中,秋善病风疟,冬善病痹厥";清代雷丰《时病论》曰:"春季多春温、风温与伤风,夏季多泄泻、痢疾与寒中,秋季多疟疾、湿温与秋燥,冬季多咳嗽、伤寒与冬温。"

此外,由于人体内存有阴阳盛衰的生物钟节律,因此人体一旦发病,在一日内的病情变化也有一定规律,《灵枢·顺气一日分为四时》云:"夫百病者,多以旦慧、昼安、夕加、夜甚……朝则人气始生,病气衰,故旦慧。日中人气长,长则胜邪,故安。夕则人气始衰,邪气始生,故加。夜半人气入脏,邪气独居于身,故甚也。"阐明了病情在一日中的变化规律,并从人体阳气的生、长、收、藏的变化阐释了旦慧、昼安、夕加、夜甚的机制。

二、气候与人体的关系

一日昼夜晨昏、一月阴晴圆缺的变化,一年四季风寒暑湿燥火六气的更迭,均为天体运行、日月升降、天地交合综合作用的结果。由于"人以天地之气生,四时之法成"(《素问·宝命全形论》),因此不仅时间与人体关系密切,而且天气气候与人体关系亦为密切。《灵枢·五癃津液别》曰:"天暑衣厚则腠理开,故汗出;……天寒则腠理闭,气湿不行,水下留于膀胱,则为溺与气。"提示天气气候与人体生理活动密切相关。《素问·阴阳应象大论》《素问·至真要大论》记载:"天有四时五行,以生长收藏,以生寒暑燥湿风。……寒暑过度,生乃不固。……故曰:冬伤于寒,春必温病;春伤于风,夏生飧泄;夏伤于暑,秋必痎疟;秋伤于湿,冬生咳嗽。""夫百病之生也,皆生于风寒暑湿燥火,以之化之变也。"说明风寒暑湿燥火六气合于四季,在正常情况下有利于人体的生长发育,对身体健康有益,六气太过则成为六淫,反而成为引起外感病的致病因素,有可能影响人体的健康。

现代医疗气象学即为研究天气、气候对人体健康的新兴学科,其与中医学天人相应、因时制宜的观点非常接近。以下简述影响人体的各种气象因素。

(一)气温

人是恒温动物,为了保持机体体温与外界气温相适应,人体通过散热与产热来达到与外界环境的平衡。在酷暑季节、高温环境下，人体通过排汗、周围末梢血管扩张等散失热量。出汗时身体中的盐分流失，引起血红蛋白等增加、血液黏性增高，致使心血管系统负担加重；人体皮肤大量排汗，可使肾脏排出水分减少，引发肾功能不全；高温还能影响到人的神经活动，如注意力、精确性、运动协调和反应速度等。在严冬季节、低温环境中，人体为了保持机体的热量平衡，周围血管收缩以减少散热，若不足以维持体温，则需要增加代谢，寒冷时身体颤抖即为机体通过增加肌肉活动以保持足够热量的反应；若仍不能维持体温，机体又会消耗体内细胞的储备，从而造成人体组织发生不可逆转的变化。

另外，人们在炎热的夏天往往食欲不好，营养摄取量下降，导致人体能量平衡出现负值，此在中医称"疰夏"。当气温下降，进入秋冬季以后，人们的食欲又会变得旺盛，营养摄取量的增加不但可以补偿夏天损失的能量，而且还可以将体内多余的能量贮存在皮下，以减少人体皮肤的热量散失，此在民间又称"贴秋膘"。

(二)气压

人体对气压的变化有较强的适应能力，一般来说既可忍受 15 个大气压的高压，也可忍受 0.303 个大气压的低压。但短时间内气压变化太大，人体则很难适应。

气压对人体生理的影响主要表现为人体内氧气的供给，人每天需要大约 750mg 的氧气，其中 20% 为大脑所用。当自然气压下降时，大气中氧分压、肺泡中氧分压以及动脉血氧饱和度都随之下降，导致人体发生一系列生理反应。以从低地登上高山为例，因为气压下降，机体为补偿缺氧就加快呼吸及血液循环，人体会出现呼吸急促、心率加快的表现，除此之外，还会出现头晕、头痛、恶心、呕吐和乏力等症状，严重者甚至会发生肺水肿和昏迷。研究发现：低气压会引起心脏病发作，同时脑卒中也与气压变化有关，气压升高可促使脑卒中发病率上升。

气压还会影响人的心理变化，使人产生压抑感。如低气压下的阴雨和强降温天气以及夏季雷雨前的高温、高湿的闷热天气，常会使人抑郁不舒。而当人压抑时，自主神经趋于紧张，释放肾上腺素，导致血压上升、心跳加快、呼吸急促等，同时皮质醇释放，引起胃酸分泌增多、血管发生梗死、血糖值急剧升高等变化。

(三)湿度

湿度指空气中所含水分的多少，水分主要由太阳辐射水面、潮湿的土壤和植物表面水分蒸发至大气中而形成。

温度适中时，空气湿度的变化对人体影响并不明显。譬如，当气温 16℃ 或 17℃ 时，相对湿度改变 50%，额部皮肤温度仅变化 0.2℃。但是随着气温的升高或降低，湿度对人体的影响则越来越显著，并且对人体的不利影响较大。

温度高、湿度大时，人体散热慢，体温会升高，脉搏也会加快，人会感到闷热难受。闷热天、"桑拿天"，人们食欲减退，白天不能安心工作，夜间不能很快入眠，对身体影响较大。有人做过统计，单从气温来看，和中暑关系并不很密切，但当气温高于 36℃、相对湿度大于 50% 时，中暑人数则会显著增多。

低温时，湿度越大，人就越感觉冷。这是因为空气湿度大，衣服、被褥等因潮湿而导热性强，保暖能力下降；环境湿度大，衣服、被褥等吸收的水分就要依靠人体体内热量蒸发，促使人体散热加快。江南冬季虽然气温不低，但由于阴雨天气多、湿度大，常使人感到难耐的寒冷。

湿度过小时，水汽蒸发加快，干燥的空气易于夺走人体的水分，致使人的皮肤干裂，口腔、鼻腔黏膜受到刺激,出现口渴、干咳、声嘶、喉痛等症状,极易诱发咽炎、气管炎、肺炎等病症。

现代研究还证实,空气过于干燥或潮湿,均有利于一些病原微生物的繁殖和传播。据测定,当空气湿度高于65%或低于38%时,病菌繁殖滋生最快;当相对湿度在45%~55%时,病菌的死亡率较高。

(四)气流

气流即是"风"。在自然环境中,风是无时无刻都存在的,其对人体既有有益的影响,亦有不利的影响。

一般认为,当气温在18℃以上,室内风速在0.1~0.2m/s时,风对穿衣者的体温调节不起作用。风速>0.5m/s时则可影响人的体温调节和主观感觉。但也有人认为,即使很微小的风(0.03~0.05m/s),虽然感觉不出来,但实际上皮肤温度已经开始下降。

当气温在36℃以上时,风会促使人体皮肤温度升高,人体汗液蒸发加强而使水分大量丧失,体温调节发生障碍,容易引起中暑;当气温较低时,风能加强热传导和热对流,使人的身体热量散失较多,容易引起感冒、气管炎等病症。

温和的风使人轻松惬意、精神焕发;持续猛烈的风使人精神紧张,并阻碍人的正常呼吸;热风使人抑郁不舒;寒风使人心情不快,甚至导致心绞痛发作。

📖 知识链接

人体舒适度指数

研究表明,影响人体舒适程度的气象因素,首先是气温,其次是湿度,再次就是风向、风速等。同时,反映气温、湿度、风速等综合作用的气象指标,人体感受各不相同。

人体舒适度指数就是建立在气象诸要素对人体的综合作用的基础上,较好地反映多数人群的身体感受的综合气象指标或参数。其一般分为9个等级对外发布:

(1)4级(指数数量86~88):人体感觉很热,极不适应,注意防暑降温,以防中暑;

(2)3级(指数数量80~85):人体感觉炎热,很不舒适,注意防暑降温,以防中暑;

(3)2级(指数数量76~79):人体感觉偏热,不舒适,可适当降温;

(4)1级(指数数量71~75):人体感觉偏暖,较为舒适;

(5)0级(指数数量59~70):人体感觉最为舒适,最可接受;

(6)-1级(指数数量51~58):人体感觉略偏凉,较为舒适;

(7)-2级(指数数量39~50):人体感觉较冷(清凉),不舒适,注意保暖;

(8)-3级(指数数量26~38):人体感觉很冷,很不舒适,注意保暖防寒;

(9)-4级(指数数量<25):人体感觉寒冷,极不适应,希注意保暖防寒,防止冻伤。

第二节　四时养生的方法

顺应四时、四季气候,既是养生防病的原则,又是养生防病的方法。如《素问·保命全形论》指出:"人能应四时者,天地为之父母。"《素问·四气调神大论》更从四季"春生""夏长""秋收""冬藏"的规律,提出"春夏养阳,秋冬养阴"的养生原则,以增强体质,提高人体适应自然的能力,取得人与自然的整体统一。所以,人们必须按照不同季节气候特点进行养生保健,如此才能与自然界万物一样在生长收藏的生命过程中运动不息。

一、春季养生

春季为四时之首,自然界阳气生发,气候由寒转暖,万物因此复苏,草木发芽,枝叶舒展,天地间焕然一新,万物姿容得以布陈、显现,《素问·四气调神大论》称其为"发陈"。春季是自然界阳气生发之时,天人相应,春季亦是人体阳气生发之时,而春季对应于肝脏,故春季也是肝气条畅之际。因此春季养生在生活起居、饮食调养、精神调摄、运动锻炼诸方面,都应保养此"生发"之气。

(一)生活起居

1.早卧早起,预防春困

"春眠不觉晓",多数人在春天总也睡不够,白天也常觉昏昏欲睡、精神不振,这种现象即谓"春困"。春困是因春天阳气回升,气候转暖,人体皮肤血管和毛孔逐渐扩张,体表血流量增加,大脑血液相应减少;以及春季白天逐渐变长而夜间变短,人们睡眠时间相对减少引起。改善"春困",一要保证睡眠,早卧早起,克服消极懒惰思想情绪;二要积极参加运动锻炼和户外活动,改善血液循环,持之以恒可使精神饱满、神清气爽;三要适当增加营养,多吃一些富含优质蛋白的食物,以满足春季因人体代谢旺盛而对蛋白质需求的增加;四要保持室内空气流通,少吸烟,如天气不太冷,可适当减些衣服,或用冷水洗脸,都会使困意尽快消除。

2.防风御寒,预防疾病

春季特别是早春,乍暖还寒,气候反复无常,早晨还是阳光明媚、春风送暖,下午或者晚上却又寒风乍起、寒流突袭、气温骤降,甚至飘来阵阵雪花。由于刚过冬季,人们大都在居室内度过,对外界的适应能力不足,难以抵挡初春忽冷忽热的多变气候,加上春季毛孔初开、易于感受病邪,此外春天又是各种病原微生物繁殖、复苏的季节,各种传染病极易流行。因此春季养生应特别重视"春捂",防风御寒,预防疾病。如民间就有"二月休把棉衣撤,三月还有梨花雪""吃了端午粽,再把棉衣送"等养生箴言,所以在早春从棉衣换到毛衣或者夹衣不要匆忙,要根据天气变化,随热随减,一件一件减,此外被褥也不应该马上减薄,以符合"春捂"的养生之道。

(二)饮食调养

1.减酸增甘,保养脾气

元代丘处机《摄生消息论》指出:"当春之时,食味宜减酸增甘,以养脾气。"春季肝气偏旺,为了避免肝旺克伐脾气而引起脾胃虚弱,应减少助肝的酸味而增加补脾的甘味。如谷米、红薯、土豆、山药、鸡蛋、鸭蛋、鹌鹑蛋、鸡肉、鸭肉、鹌鹑肉、牛肉、瘦猪肉、鲜鱼、花生、芝麻、红枣、栗子、蜂蜜、胡萝卜、菜花、大白菜、柿子椒、芹菜、菠菜、韭菜、豆芽、豆腐、莲藕、荸荠、蘑菇等均为春季适宜的食物。

2.不可大补,免生火热

春季不宜大补,尤其是不可多服大辛大热,如参类、鹿茸、附子等,益气助阳的补药,少饮高度白酒、少食羊肉,以免助热生火。同时,春季也不可过早贪吃冷饮等食品,以免伤胃损阳而影响脾胃的消化功能。

3.忌食发物,少动宿疾

春季万物复苏,一般宿疾,如高血压病、哮喘、皮肤病及过敏性疾病等,容易在此时因饮食不慎而复发,所以在饮食上应忌食阳热辛香发散的食物即发物,如虾、海鲜等,应尽量少吃。

知识链接

发 物

发物指具有刺激性或含有异体蛋白,容易诱发某些疾病尤其是旧病宿疾,或是加重已发疾病的食物。一般认为,羊肉、公鸡与蔬菜中的韭菜、香菜、茴香、葱、姜以及酒等阳热辛香发散之物,以及禽类、蛋类、猪头肉、鱼、虾、蟹等对人体而言为异体蛋白的食物均属发物。

(三)精神调摄

1.精神愉悦,促肝生发

春季就精神调摄而言,如《素问·四气调神大论》所言"以使志生,生而勿杀,予而勿夺,赏而勿罚",即在春季要适应春生之气调摄精神,保持恬静、愉悦、舒畅的情志,避免恼怒情志、少有刑罚之念,使肝气生发、调畅。

2.户外活动,陶冶性情

春天阳光明媚,风和日丽,鸟语花香,自然界一派生发之气,此时应多在户外活动,踏青赏景,陶冶性情,使自己的精神情志与春阳生发协调一致。切忌独居、默坐,免生郁结之气,妨碍春气、阳气的生发。

(四)运动锻炼

1.春季宜动,促阳生发

春季与人体肝脏相对应,肝藏血、主筋,与人体运动有密切关系。通过运动锻炼,使体内的阳气慢慢抒发出来,以发挥畅达经络、疏通气血、和调脏腑、增进健康的养生目的。春季运动,有助人体阳气的生发,可改善机体新陈代谢,调和气血,增强血液循环和心肺功能,调节中枢神经系统功能,提高思维能力,并使下肢力量增强,筋骨更加灵活。

2.春属少阳,适度运动

春天自然界和人体的阳气刚刚生发,称之为"少阳",即阳气已经生发却还没有旺盛,而阳性属主动,因此春季宜于运动,但应该是适度运动。春季适宜做一些节奏和缓的运动,具体可根据个人自身身体状况选择适宜的运动项目,如散步、慢跑、放风筝、打太极拳、春游踏青以及不太剧烈的球类运动等,将身心融入大自然之中,天人合一,修身养性,强健身体。如《素问·四气调神大论》有云:"夜卧早起,广步于庭。"清代石成金指出:"三春月乃万物发生之时,频宜步行,以和四肢,不可郁郁久坐也。"

二、夏季养生

夏季自然界阳气旺盛,气候炎热,雨水充沛,湿气较盛,天之阳气盛极而下交于地,地之阴气微微萌发上交于天,万物因此繁荣茂盛,《素问·四气调神大论》称其为"蕃秀"。夏季自然界阳气旺盛,应于心脏,故夏季亦是人体阳气旺盛、心气长旺的季节,因此夏季养生应保养此"长养"之气。

（一）生活起居

1.晚卧早起，无厌于日

《素问·四气调神大论》提出："夏三月……夜卧早起，无厌于日。"夏季自然界阳热之气旺盛，人们应晚睡早起，无厌于日，适当参加户外活动，顺应自然，保养阳气。

夏季昼长夜短，气温较高，出汗较多，阳气极易损伤，使人倍感疲劳，因此夏季保持充足的睡眠对于促进身体健康、提高工作和学习效率都具有重要的意义。为了保证充足的睡眠，首先应做到起居作息规律；其次应注意卧室通风、凉爽；第三要保持宁静的心境，力求"心静自然凉"；第四要有适当的午睡时间，午睡可使大脑和身体各系统都得到放松，有利于下午的工作和学习，也是预防中暑的良好措施。

2.趋避时邪，预防疾病

夏季酷热多雨，暑湿之气容易乘虚而入，易致疰夏、中暑等时令病。预防疰夏，在夏令之前，可服用生脉散、升阳益胃汤等补肺健脾、益气养阴之方以提高机体对夏季的适应能力，并少吃油腻厚味以减轻脾胃负担；进入夏季，宜服香薷散、藿朴夏苓汤等芳香化浊、清解湿热之方以清解时令邪气。预防中暑，注意劳逸结合，睡眠要充足，避免在烈日下过度曝晒，注意室内降温，讲究饮食卫生，另外也可饮用绿豆汤、酸梅汤等饮料和使用仁丹、十滴水、清凉油等药物来防暑。

夏季虽然闷热难眠，但亦应避免过分贪凉就阴，如室外露宿，对扇当窗坐卧，空调温度过低，睡卧露腹不盖衣被等。如果不注意调摄，极易使贼风虚邪乘虚侵袭，引起阴暑等证，或诱发手足麻木、半身不遂、面瘫等病证。

（二）饮食调养

1.省苦增辛，保养肺气

夏时心火当令，心火过旺则克肺金，味苦之物有助心气而制肺气的作用。故唐代孙思邈《千金要方》主张："夏……省苦增辛，以养肺气。"夏季不宜多吃苦味食物，而可适当多吃些白萝卜、葱、姜、蒜等辛味食物，因其有发散、行气、活血、通窍、化湿等功用，可补益肺气，属肺气虚者尤应如此。

2.适当食寒，制约阳热

酷暑盛夏，出汗很多，常感口渴，可适当食用一些寒冷饮食，起到清热解暑的作用，如西瓜、绿豆、苦瓜等可常吃，但切忌因贪凉而暴食冷饮、凉菜、生冷瓜果等。否则，食寒无度会使胃肠受寒，引起疾病，如元代丘处机《颐身集》即云："夏季心旺肾衰，虽大热不宜吃冷淘冰雪，……凉粉、冷粥。饱腹受寒，必起霍乱。"

3.春夏养阳，补养阳气

盛夏，烈日炎炎，暑气逼人，出汗很多，阳气易于耗散于外；加之乘凉饮冷，使阳气进一步挫伤，所以阳气多有亏虚。《素问·四气调神大论》指出要"春夏养阳"，邱处机主张夏季"宜桂汤、豆蔻、熟水"，东北、西北农村夏季也有吃羊肉、鹿茸、附子等补养阳气的习俗。

4.清淡营养，适度食荤

夏季气候炎热，人体气血趋向体表，常形成阳气在外、阴气内伏的状况；同时夏季胃酸分泌减少，加之饮水较多，冲淡胃酸，导致机体消化功能较弱。因此饮食调养应清热消暑、健脾益气，宜选清淡爽口、少油腻易消化的食物，并适当选择酸味的、辛香味的食物以增强食欲。但是,清淡不等于素食,长期吃素容易导致营养失衡。所以在夏日不要拒绝荤菜,可适当吃一些瘦肉、鱼肉、蛋、奶以及豆制品,关键是在烹调时多用清蒸、炖煮等方法,少食油腻。

(三)精神调摄

1. 精神振奋,促阳宣发

在赤日炎炎的夏季,需重视心神的调养,要"使华英成秀,……若所爱在外"(《素问·四气调神大论》),即要神清气和,胸怀宽阔,精神振奋,对外界事物要有浓厚兴趣,可利用业余时间参加一些有意义的文娱活动,如下棋、游泳、打扑克等,如若条件许可,还可参加消夏避暑、外出旅游、夏令营活动等,培养乐观外向的性格,以利于阳气的宣发,同时又可调形使身体得到锻炼。

2. 调节情绪,使志无怒

夏季要注意调节情绪,"使志无怒"(《素问·四气调神大论》),切莫因天热、事繁而生急躁、恼怒之情,以免助阳升动太过而伤正气。精神振奋,阳气宣发,调节情绪,不生郁怒,自然能在夏令暑蒸气耗的季节里,凉从心生,健康长寿。三国魏嵇康指出:"夏季炎热,更宜调神静心,常如冰雪在心。"养生歌云:"避暑有要法,不在泉石间,宁心无一事,便到清凉山。"

(四)运动锻炼

1. 夏季阳盛,可以运动

夏季自然界阳热之气旺盛,人体气血趋向体表,阴静阳动,遵循《素问·四气调神大论》所谓"夜卧早起,无厌于日",可以进行适度的运动锻炼。夏季经常参加锻炼,不仅可增强体质、提高机体的抗病能力,同时也有促进心气宣通的养生保健作用。

2. 夏季运动,合理安排

夏季可以进行运动锻炼,但夏天气候炎热,对人体消耗较大,若长时间在阳光下锻炼可能引起中暑。所以,只有安排合理才能收到良好的健身效果。一是清晨或傍晚天气凉爽的时候在室外进行强度不大的运动锻炼,如清晨在公园、河畔、湖边、庭院等空气新鲜处慢跑、打太极拳、舞太极剑、做广播体操等,晚饭之后到户外散步等。二是夏日锻炼要做好必要的防暑措施。三是夏天锻炼运动量要适度,不要过度疲劳,运动后出汗较多时,可适当饮用盐开水或绿豆盐汤。四是运动后不要立即用冷水冲头淋浴,否则易致感冒、头痛,或引起风湿痹痛、皮肤痤疮、疖肿。

三、秋季养生

秋季自然界阳气收敛,阴气微生,气候由热转凉,万物因此成熟而形态平定、不再生长,《素问·四气调神大论》称其为"容平"。秋季自然界阳收阴生,应于肺脏,故秋季亦是人体阳气收敛、阴气微生与肺气清肃的季节,因此秋季养生应保养此"收敛"之气。

(一)生活起居

1. 早卧早起,与鸡俱兴

秋季自然界的阳气由向外疏泄趋向于向内收藏,人们的起居作息应做到如《素问·四气调神大论》所言"早卧早起,与鸡俱兴"。早卧,以顺应阳气的收藏、阴精的内蓄,以养"收"气;早起,以顺应阳气的疏泄,使肺气得以舒展。为了保养肺的秋收之气,在秋季要适当延长睡眠时间,与春夏季节之早起比较宜稍稍迟点起床。

2.春捂秋冻，不生杂病

我国自古就有"春捂秋冻，不生杂病"的养生谚语，即要适当"秋冻"。夏去秋来，秋风拂面，虽凉还不至于寒，人们尚能耐受，因此一般人或某些呼吸道抵抗力较弱而易患感冒、气管炎的人，为了能使机体从夏热顺利地与秋凉接轨，也为了提高人体对冬天的御寒能力，可适度秋冻。秋冻不仅能提高人体在冬天的御寒能力，同时亦可避免因穿衣较多造成的身热汗出、阴津耗伤、阳气外泄，符合秋季应阴精内蓄、阳气内收的养生要求。秋冻一般宜在初秋，应以自己感觉不过于寒冷为标准。进入深秋则应注意保暖，不必刻意"秋冻"。

(二)饮食调养

1.减辛增酸，保护肝气

秋季肺脏当令，肺气较强，而肺属金、味辛，肝属木、味酸，肺强则易于伤肝，因此秋季饮食宜减辛增酸。秋季宜多食葡萄、石榴、柠檬等酸味食物，食酸可以强肝以防肺金克伐肝木，同时酸甘之味又可化阴以润燥。秋季宜少食葱、姜、蒜、辣椒及韭菜等辛温食物，既可避免肺气过强伤肝，也可减少辛散耗伤津液而预防燥病的发生。

2.养阴润肺，预防燥病

秋分之后，由于雨水逐渐减少，空气中湿度较小，秋燥便成了中秋到深秋的主要气候。秋季又是肺金当令之时，稍有疏忽，即易被秋燥病邪耗伤津液，引发口干舌燥、咽喉疼痛、皮肤干燥、咳嗽咯痰、大便干结等燥病。因此，秋季宜常吃养阴润肺、清热生津的食物，如梨、甘蔗、柑橘、红枣、莲子、白果、芝麻、百合、山药、木耳、蜂蜜、牛奶、泥鳅、鲫鱼、鸭肉等，这些都是适宜于秋季食用的食物。

(三)精神调摄

1.调摄精神，远离悲秋

肺属金，在志为悲与忧，与秋季阳消阴长相通应。秋季草枯叶落、花木凋零，秋风、秋雨易使人感到萧条、凄凉，勾起悲愁、忧郁的心绪，尤其是老年人更易引起垂暮之感而情绪低落。故秋季应注意调摄精神，远离悲秋。如养生家陈直曾曰："秋时凄风惨雨，老人多动伤感，若颜色不乐，便须多方诱说，使役其心神，则忘其秋思。"

2.收敛神气，使志安宁

秋季宜安心静养、安宁平静，不宜妄动七情而暴怒狂喜悲忧。因此，秋季人们应不以物喜、不为己悲，要宽容豁达、淡泊宁静，或外出秋游、登高赏菊，饱览大自然秋景烂漫、红叶胜火的胜景，或参加一些有益且力所能及的社会活动，收神敛气，保持内心宁静，减缓秋季肃杀之气对精神情志的影响。肺气清肃，才能顺应自然界"秋气平"的特点，也才能符合秋季养"收"的养生要求。

(四)运动锻炼

1.金秋时节，最宜运动

金秋时节，天高气爽，是全民开展各种健身运动的最好时期。秋季健身锻炼，应因人而异选择锻炼项目，如中青年人可跑步、打球、登山、游泳等；老年人可散步、慢跑，打太极拳、做健身操，练五禽戏、八段锦、易筋经，自我按摩等。在进行"动功"锻炼的同时，可配合"静功"锻炼，如松字功、意守功、真气运行五字功等，动静结合，动则强身，静则养神，可达到身心康健之养生功效。

2.秋季运动,妥帖安排

秋季宜于运动,但仍需妥帖安排,具体需注意以下事项:第一,早晨以进行跑步、快走、打球、打太极拳、练健身操等运动为主的项目最宜,晚上则以散步、慢跑、快走、练健身术等强度不大的运动或"静功"锻炼最好。第二,运动锻炼要循序渐进,持之以恒,由简到繁,由易到难,运动量则宜由小到大。第三,锻炼时要注意防寒保暖,清晨气温较低,不可穿单衣做户外运动,应根据户外气温变化灵活增减衣物。

四、冬季养生

冬季自然界阳气闭藏,阴气最为隆盛,天寒地冻,生机潜伏,万物因此闭藏,《素问·四气调神大论》称其"闭藏"。冬季自然界阳藏阴盛,对应于肾脏,故冬季是人体阳气闭藏、肾气内藏的季节,因此冬季养生应保养此"闭藏"之气。

(一)生活起居

1.早卧晚起,以待日光

寒冷的冬天,人们的起居作息应做到如《素问·四气调神大论》所言"早卧晚起,以待日光"。早卧早睡,可以保证充足的睡眠,利于人体阳气潜藏、阴精积蓄。日出后再起床或日出后再到室外活动,可以避免自然界清晨严寒挫伤人体的阳气,保养、护卫人体的阳气。

2.防寒护阳,注意保暖

冬季寒为主时之气,若气温骤降,或机体抵抗力下降不耐寒冷的气候,寒邪极易侵袭人体,常引起人们患感冒、急性支气管炎等病症,或致使支气管哮喘、慢性支气管炎等急性发作,痹病、厥病等病证加重,或诱发心肌梗死、脑卒中等心血管病症。因此防寒护阳非常重要,除使用室内取暖设施外,因背部胸廓内有心肺等重要脏器、背部脊柱两侧有脏腑腧穴,足在下属阴、"寒从下生",故年老体弱者应特别注意背部与足的保暖,如穿棉马甲、棉鞋等即为很好的保健措施。同时,也要注意颜面、四肢的保护,防止冻伤。

(二)饮食调养

1.饮食宜温,多苦少咸

冬季气候寒冷,阳气闭藏,人体处于能量蓄积时期,饮食宜温热,应以"藏热量"为主。所以冬季饮食应多选富含优质蛋白质及有防寒保暖作用的食品,如羊肉、鸡肉、蛋类、豆制品、核桃、栗子等,都是绝好的冬季应季养生食品。同时,瓜果、冷饮、年糕、粽子等性质属阴或难以消化、极易损伤脾胃阳气的食物,冬季要少食或忌食。

明代高濂《四时调摄笺》指出:"冬日肾水味咸,恐水克火,故宜养心。"由于冬季肾脏当令,肾气偏亢,而肾属水、味咸,心属火、味苦,肾强则易于伤心,因此冬季饮食养生还要"多食苦、少食咸"。

另外,冬季人们若取暖无度,食用或使用温热的食物或药物补益太过,还易引起阴精虚损而出现口干舌燥、口舌生疮、心烦失眠、大便干结等病证,对此可多食鹅肉、鸭肉、百合、银耳等平补养阴食物或梨子、苹果、荸荠、香蕉等甘凉养阴、清热食物,以调理阴阳失衡的状况。

2.冬令进补,来年打虎

冬令尤其冬至是进补强身的最佳时机。冬令进补,是因冬季是潜藏的季节,由于气候寒冷,人体对能量与营养的要求较高,同时人体的消化吸收功能相对较强,故适当进补不但能提高机体的抗病能力,而且还可把补品中的有效成分储存在体内,为新的一年的健康打下良好的基础。至于冬至进补,又是因为从冬至起阳气开始生发、生机旺盛,乘此进补,补品中有效成分容易积蓄而发挥最佳效能。所以民间有"冬令进补,来年打虎""三九补一冬,来年无病痛"等养生谚语。进补的方法有食补与药补两种,食补用食品药膳、药补用药物药剂。不论食补还是药补,均应遵循辨证进补和不虚不补的原则。具体补法详见第五章"饮食药膳养生法"和第八章"内服药物养生法"有关内容。

(三)精神调摄

1.保养精神,固密心志

冬季就精神调摄来说,要做到如《素问·四气调神大论》所言"使志若伏若匿,若有私意,若已有得",即冬季宜重视保养精神,固密心志,勿使情志过极,情绪波动太大,以免扰动闭藏的阳气。

2.调摄情绪,心志平静

精神情志调摄,除了重视、保持精神上的安静以外,还要学会及时调摄不良情绪。当处于紧张、激动、焦虑、抑郁等状态时,可在阳光明媚的日子,到室外运动活动,会亲访友,以尽快恢复失衡的情志,使心志平静。

(四)运动锻炼

1.适度运动,强健体质

俗语云:"冬天动一动,少生一场病;冬天懒一懒,多喝药一碗""夏练三伏,冬练三九。"事实证明,冬季适度参加室外活动,使身体受到适当的寒冷刺激,可使心脏跳动加快,呼吸加深,体内新陈代谢加强,身体热量增加,有强健体质的养生效果。冬季可进行运动锻炼,但不宜运动过度,避免阳气、阴精的损耗,以符合冬季养"藏"的养生要求。

2.必待日光,保护阳气

冬季宜于适度运动,但不宜在大风、大寒、大雪、雾霾中锻炼。

冬季气温较低、天亮较迟,在日出之前,林中植物尚未进行光合作用而吸收二氧化碳、释放氧气;同时大气层在天亮前结构稳定,空气中积存了许多的二氧化碳及各种污染物质。凌晨外出锻炼容易遭受寒气、浊气的伤害,并且容易增加诱发呼吸系统疾病和心脑血管疾病的风险。所以,冬季晨练特别是老年人冬季晨练时间不宜过早,应于太阳出来之后再进行锻炼。

第三节　一日养生的方法

顺应一日昼夜变化养生保健,是因时养生的主要方法。

《灵枢·顺气一日分为四时》以"朝则人气始生,……日中人气长,……夕则人气始衰,……夜半人气入脏"为缘由,将一日分四时:"朝则为春,日中为夏,日入为秋,夜半为冬。"所以,一日养生与四时养生基本原理大致相同。下面介绍一日养生中的生活起居与饮食调养的内容。

一、一日生活起居

《素问·生气通天论》指出:"阳气者,一日而主外,平旦人气生,日中而阳气隆,日西而阳气已虚,气门乃闭。是故暮而收拒,无扰筋骨,无见雾露,反此三时(加夜半为四时),形乃困薄。"

由于阴主沉静、阳主躁动，因此人们白昼兴奋，日出而作，宜起床而工作、学习与生活，夜晚抑制，日落而息，宜减少活动、安卧休息并避免外邪入侵。如若违背此一日养生方法，即日出而作、日落而息的养生要求，阳气就会挫伤，形体就会被邪气困顿，最终会发生疾病，影响健康。

(一)早睡早起与子午觉

1.早睡与早起

根据平旦、日中、日西、夜半一日"四时"阳气变化的规律，应该早睡早起。早起：如"一日之计在于晨""闻鸡起舞""黎明即起"等养生谚语即是。早晨是阳气升发的大好时机，最宜于在户外锻炼身体，上午是阳气隆盛的时段，最宜于工作、学习。早睡：晚上因人体阳气敛藏于内，故应减少活动、早点休息，如《素问·生气通天论》即云："是故暮而收拒，无扰筋骨，无见雾露。"

2.子觉与午觉

(1)午觉：经上午半日活动，阳气耗散，加之午时(11 时~13 时)是一日时辰中的阳中之阳、阴气开始初生，阳气因此由盛转衰，所以午后需稍事休息以培补阳气；此外，中午由于环境气温较高，使得体表血管扩张，血液被迫向外分流，因此午餐后应注意适当休息，以保证消化器官的血液供应和营养物质的吸收。据调查，许多老寿星即有保持午后小睡的养生经验。

(2)子觉：23~1 时为子时，1~3 时为丑时，3~5 时为寅时，5~7 时为卯时，均是人们睡觉的最佳时间。因为子时是一日时辰中的阴中之阴，阳气开始初生，此时必须休息；另外，此时体内以副交感神经兴奋为主，体温下降，呼吸、心率及脉搏减慢，肾上腺素水平降低，外周血管扩张，内脏各器官功能下降，但大脑松果体内分泌的褪黑激素含量却开始增高，从而诱导人体进入睡眠放松状态。所以子、丑、寅、卯这一时段，不宜进食、看书、运动，以免引起机体兴奋，影响正常的睡眠休息。

(二)不要轻易加夜班

1.作息与节律

时间生物医学研究证实：早晨醒来后神清意爽、生机勃勃，与肾上腺皮质激素分泌的昼夜节律在此时处于高峰有关；白天体力充沛、精神饱满，工作、学习效率高，也与昼夜节律所致体温升高有关。美国《商业周刊》之《适应生物钟变化，调整好倒班时间》一文提出："自然节律实际上控制着人体的各项功能，从睡眠、警觉状态，到毛发生长及心脏跳动等等。……公司倒班制度造成员工生物钟的极大混乱。当雇员在短时间内过多地改变上班时间，其睡眠周期就不能适应。调查发现若每个星期都轮班，有高达 60% 的人在上班时打盹。倒班给员工造成许多身心危害，还造成许多工业事故，如三里岛核电站和契尔诺贝利核电站事故等，这些事故均发生在后半夜。"又如乘飞机长途旅行时，由于时差的原因，昼夜突然逆转，会出现睡眠、消化和精神活动等方面的障碍，或是人体功能低下，常感到非常疲劳，需要一段时间才能慢慢适应。

2.轻易不加班

长期上夜班者与白天工作者比较，其节律的相位正好倒转 180°。当其他人起床时才去睡觉的人，别人体温上升时他们反而下降；别人血中肾上腺皮质激素含量高时他们却很低。说明人的生物钟是可以"拨动"的，以此来适应现实生活的需要。就养生保健来说，首先可采取弹性时间：要在身体功能旺盛时，多工作、多学习；低潮时，注意休息，条件允许的话，可采取弹性工作时间、弹性学习时间。其次是不轻易加夜班：即使要加夜班，也要循序渐进，逐步调整好生物钟。

(三)亥时属肾宜于行房

亥时即 21 时～23 时,属肾为水,肾藏精,主管生长发育与生殖。现代研究发现:亥时人体内性激素水平较高,是一天中性欲最为旺盛的时候。亥时属肾,最宜性生活,此时拥有一段健康、和谐、高质量的性生活,不仅可以帮助人们增进夫妻感情、减轻压力、促进睡眠,还能增强机体的免疫和内分泌功能,美容皮肤,延缓衰老。此时,若能适当进食一些牛奶、豆浆等,可以促进体内褪黑素的合成与分泌,从而起到提高睡眠质量的作用。

二、一日饮食调养

《尚书》指出:"食哉惟时",即饮食的摄取宜定时进行。《素问·上古天真论》在谈到上古之人"尽终其天年,度百岁乃去"的原因之一即是"食饮有节"。"节"有节制、节律的意思。食饮有节,一是饮食要节制,不可过饱过饥,即饮食定量;二是食饮有节律,按时进餐,即饮食定时。

(一)一日早、中、晚三餐

我国传统的饮食养生习惯是一日早、中、晚三餐。按照固定的时间有规律的进食,可保证脾胃的消化、吸收有节律的进行。而脾胃协调配合、有张有弛,饮食在体内才能有条不紊地被消化、吸收并输布于全身,气血才能旺盛,脏腑才会安定,身体也才能健康。《灵枢·平人绝谷》即云:"胃满则肠虚,肠满则胃虚。更须更满,故气得上下,五脏安定,血脉和利,精神乃居。"

(二)早、中、晚三餐要求

1. 早中晚饭好饱少

饮食定时既是饮食养生的重要原则之一,亦是保护脾胃消化功能的重要养生方法。中医认为人体的阴阳气血在一日之内随昼夜变化而盛衰各有不同,白昼阳气旺盛,精力充沛,新陈代谢也旺盛,需要的营养供给较多,故饮食量宜大;夜晚阳衰阴盛,身体困倦,一般要安卧入寝,需要的营养供给较少,故饮食量略小。所以,自古就有"早饭宜好,中饭宜饱,晚饭宜少"的养生箴言,《老老恒言》曾说:"《内经》曰:'日中而阳气隆,日西而阳气虚,'故早饭可饱,午后即宜食少,至晚更必空虚。"人与自然是一个统一的整体,早上太阳初生、中午太阳隆盛,天地的阳气都在升发、旺盛之中,这些时候人的脏腑功能也处于升发、旺盛的状态,营养需求大、代谢旺盛,所以早饭宜好、中饭宜饱。晚上太阳落山,自然界一派阴寒之气,人的阳气也需敛藏,活动也较少,营养需求小、代谢减退,所以晚饭宜少;如若晚上大吃大喝,摄入的食物既由于阳气相对较虚无力运化,又由于晚上活动较少能量不得消耗,因此极易引起肥胖。

2. 上床萝卜下床姜

民间素有"上床萝卜下床姜,不用医生开药方"的养生谚语。早晨喝姜汤、姜茶,吃鲜姜丝、腌姜片,能够促进阳气生发、散布,并有御寒作用;晚间喝萝卜汤、吃腌萝卜,能够消食、和降胃气,使睡卧安定。

3. 早餐预防胆结石

临床实践证明,由于长时间空腹易于形成胆囊结石,因此有规律的进食早餐,能预防胆囊结石的发生。

4. 晚饭少安定睡眠

晚饭宜少,不仅有利于肠胃消化,还可使睡眠安定。

5.晚饭少预防肥胖

国外有人通过实验观察,发现夜间食用的碳水化合物易于在体内储存,而早晨进食则易于分解,分析其原因是因为体内糖异生与糖酵解两个生化过程各在一天的不同时间占优势,前者在夜间,后者在早晨。因此,少吃晚饭能够预防肥胖症的发生。如俗语云:"马无夜草不肥,人无宵夜不胖"是有其科学道理的。东晋张湛《养生要集》亦云:"晚饭少吃口,活到九十九。"

目标检测

一、选择题

（一）单项选择题

1.秋季养生宜养（　　）

A."生命"之气　　　　B."生发"之气　　　　C."收敛"之气　　　　D."长养"之气

2.春季食味宜（　　）

A.多苦少咸　　　　B.减酸增甘　　　　C.省苦增辛　　　　D.减辛增酸

3.开展健身运动的最好季节是（　　）

A.春　　　　B.夏　　　　C.秋　　　　D.冬

4.进补的最好季节是（　　）

A.春　　　　B.夏　　　　C.秋　　　　D.冬

5.下床姜是指（　　）

A.早晨食姜　　　　B.中午食姜　　　　C.饭前食姜　　　　D.饭后食姜

（二）多项选择题

1.因时养生主要包括以下哪些内容（　　）

A.一日养生　　　　B.春夏养阳　　　　C.四时养生　　　　D.秋冬养阴

E.冬令进补

2.四时养生的原则包括（　　）

A.秋养"收敛"之气　　　　　　　　B.夏养"长养"之气

C.春养"生发"之气　　　　　　　　D.冬养"闭藏"之气

E.长夏养"长养"之气

3.冬季生活起居"早卧晚起,以待日光"的原理是（　　）

A.利于阳气潜藏、阴精积蓄　　　　B.可以躲避严寒、保养阳气

C.避免"寒从下生"　　　　　　　　D.保证充足的睡眠

E.以上都不是

4.一日早、中、晚三餐应做到（　　）

A.晚饭宜饱　　　　B.早饭宜好　　　　C.中饭宜饱　　　　D.晚饭宜少

E.晚饭宜好

5.晚饭宜少有哪些益处（　　）

A.安定睡眠　　　　B.预防胆结石　　　　C.预防肥胖　　　　D.促进阳气生发

E.促进阴气闭藏

二、简答题

    1.春季饮食调养为何不宜大补？

    2.为什么说要"春捂秋冻"？

    3.冬令进补的原理是什么？

    4.子觉与午觉何以重要？

三、案例分析题

    1.冬季气候寒冷，对此中老年人应如何防寒护阳？

    2.一日早饭、中饭、晚饭宜怎样合理安排？

第十三章　因人养生

学习目标

【学习目的】通过本章的学习,充分认识不同人群的养生保健要点,掌握因人养生的方法。

【知识要求】掌握因人养生的方法。

【能力要求】运用所学的知识,学会制订不同年龄、不同性别和不同体质人群的养生方法。通过实践,掌握不同人群养生保健的具体运用。

　　人类本身存在较大的个体差异,这种差异不仅表现在不同的种族之间,而且也存在于个体之间。不同个体具有不同的心理及生理特征,对疾病的易感性也不尽相同。因此,养生需因人制宜,根据年龄、性别、体质、职业等不同特点,有针对性地选择相应的养生保健方法,以保持身心健康,从而达到身体健康、益寿延年的目的。

第一节　不同年龄的养生

一、胎孕期养生

　　胎孕期养生指从受孕至分娩期间,为促进胎儿智力和体质的良好发育所采取的一系列有利于孕妇和胎儿身心健康的养生措施。即古人所讲的养胎、护胎的相关内容。

　　明代万全《妇女秘科》中说:"妇女受胎之后最宜调饮食,淡滋味,避寒暑,常得清纯和平之气,以养其胎,则胎元完固,生子无疾。"胎儿的强弱,禀受于父母,特别是胎儿在胞宫,与其母相互依存,孕母的体质、精神、营养、起居、疾病、生活环境等,均会影响胎儿的生长发育。如若保养不慎,则直接影响胎儿的发育、禀赋及其一生的健康和寿命。故必须注重胎孕期间的养生保健。

(一)胎教

　　我国古代《大戴礼记·保傅》有"文王胎教"的记载,表明早在商周时期已有做好胎教能使小儿健康、聪慧、长寿的实例。

　　胎教有广义和狭义之分。广义胎教指胎孕养生保健的全部内容;狭义胎教指在孕妇胎、孕、产全过程中,通过加强精神品德修养,怡情养性,为孕妇创造舒适愉快的环境与心境,给胎儿以良好的影响,从而促进胎儿智力发育的相关措施。此处所述为狭义胎教。

1.怡养性情

　　孕妇要加强思想品德的修养,注意培养高尚的情操和美好的心灵。要专心致志地工作和学习,去赢得事业的快乐和成功。要胸怀开阔,乐观豁达,无私心杂念,不患得患失。要生活上知足,待人宽厚,助人为乐,处事无妒忌之心,言行举止端庄大方。如隋代巢元方《诸病源候论·妇人妊娠病诸候上》指出:"欲令子贤良盛德,则端心正坐,清虚和一,坐无邪席,立无偏倚,行无邪径,目无邪视,耳无邪听,口无邪言。"如此,胎儿禀气纯正,有助于良好的气质与性格特征的形成。

2.稳定情志

七情为人之常情,人皆有之,但若情志过极,便能伤人致病,"气调则胎安"。孕妇情志过极,不仅损害自身的健康,而且因气血逆乱,亦会影响胎儿的正常发育。所以,孕妇应当精神内守,情绪稳定,喜怒哀乐适可而止,避免强烈的精神刺激,才能安养胎儿。如《叶氏竹林女科》认为,"宁静即是胎教"。宋代朱端章《卫生家宝产科备要》引北齐徐之才《逐月养胎法》亦云:"妊娠三月,……无悲哀思虑惊动。"

另外,孕妇可适当参加文娱活动,培养多方面的兴趣和爱好,以丰富自己的生活,通过琴棋书画、诵读诗歌及旅游等途径陶冶性情、稳定情志。

(二)调摄饮食

胎儿的生长发育,全赖母体气血的濡养。孕妇的气血充养,依靠其脾胃化源充盛。孕妇的饮食应当富于营养,清淡可口,易于消化,进食按时、定量。禁过食生冷、辛辣、肥甘厚腻等食物,以免酿生胎寒、胎热、胎肥等病证;戒烟戒酒,以免胎儿出现畸形或先天性疾病。胎儿正常生长发育所必需的营养物质,如蛋白质、矿物质和维生素,必须保证供给。孕妇在不同阶段的饮食有不同要求,简介如下。

1.孕早期

孕早期即受孕至妊娠3月,应按孕妇的口味调配饮食,不要吃可能加重妊娠反应的味浓、油腻等刺激性食品。可选择适合自己口味的食品及略带酸味的开胃之品,以新鲜蔬菜瓜果为佳,少食多餐,避免过饥、过饱。

2.孕中期

孕中期即妊娠4~7月,胎儿迅速增长,必须多进食富含各种营养成分的食品,如富含蛋白质、钙、磷的食品。豆类、肉鱼蛋类含有丰富的蛋白质;蛋黄、乳类、虾皮、动物骨骼等含有钙,多吃此类食物,有助于胎儿的生长发育。

3.孕晚期

孕晚期即妊娠8~10月,胎儿生长发育特别迅速,又是大脑发育的关键时期,需要充足、品种丰富的营养,但同时要防营养过剩。孕妇应多吃优质蛋白,注意动物蛋白与植物蛋白的搭配食用,少吃盐及含盐量高的食物,防止水肿。

(三)谨慎起居

1.避外感

妇女怀孕之后,全身气血聚以养胎,卫气不足,易为虚邪贼风所乘引起外感病。同时,孕妇罹患外感病可能对胎儿产生影响,导致多种胎病,或造成流产、早产等。《诸病源候论·妇人妊娠病诸候》即提出妊娠时气"重者伤胎也"。现代研究亦表明,各种感染性疾病尤其是病毒感染,可能导致先天性畸形、流产或早产。因此,孕妇要比常人更加重视寒温的调摄,顺应气温的变化,减少气候骤变对人体的伤害。

2.防外伤

胎损常起于动作不慎。孕妇要谨防跌仆损伤,如攀高涉险、提挈重物、摸爬滚打、跳跃颠簸等。要注意保护腹部,避免受到挤压和冲撞。同时还要避免噪声、放射线损害胎儿,诱发基因突变,造成染色体异常,导致胎儿发育畸形或流产。

(四)适度劳逸

明代万全《万氏妇人科·胎前》说:"妇人受胎之后,常宜行动往来,使血气通流,百脉和畅,自无难产。若好逸恶劳,好静恶动,贪卧养娇,则气血凝滞,临产多难。"适度运动可促进孕妇和胎儿的气血循行,有利于胎儿发育,也有利于分娩顺利进行。过劳则动伤气血,对胎元不利,过逸则气滞,也不利于胎儿发育。在妊娠的不同阶段,劳逸的安排有所不同。

孕妇应当动静相兼,劳逸适度。一般说来,妊娠1~3个月应适当静养,谨防劳伤,以稳固其胎。4~7个月可适当增加一些活动量,以促进气血循行,适应此期胎儿迅速生长的需要。妊娠后期只能做较轻的工作,体力劳动者要有工间休息,不上夜班,脑力劳动者要仍保证每天有一定的活动。足月之后,又转入以静为主,等待分娩,每天只安排一定时间的散步。分娩前两周应停止工作。

孕妇要有充足的睡眠,每晚应保证8小时的睡眠时间,妊娠后期,每日中午应卧床休息1小时。临产前数周,应再增加睡眠时间,同时睡姿宜取左侧卧位。

(五)注意衣着卫生

1.讲卫生

孕妇宜常洗澡,勤换衣裤,保持皮肤清洁。提倡淋浴,水温要适当。避免坐盆沐浴,以免脏水灌入阴道,引起感染。此外,每日须清洗外阴。怀孕六个月后还要经常擦洗乳头,并常用手将乳头向外牵拉,以防产后哺乳时乳头凹陷。每日早晚要刷牙,条件许可者,每餐后都应刷牙,以免因口腔疾病而引起产后感染。另外,孕妇的居室宜勤打扫,保持环境清洁和空气流通。

2.宽衣着

孕妇的衣着宜轻薄、宽大、舒适,不要紧束胸部和腰部,以免影响一身的气血运行和胎儿的发育。穿鞋应大小合适,鞋底宜厚不宜硬,忌穿高跟鞋。

(六)节制房事

清代亟斋居士《达生篇》提出:"保胎以绝欲为第一义。"清代陈复正《幼幼集成·保产论》指出:"古者妇人怀孕,即居侧室,与夫异寝,以淫欲最当所禁。"主张孕妇宜清心寡欲,分房静养。房事不节,易于伤肾而致胎元不固,造成流产、早产,也易于因交合而酿成胎毒,使孕妇及胎儿宫内感染的机会增多。妊娠头3个月和最后3个月,应当禁忌房事。

(七)审慎用药

妊娠期母体各系统都发生了一系列的生理变化,如果用药不当,可能造成医源性疾病,还会损胎致畸,甚则引起难产、流产。

我国历来主张对孕妇用药应当十分审慎,无病不可妄投药物,有病也要谨慎用药,中病即止。古人提出的妊娠禁忌药主要分为三类:毒性药类,如乌头、附子、南星、野葛、水银、轻粉、铅粉、砒石、硫黄、雄黄、斑蝥、蜈蚣等;破血药类,如水蛭、虻虫、干漆、麝香、瞿麦等;攻逐药类,如巴豆、牵牛子、大戟、芫花、皂荚、藜芦、冬葵子等。这些药物若用于孕妇,可能引起中毒、损伤、影响胎儿,造成胚胎致残、致畸或早期死亡等。

另外,西药中有些药物对胎儿影响更大,如安定、阿司匹林、四环素、抗癫痫药等,一般情况下禁用这些药,必须使用时,可按医嘱服用。

二、少儿期养生

少儿指从出生到十二岁这个时段。少儿期养生,包括了自出生至儿童期的一切养生保健措施,其特点是养教并重,以保养元真、教子成才为目标。

(一)生理和心理特点

少儿处于生长发育的初期。金代刘完素《素问病机气宜保命集》曰:少儿"和气如春,日渐滋长。"而宋代钱乙《小儿药证直诀》谓:"小儿五脏六腑,成而未全,……全而未壮。"明代万密斋《育婴家秘》说:"血气未充……肠胃脆薄,精神怯弱。"指出小儿时期,其有生机蓬勃、蒸蒸日上的一面,从体格、智力以至脏腑功能,均不断向完善、成熟方面快速发展,年龄越小,生长发育的速度也愈快,好比春季阳气初生,有蒸蒸日上、欣欣向荣"纯阳"的特点,又有脏腑娇嫩、形气未充的一面。其机体柔嫩、精气未足、气血未充、经脉未盛、神气怯弱,有"稚阴稚阳"的表现,因此其抗病力低下、易于发病、病情发展迅速。小儿的心理发育也未臻完善,其精神怯弱,易受惊吓致病,情志不稳,可塑性大,易于接受各方面的影响和教育。

针对少儿的生理和心理特点,不失时机地采取科学的养生保健措施,是促进少儿身心健康成长的重要保证。

(二)五期的养生要点

少儿期可分为新生儿期、婴儿期、幼儿期、幼童期、儿童期这五个时期,兹将各期的养生保健要点概述如下。

1. 新生儿期

自出生至满月为新生儿期。在饮食、保暖等方面的细心调养特别重要。还应保证其充足的睡眠及良好的睡眠姿势。预防破伤风、呼吸道感染、惊风、黄疸、消化不良等疾病。

2. 婴儿期

从满月到周岁为婴儿期,此期为人一生中生长发育最迅速的阶段。此期的养生保健重点是合理喂养,注意寒温调养,按时进行各种预防接种。

3. 幼儿期

从一周岁到三周岁为幼儿期,此期的体格增长较前减慢,生理功能日趋完善,对外界环境逐渐适应,乳牙渐已长出,语言、动作及思维活动发展迅速。此期的养生保健,宜重视早期教育,以促进智力增长;由于接触感染机会增多,各种急性传染病的发病率高,应继续做好预防保健工作,培养良好的卫生、生活习惯。

4. 幼童期

从三周岁到七周岁为幼童期,亦称学龄前期,此期由体格的迅速生长转到智识的迅速发育,幼童的抗病能力较前增强,和外界接触日益广泛,对新鲜事物兴趣倍增,理解和模仿能力强,语言逐渐丰富。此期的养生保健,应进行幼儿园教育,开展适于幼童特点的各种活动,做好预防保健工作,加强调养与教育,防止意外事故发生,注意培养幼童优秀品德及初步的独立生活能力。

5. 儿童期

从七周岁到十二周岁为儿童期,亦称学龄儿童期。此期的养生保健,应重视德、智、体、美教育,注重全面发展,继续做好儿童预防保健,特别注意预防近视、龋齿、脊柱变形及扁平足,加强体育锻炼,增强体质,增进智慧。

（三）养生指导

1.早期教育

早期教育指对自出生至幼童期的少儿进行的适时而恰当的教育与训练,具体包括德行教育与健康心理培养、智力开发、健康教育和美学教育。早期教育应注意以下几个问题。

（1）全面发展:健康的心理寓于健康的身体,身体不好势必影响智力的发展,而且易于形成自卑、软弱、骄矜、孤僻等不良性格。智力的发展,能增加少儿的信心,有助于知识水平、思想品德和体质的提高。良好的品德与性格,可激发少儿学习、锻炼的自觉性和踏实刻苦的精神。美育可促使正确人生观和世界观的萌发与形成,使生活丰富多彩,充满情趣和愉快,从而促进智力发展和身心健康。因此,在教育的过程中,应当注意四者兼顾,全面发展。

（2）适时恰当:目前一般认为,早期教育要从孩子出生的第一天开始,在三岁以前进行智力开发更为重要。幼童期是教育的关键期、最佳期。在关键期内,幼童的学习兴趣大、速度快、掌握牢固,可获得最佳学习效果。一般而言,2～3岁是口头语言及计数能力发展的关键期;从出生到4岁是形状知觉发展的关键期;4～5岁是学习书面语言的关键期;5～6岁掌握词汇的能力发展最快,是数概念发展的关键年龄。教育与训练的内容与要求,应与幼童成熟的程度速度相适应。五六岁以前的孩子,一般不宜进行大量的识字与计算活动。适时与恰当的早期教育,可以获得最佳效果。教育过早过深、过晚过浅都会阻碍幼童的成长发展。

（3）方法合理:早期教育的方法必须适合幼童生理、心理发展的特点。一是坚持正面的教育:幼童天真幼稚、情绪不稳、是非不清、对自己的言行不能控制,而其求知欲望强、好奇心重、勇于探索、容易先入为主。因此,应对少儿坚持正面教育,积极引导,使孩子的体力、智力、情感、意志与道德向健康方向发展。二是采取直观的教育:幼童活泼好动、模仿力强,喜爱富有趣味性和丰富多彩的活动,但抽象思维能力差、注意力容易分散。所以,宜对少儿采用形象具体的直观教育,教育内容要丰富新颖、形式宜生动活泼,要富于直观性、趣味性和生活性。如可通过游戏、讲童话故事、文体活动等形式,以及游园、参观、看电影等途径,开展各种教育。三是给予爱抚与鼓励:心理学研究表明,对孩子持什么样的态度是影响其身心发展的重要因素。小儿虽少七情六欲,但富有感情,在生活、心理和行为上均有极大的依赖性。父母、大人、老师对孩子应给予足够的爱抚,如和蔼的态度、无微不至的关注、怀抱、亲昵与依偎,以及始终如一的鼓励和要求,支持他们的正确行为,满足他们的正当要求,这将为少儿的成长创造良好的环境与条件。

2.精心调养

金代刘完素《素问病机气宜保命集》指出:小儿"内无思想之患,外无爱慕之劳",少有七情损伤为病,然而小儿生活不能自理,不能自调寒暑、节饮食,缺乏安全常识,易患肺、脾胃之疾,易发意外事故。因此,少儿养生保健,父母当精心调养,以适寒暑、节饮食、保安全为主。

（1）适寒暑:要顺应天时寒暑变化适时增减衣衫,令小儿冷热适度,以小儿的手足暖而不出汗、体温保持在36.5～37.3℃之间为宜。保暖要点是头宜凉,背、足宜暖。小儿平时穿衣不宜过多,被褥亦忌厚重。《诸病源候论》即云:"薄衣之法,当以秋习之。"要使小儿慢慢适应寒冷的刺激。

（2）节饮食:小儿生长发育迅速,对各种营养物质的需要量较多、质量要求高。母乳营养丰富易于消化,是婴儿最理想的天然食品,若无母乳或其他原因不能哺乳,可采用人工喂养,通常予以牛奶、羊奶、奶糕、豆浆等代乳品,鲜牛奶可作首选。若母乳不足或因其他原因不能全部用母乳喂养,可采用混合喂养。及时添加辅食,并逐渐向成人膳食过渡。要注意食物品种的多样化及粗细粮、荤素菜的合理搭配。要特别注重提高幼童膳食中优质蛋白质的比重,让孩子食用足量的鱼、肉、蛋及豆类食物。肾气对人的生长发育起着极为重要的作用。幼童的肾气未充,牙齿、骨骼、脑髓均处于发育中,因而不要忽视补肾食品的供给,如动物的肝、肾及核桃仁、黑芝麻、桑椹、黑豆等。然而小儿为"纯阳之体",宜少食或忌食温补滋腻厚味的食品,如羊肉、鸡肉、火腿、海参等。

脾胃为后天之本,但是小儿"肠胃脆弱""脾常不足"(《育婴家秘》),饮食又不能自节,喂养稍有不当,就会损伤脾胃,妨碍营养物质的消化吸收,影响生长发育。因而,幼儿的喂养应着眼于保护脾胃。其饮食应以易于消化吸收为原则,辅食的添加应该遵循由流质到半流质到固体、由少到多、由细到粗的原则。增加辅食的数量、种类和速度,要视小儿消化吸收的情况而定。食物的烹调宜细碎软烂、色香味美,通常采用煮、煨、烧、蒸等方法,不宜油炸。

另外,要使孩子从小养成良好的饮食习惯,尤应注重节食。随着人们生活水平的提高,现代儿童要防止营养过剩、过食生冷,以及进食零食过多、过杂等。

(3)保安全:小儿好奇心强,勇于探索,对外界危险事物没有识别能力,缺乏安全常识,容易发生意外事故。此外,小儿精神怯弱,易受惊吓,大惊卒恐可致疾病。成人必须谨慎看护,事事留意,正面引导,切勿以粗暴态度或恐吓手段对待。要防止触电、车祸、溺水等意外事故的发生,冬天取暖要防止煤气中毒。

3. 锻炼体格

《千金要方·初生出腹论》指出:"凡天和暖无风之日,令母将儿于日中嬉戏,数见风日,则血盈气刚,肌肉牢密,堪耐风寒,不致疾病。"要鼓励孩子到户外活动,充分利用大自然的日光、空气进行体格锻炼。10岁以内儿童,每天至少保证2～3小时的户外活动,增强机体抗病能力。要让孩子积极参加体育锻炼,但是不宜进行过多的力量练习,以体操、游泳、游戏、短跑、武术、跳绳和球类运动为宜。

4. 培养习惯

注意睡眠,培养各种良好习惯。

(1)注意睡眠:睡眠对少儿健康成长至关重要。要让孩子从小养成按时起床和睡眠的习惯,应让其自然入睡,不要养成抱睡的习惯。入睡前勿逗引玩笑,对较大幼儿,睡前不讲恐怖故事,不做兴奋游戏。被子不宜过重、过厚、过暖。仰卧、侧卧均可,不宜俯卧。

(2)培养习惯:小儿六个月左右,就应该开始训练定时大小便的习惯。周岁左右,就要教其养成饭前便后洗手的习惯。晚上睡前要洗脸、洗脚。女孩每晚要洗臀部,而且要由前向后洗。小儿应定期洗头、洗澡,衣服要勤洗、勤换,经常剪指甲。应随身携带手帕或纸巾,不与他人共用毛巾等洗漱用具。应注意口腔卫生,养成饭后漱口和刷牙习惯,不可含着糖块入睡。孩子到了4岁,要逐渐培养其自理能力,对其讲解卫生保健常识,预防龋齿、近视眼、沙眼、脊柱变形、扁平足和传染病的发生。要帮助孩子合理安排学习、生活和休息,为他们安排一些力所能及的家务劳动。学龄儿童每天要保证学习时间。

5. 预防接种

定期、定量做好免疫预防接种,可提高儿童对某些传染病的抵抗力,对保护儿童健康成长、降低传染病的发病率、减少并阻止传染病的流行有重要作用。

6. 定期体检

定期体检的对象以新生儿期至幼童期的小儿为主,重点为一岁以内的小儿。婴儿期,1～3

个月检查一次;幼儿期,3~6 个月检查一次;幼童期,6~12 个月检查一次。对疳证患儿、双胞胎儿、低出生体重儿等应酌情增加检查次数。通过检查,可系统观察少儿体格与智能的发育情况,有针对性地宣传科学育儿知识,指导父母改进调养、教养方法,从而促进小儿生长发育,并能早期发现小儿生长发育过程中存在的问题,以及引起疾病的原因,做到无病早防、有病早治,降低发病率。

三、青少年期养生

青少年指 12 岁至 24 岁这一时段,又称青春期,具体又可分为青春发育期和青春期。从 12 岁至 18 岁为青春发育期,从 18 岁至 24 岁为青春期。

(一)生理和心理特点

青春发育期生长发育迅速,是人生中生长发育的高峰期,尤其是生殖系统发育很快,第二性征明显发育,生殖系统逐渐成熟。随着生理方面的迅速发育,心理行为也出现了许多变化,其精神饱满、记忆力强、思想活跃、充满幻想、对异性有好感、逆反心理强、感情易激动、个体独立化倾向产生与发展。

青少年是人生发育最旺盛的阶段,是体格、体质、心理和智力发育的关键时期,此期身体各方面的发育与功能都达到更加完善和完全成熟的程度,最后的恒牙即智齿长出。女子的身高到 18~20 岁停止增长,男子的身高到 20~23 岁停止增长。但此时其人生观和世界观尚未定型。

青少年若能按照身心发育的自然规律,注意身体的养生、体格的锻炼和思想品德的教育,可为一生的身心健康打下良好的基础。

(二)养生指导

1. 培养心理素质

青少年处于心理上的"断奶期",表现为半幼稚、半成熟以及独立性与依赖性相交错的复杂性格特征,具有较大的可塑性。针对青少年的心理特征,培养其健康的心理素质极为重要,可从以下三个方面着手进行。

(1)注意循循善诱:家长和教师要以身作则,为人师表,给青少年以良好影响,同时又要尊重其独立意向的发展和自尊心,采用说服教育、循循善诱的方法,与其以朋友的态度谈心,关心他们的学习与生活,并设法充实和丰富他们的业余生活,有事多与其商量,尊重他们的正确意见,要从积极方面启发他们的兴趣与爱好,培养良好的个性与习惯,鼓励其积极参加集体活动,培养集体主义思想,逐渐帮助其树立正确的世界观和人生观,对于其错误或问题,不能采取粗暴、压制及命令的方式,仍要谆谆诱导,合理解决。

(2)加强自身修养:青少年的身体发育虽已接近成人,可是对环境、生活的适应能力和对事物的综合、处理能力仍然很差。其应该在师长的引导协助下,在自己所处的环境中,加强思想意识的锻炼和修养,力求养成独立自觉、坚强稳定、直爽开朗、亲切活泼的个性。青少年应处理好个人与集体的关系,明确自己在不同场合所处的不同位置,善于角色变换,采用不同的处事方法,从而有利于社交活动,有益于人际关系和谐,促进身心健康。

(3)科学的性教育:贯穿于青春期的最大特征是性发育的开始与完成。因此,青春期的性教育尤为重要。青春期的性教育,具体包括性知识和性道德教育两个方面。要帮助青少年正确理解身体的正常生理变化,已解除其对性成熟的好奇、困惑、羞涩、焦虑、紧张的心理。要教育男青年不要染上手淫习惯,如已染上,则要树立坚强的意志,坚决克服。女青年要做好经期卫生保健。要注意隔离和消除可能引起性行为的语言、书籍、画报、视频等环境因素。安排好青少年的课余时间,鼓励其积极参加文体活动,把主要精力放在学习上。另外,帮助他们充分了解两性关系中的行为规范,破除性神秘感。正确区别和重视友谊、恋爱、婚育的关系。

2. 注意调摄饮食

青少年生长发育迅速,代谢旺盛,日常饮食必须多样化,以提供充足、全面、合理的营养,要特别注重蛋白质、维生素和钙等营养素的补充。碳水化合物、脂肪是热能的主要来源,碳水化合物主要存在于粮食之中,青少年应保证足够的进食量,增加粗粮在主食中的比例,并摄入适量的脂肪。蛋白质主要存在于肉、鱼、蛋、豆类和豆制品中,维生素主要存在于蔬菜、水果中,钙主要存在于动物骨骼、蛋黄、海鱼、黑芝麻及奶制品中,其对肌肉、骨骼发育非常重要,必须注意摄取。女青年不应为减肥而过度节食,以致营养不良。男青年也不可自恃体强而暴饮暴食、饥饱寒热无度,以致损伤脾胃。对于先天不足体质较弱者,更应抓紧此期的饮食调摄,培补后天以补先天不足。

3. 注重锻炼身体

持之以恒的体育锻炼,是促进青少年生长发育、提高身体素质的关键因素。要注意身体的全面锻炼,选择项目时,要同时兼顾力量、速度、耐力、灵敏度等各项素质的发展,重点应放在耐力素质的培养上。力量的锻炼项目有短跑,耐力的锻炼项目有长跑、游泳等,灵敏度的锻炼项目有跳远、跳高、球类运动等,尤其是乒乓球。青少年参加体育锻炼,要根据自己的体质强弱和健康状况来合理安排锻炼时间、内容和强度。要注意循序渐进,一般一天锻炼两次,可安排在清晨和晚饭前一小时,每次 1 小时左右。锻炼前要做准备活动,要讲究运动卫生,注意运动安全。

4. 培养良好习惯

(1)起居有时,不妄作劳:青少年不应自恃体壮、精力旺盛而过劳。应该根据具体情况科学地安排作息时间,做到"起居有时,不妄作劳"。既要专心致志地学习,又要有适当的户外活动和正当的娱乐休息,保证充足的睡眠。如此方能保证精力充沛,提高学习效率,有利于身心健康。在进行劳动、体育锻炼和其他活动时,要注意安全。

(2)养成良好的卫生习惯:青少年处于生长发育期,读书、写字、站立时应保持正确姿势,以促进正常发育,预防疾病与姿势畸形的发生。变声期要特别注意保护好嗓子,还应避免沾染吸烟、酗酒等恶习。吸烟、酗酒不仅危害身体,而且影响心理健康,应予禁止。

(3)衣着宜宽松朴素大方:女青年不可束胸紧腰,以免影响乳房发育和肾脏功能;男青年不要穿紧身裤,以免影响睾丸正常的生理功能,引起不育症或遗精等。夏秋两季青少年穿紧身裤,容易引起腹股沟癣或湿疹,令人奇痒难忍,影响健康。

四、中年期养生

中年指从青年到老年之间的这个时段,但对不同年龄阶段的划分,世界各国标准不一,世界卫生组织认为 45 岁以下为青年人、45 岁至 59 岁为中年人、60 岁以上为老年人,我国常把 35 岁以下的成年人列为青年人、把 60 岁作为步入老年的界限。因此,在我国中年指从 35 岁到 60 岁这个时段。

(一)生理和心理特点

《灵枢·天年》概括了中年人的生理、心理特点:"人生……三十岁,五脏大定,肌肉坚固,血脉盛满,故好步;四十岁,五脏六腑十二经脉,皆大盛以平定,腠理始疏,荣华颓落,发鬓斑白,平盛不摇,故好坐;五十岁,肝气始衰,肝叶始薄,胆汁始减,目始不明。"现代研究表明,人类在 30 岁以后,大约每增加一岁,生理功能减退 1%。中年是心理成熟阶段,情绪多趋于稳定状态。但随着来自社会、家庭等多方面的压力和重任的增多,心理负担逐渐沉重。衰变、嗜欲、操劳、思虑过度是促使中年人早衰的重要原因,也是许多老年慢性病的起因。明代张景岳《景岳全书·中兴论》强调:"故人于中年左右,当大为修理一番,则再振根基,尚余强半。"说明中年的养生保健至关重要。如果养生得当,既可精力旺盛而防止早衰、预防老年病,亦可延年益寿。

(二)养生指导

1. 不宜过度思虑

很多中年人肩负社会、家庭的重担,加上现实工作、生活中的诸多矛盾,易使情绪陷入焦虑、抑郁、紧张的状态。长此以往,思虑伤脾,郁怒伤肝,必然耗伤精气,损伤心神,导致早衰、多病。南朝陶弘景《养性延命录》强调"壮不竞时""精神灭想",就是要求中年人要精神畅达乐观,不要为琐事过分劳神,不要强求名利,患得患失。应注意合理用脑,劳逸结合,有意识地发展有益的兴趣爱好,或适当参加文体活动,及时释放焦虑情绪,缓解心理上的压力。

2. 切勿过度劳累

中年人要注意避免长期"超负荷运转",防止过度劳累,积劳成疾。在保证充分营养的前提下,要善于科学合理地安排工作,学会休息。根据具体情况,调整生活节奏。要善于利用各种机会进行适当运动,闲暇时练习太极拳、八段锦、五禽戏等传统健身术,或游泳、登山、对弈、垂钓等,既可怡情养性,又可锻炼身体。必须保证睡眠时间,切不可因工作繁忙经常熬夜,切忌通宵达旦地工作。

3. 注意节制房事

人到中年体力下降,加之工作紧张,家务繁忙,故应节制房事。如果房事频繁,势必损伤肾精、肾气而影响健康和长寿。应根据各人的实际情况,相应减少行房次数,以固秘精气,维护生命之根基。如元代王珪《泰定养生主论》指出:"三十者,八日一施泄;四十者,十六日一施泄,其人弱者,又宜慎之""人年五十者,二十日一施泄。……能保持始终者,祛疾延年,老当益壮"。为经验之谈,可做参考。

五、老年期养生

人于 60 岁以后进入老年期。世界卫生组织认为 60～74 为年轻的老人或老年前期,75～89 岁为老年,90 岁以上为长寿老人。

(一)生理和心理特点

《灵枢·天年》指出:"六十岁,心气始衰,苦忧悲,血气懈惰,故好卧;七十岁,脾气虚,皮肤枯;八十岁,肺气衰,魄离,故言善误……"人到老年,机体会出现生理功能和形态学方面的退行性变化。其生理特点表现为脏腑、气血、精神等生理功能的自然衰退,机体调控阴阳和谐的稳定性降低。而由于社会角色、社会地位的改变,其心理方面易产生孤独寂寞、忧郁多疑、烦躁易怒等状态。其适应环境及自我调控能力低下,若遇不良因素刺激,易于诱发多种疾病。老年养生保健应注意以上特点,才能有益于祛病延年。

(二)养生指导

1.知足谦和,怡情养生

明代龚廷贤《寿世保元·延年良箴》说:"积善有功,常存阴德,可以延年""谦和辞让,敬人持己,可以延年"。即要求老年人明理智、存敬戒、常知足,处世宜豁达宽宏、谦让和善,从容冷静地处理各种矛盾,从而保持家庭和睦、社会关系协调,有益于身心健康。

老年人应根据自己的性格和情趣怡情养生,如澄心静坐、益友清谈、临池观鱼、披林听鸟等,使生活自得其乐,以利康寿。

老年人往往体弱多病,应树立乐观的生活态度和战胜疾病的信心,定期进行体检,及早发现一些不良征兆,及时进行预防或治疗。

2.审慎调食,注重营养

元代邹铉《寿亲养老新书·饮食调节》指出:"高年之人,真气耗竭,五脏衰弱,全仰饮食以资气血。"故当审慎调食,注重营养,以求祛病延年。反之"若生冷无节,饥饱失宜,调停无度,动成疾患",则损体减寿。

(1)营养丰富:老年人的饮食调摄,应该注重营养,食宜多样,补益精气,延缓衰老,以适合老年生理特点。不要偏食,不要过分限制或过量食用某些食品,又应适当补充一些机体缺乏的营养物质,使老年人获得均衡的营养。例如,老年人由于生理功能减退,容易出现骨质疏松症及缺钙现象,极易造成骨折。同时,老年人胃酸分泌相对减少,也会影响钙的吸收和利用。在饮食中选用含钙高的食品,适当多补充钙质,对老年人具有特殊意义,宜多吃乳类及乳制品、大豆及豆制品等含钙高的食物。针对老年人体弱多病的特点,可经常食用莲子、山药、藕粉、菱角、核桃、黑豆等补脾肾益康寿之食品,或辅食益寿药膳进行食疗。

(2)食宜清淡:老年人脾胃虚衰,受纳运化力薄,其饮食宜清淡,宜多吃鱼、瘦肉、豆类食品和新鲜蔬菜水果,不宜吃味重、肥腻或过咸的食品。要限制动物脂肪、高胆固醇饮食,宜多食植物蛋白。现代营养学提出老年人的饮食应是"三多三少",即蛋白质多、维生素多、纤维素多,糖类少、脂肪少、盐少,正契合"食宜清淡"这一原则。

(3)食宜温软:老年人阳气日衰,而中焦脾胃又喜暖恶冷,故宜食用温热之品以煦阳护中,勿食或少食生冷,以免损伤脾胃,但亦不宜温热过甚,以"热不炙唇,冷不振齿"为宜。老人脾胃虚弱,加上牙齿松动脱落,咀嚼困难,故宜食用软食,忌食黏硬不易消化之品。粥不仅容易消化,且益胃生津,对老年人的脏腑尤为适宜。故明代医家李梴提倡老人最宜食粥。

(4)食宜少缓:老人宜少量多餐。《寿亲养老新书》强调:"尊年之人,不可顿饱,但频频与食,使脾胃易化,谷气长存。"进食亦不可过急、过快,宜细嚼慢咽,这不仅有助于饮食的消化吸收,还可避免呛、咳、噎的发生。

3.合理起居,谨慎安排

老年人气血不足,卫气常虚,易致外感,当谨慎调摄生活起居。《寿亲养老新书》指出:"凡行住坐卧,宴处起居,皆须巧立制度。"老年人的生活,要科学合理,符合其生理特点。

老年人居住环境以安静清洁、空气流通、阳光充足、湿度适宜、生活方便为好。

老年人首先要保证良好的睡眠,宜早卧早起、右侧屈卧为佳,注意避风防冻,但忌蒙头而睡。其次应慎衣着、适寒暖,要根据季节气候的变化而随时增减衣衫,要注意胸、背、腿、腰及双脚的保暖。第三,房室之事应随增龄而递减,年高体弱者要断欲独卧,避忌房事,体质刚强有性需求者,不要强忍,但应适可而止。

老年人机体功能逐渐减退，较易疲劳，尤当注意劳逸适度。要尽可能做些力所能及的体力劳动或脑力劳动，但切勿过度疲倦。

老年人应保持良好的卫生习惯。面常洗，发常梳，早晚漱口。临睡前，宜用热水洗泡双足。要定时排便，经常保持大小便通畅，防止因二便失常而诱发疾病。

4. 适度运动，调和气血

老年人精气虚衰，气血运行迟缓，故多瘀多滞。积极、适度的体育锻炼可以调和气血、强身健体、延年益寿。

老年人运动锻炼应遵循因人制宜、适时适量、循序渐进、持之以恒的原则。参加锻炼前，要请医生进行全面检查，了解身体健康状况及有无重要疾病。在医生的指导下，选择合适的运动项目，掌握好活动强度、速度和时间。一般来讲，运动量宜小不宜大、动作宜缓慢而有节律。适合的运动项目有太极拳、五禽戏、八段锦、慢跑、散步、游泳、乒乓球、羽毛球、老年体操等。锻炼时要量力而行，勿争胜好强，避免情绪过于紧张或激动。时间以早晨日出后为好，晚上可安排在饭后一个半小时以后运动，次数以每天1～2次为宜。忌在雾霾气候环境中锻炼，以免带来不良后果。如盛夏季节不要在烈日下锻炼，以防中暑或发生脑出血；冬季外出锻炼，要注意防寒保暖，防止跌倒；大风、大雨、雾霾天气，不宜外出。还须注意不在饥饿时锻炼。

另外，老年人应掌握自我监护知识，一旦发现身体异常情况，应及时就诊，采取相应措施。

5. 补偏救弊，合理用药

老年人由于生理上退行性改变，机体功能减退，无论是治疗用药，还是保健用药，都应遵循以下原则：宜多进补、少用泻；药宜平和，药量宜小；注重脾肾，兼顾五脏；辨体质论补，调整阴阳；掌握时令季节变化规律用药，定期调整；多用丸散膏丹，少用汤剂；药食并举，顾护脾胃。如此方能收到补偏救弊、强身健体、防病延年之效。

第二节　不同性别的养生

就养生保健的整体而言，男女之间并无大差别，一般的养生原则，对两性都是适用的。但是两性之间在某些方面的确有些不同，其中最为明显的是生殖器官的构造、第二性征及由此而产生的生理学方面的变化以及心理卫生方面的差异。因此针对两性的不同宜采取相应的养生保健方法与措施。

一、男性养生

(一)生理和心理特点

中医认为，男子在生理上为阳刚之质、以精为基础。男性禀赋了自然界的阳气，女性禀赋了自然界的阴气，故男为阳，女为阴。因此，在生理特点上，男性处于一种相对阳强阴弱的阴阳平衡的状态之中，呈现出一派"阳刚之气"，从而决定了男性具有剽悍勇敢、争强好胜、喜动恶静的性格特征。精血是人类生命活动不可缺少的基本物质，相对而言，男子以精为主，女子以血为主。因男子在性生活中，通过排精需消耗相当数量的精液，加之欲望无涯，若不能加以节制，极易出现精亏、精少的状况，因此男性易于发生精亏。

男子在心理上，以男子阳刚之躯而具有处事果断刚毅、敢想敢说敢为、做事干脆利落的气质；心胸比较开阔，坦诚大度，感情粗犷，性格豪放；进取心较强，在社会交往、家庭生活和事业上都表现出较强的好胜心和自尊心。然较女性而言,刚强有余而柔韧不足,对事情的处理上自制能力相对较弱,易于出现亢奋的情绪变化。

明代万全《广嗣纪要》指出"男子以精为主",《素问·上古天真论》也认为肾精在男性健康中至关重要。因此,男性养生保健重在顾护肾精。

(二)养生指导

1.少量饮酒,戒除香烟

东晋张湛《养生要集》:"酒者,能益人,亦能损人。"酒为水谷之精气,五味之精华,如能适量饮用,对于强身健体,颇为有益,许多药酒更是益寿延年的佳品。但是过量饮酒则对身体有诸多危害,明代龚廷贤《寿世保元》有嗜酒丧身论,元代罗天益《寿世保元》有饮伤脾胃论,认为饮酒过度和不恰当的饮酒会"伤冲和,损精神,涸荣卫,竭天癸,夭人寿。"现代研究表明,酒能增加患肝癌、心血管疾病的风险。此外,酒对男性生殖功能有不利影响,酒能破坏精子膜的结构,使精子的畸形率增高,活力降低。过量饮酒会使前列腺充血,容易诱发和引起前列腺炎。所以男性饮酒要把握适量的原则,不要酗酒,酒后行房更为养生大忌。

吸烟会增加男性患心血管疾病、肺癌和呼吸系统疾病的危险。因此,最好不吸烟,吸烟者最好戒烟,如一时戒不了烟,应多吃胡萝卜、葱蒜、菠菜和橙黄色的水果、鱼类,经常喝茶等以减轻吸烟对人体的损害。

2.节欲保精,调神养精

节欲保精,此精为狭义之精。节欲指对于性欲要有节制,男女之欲是正常生理要求,欲不可绝,亦不能禁,但要注意适度,做到既不绝对禁欲,也不纵欲过度,即是节欲的真正含义。男性肾精亏耗,多由房事不节所致。节欲可防精液过分泄漏,保持精盈充盛,有利于先天之本肾脏和其他脏腑功能强健,因此有强身健体、延年益寿的作用。

调神养精,此精为广义之精。精源于先天肾脏、养于后天脾胃而藏于五脏,精又为神之基。精可养神,神可御精,积精可以全神,宁神可以保精。所以,男子若注意精神调摄,调情志不使其过极,则五脏自能安和、精自然充盛,肾精亦自会充盛,生命之基强健。如若心神不宁、神驰于外,或思虑过度、所欲不得,则五脏紊乱、精气不藏,精亦易走失或暗耗,生命之基动摇。

3.药食两用,补肾固精

男子肾虚精亏最常见的原因当属是房事过频、遗泄无度,其调养在于补肾固精。肾虚精亏,既可药治,亦可食治,常言道"药补不如食补",故以药食两用之品调养最为适宜。如鹿茸、肉苁蓉、枸杞子、山药、芡实、白果、莲子、柏子仁、金樱子、益智仁,以及海参、淡菜、猪肾、羊肾、猪髓、胡桃等即为常用补肾生精、固精涩精的药食两用之品,适用于肾精不足所致遗精、早泄等的调养。

二、女性养生

(一)生理和心理特点

明代万全《广嗣纪要》记载:"女子以血为主。"《灵枢·五音五味》指出:"妇女之生,有余于气,不足于血。"妇女无论是月经形成,还是孕育胎儿、泌别乳汁等均以血为物质基础。女子以血为本、以血为用,因此,妇女养生保健以养血补血为要。

妇女以肝为先天,易受不良情绪影响,又具有感情丰富、情不自制的心理特点。因此妇女的养生保健,需保持肝之疏泄功能正常。

妇女在解剖上有胞宫;在生理上有月经、胎孕、产育、哺乳等特点;在病理上,因其生理、心理特点,较男性更易发生身心失调的改变。因此,女性除了注意一般的养生保健外,尚须注重经期、孕期、产褥期、哺乳期及围绝经期的养生保健。孕期养生保健已在本章胎孕期养生中介绍,不再复述。

(二)养生指导

1.经期养生

(1)调适寒温:血得寒则凝泣不行,故在行经期间,应调适寒温。清代萧埙《女科经纶》说:"寒温乖适,经脉则虚,如有风冷,虚则乘之,或寒或温,寒则血结,温则血消,故月水乍多乍少,为不调也"。指出经期宜加强寒温调适,尤当注意保暖,避免受寒,切勿涉水、淋雨、冒雪、坐卧湿地、下水田劳动。严禁游泳、冷水浴,忌在烈日高温下劳动。否则,致月经失调、痛经、闭经等证。

(2)节制饮食:清代沈金鳌《女科玉尺》指出:"若经来时,饮冷受寒,或吃酸物,以致凝积,血因不流。"月经期间,应摄取清淡而富有营养之食品。忌食生冷、味酸、辛辣、香燥食物,以防生冷、酸味令经脉凝涩,血行受阻,致使经行不畅、痛经、闭经;辛辣、香燥助阳耗阴,致血分蕴热,迫血妄行,令月经过多。也不宜饮酒,以免刺激胞宫,扰动气血,影响经血的正常进行。

(3)调畅情志:月经期要保持心情舒畅,避免精神刺激和情绪波动。《女科经纶》说:"忧思过度则气结,气结则血亦结……急怒过度则气逆,气逆则血亦逆,气血结逆于脏腑经络,而经于是乎不调矣。"强调情志因素对月经的影响极大。经期若产生紧张忧郁、烦闷易怒之心理,则经血不得正常疏泄,出现乳房胀痛、腰酸疲乏、少腹坠胀等。因此,在经前和经期都应保持心情舒畅,避免七情过度。否则,会引起脏腑功能失调,气血运行逆乱,轻则加重经期不适感,重则导致月经失调,甚至出现闭经。

(4)适度劳逸:经期以溢泻经血为主,需要气血调畅。适当活动,有利于经行畅利,减少腹痛,故月经期一般可照常工作,但应避免重体力劳动和剧烈活动,不应过度疲劳。若劳倦过度则耗气动血,可致月经过多、经期延长、崩漏等证。元代朱震亨《丹溪心法》云:"若劳动过极,脏腑俱伤,冲任之气虚,不能约制其经血,故忽然而下。"

(5)清洁卫生:行经期间,血室正开,邪毒易于入侵致病,必须保持外阴部的清洁卫生,用温水洗擦外阴,经期严禁游泳和盆浴,已婚妇女则忌房事。必须保持外阴、内裤、卫生巾的清洁,勤洗勤换内裤,并置于日光下晒干,卫生巾要柔软清洁、勤换。洗浴宜淋浴,不可盆浴,严禁房事、阴道检查。如因诊断必须做阴道检查者,应在消毒情况下进行。

2.产褥期养生

产后6～8周属产褥期。由于分娩时耗气失血,机体处于虚弱多瘀的状态,因此需要较长时间的精心调养。

(1)休息静养,适度劳逸:充分休息,保持足够的睡眠时间,以恢复因生产造成的过度疲劳,不宜过早劳作。产妇的休息环境必须清洁安静,室内要温暖舒适、空气流通。

除难产或手术产外,一般顺产者可在产后24小时后起床活动,并且逐渐增加活动范围,以促进恶露畅流、子宫复原,恢复肠蠕动,保证二便通畅,有利于身体康复。

(2)增加营养,注意食忌:产妇于分娩时,身体受到一定耗损,产后又需哺乳,因此饮食宜营养丰富,但要易于消化,可一日多餐,注意补不碍胃、不留瘀血。当忌食油腻和生冷瓜果,以防损伤脾胃和恶露留滞不下,也不宜吃辛热伤津之食,以防大便困难和恶露过多。

(3)讲究卫生,保持清洁:产褥期因有恶露排出,产后汗液较多,且血室正开,易感邪毒,故宜经常擦浴、淋浴,更需特别注意外阴清洁,预防感染。产后百日之内严禁房事。产后4周不能盆浴,以防邪毒入侵引发其他疾病,不利于胞宫恢复。

3. 哺乳期养生

(1)哺乳卫生:产后将乳头洗净,在乳头上涂抹植物油,使乳头的积垢及痂皮软化,然后用肥皂水及清水洗净。产后8～12小时即可开奶。每次哺乳前,乳母要洗手,用温开水清洗乳头。哺乳后也要保持乳头清洁和干燥,不要让婴儿含着乳头入睡,不留残乳。若出现乳头皲裂或乳痈,应及时医治。

哺乳一般每隔3～4小时一次,哺乳时间为15～20分钟。哺乳至10个月左右可考虑断奶。

(2)营养饮食:清代林佩琴《类证治裁》说:"乳汁为气血所化,而源出于胃,实水谷之精华也"。产后乳汁充足与否、质量如何,与脾胃盛衰及饮食营养密切相关。乳母应加强饮食营养,多喝汤水,以保证乳汁的质量和分泌量。忌食刺激性食品,勿滥用补品。如乳汁不足,可多喝鲫鱼汤、鸡汤、猪蹄汤等。若乳汁自出或过少,需求医诊治。

(3)起居谨慎:疲劳过度,情志郁结,均可影响乳汁的正常分泌。乳母必须保持心情舒畅,起居有时,劳逸适度。大多数妇女在哺乳期虽然无月经,但仍有怀孕的可能,故要注意避孕。最好用避孕工具,勿服避孕药,以免抑制乳汁的分泌。

(4)慎服药物:许多药物可以经过乳母的血循环进入乳汁。因此,乳母于哺乳期应慎服药物。

4. 围绝经期养生

妇女绝经前后的一段时期,称为围绝经期。此期是卵巢功能衰退的征兆,一直持续到最后1次月经后1年,是正常的生理变化时期。中医认为此时由于肾气渐衰、天癸将竭、冲任二脉虚损,失去生殖功能,致使阴衰阳盛、阴阳失调,往往出现头晕耳鸣、心悸失眠、烦躁易怒、烘热汗出等一系列不适的自觉症状。为了使此期妇女顺利度过这一时期,应注意以下几方面的养生保健。

(1)稳定情绪:围绝经期妇女应当正确认识自己的生理变化,解除不必要的思想负担,排除紧张恐惧、消极焦虑的心理和无端的猜疑。避免不良的精神刺激,勿大怒,勿忧思。可根据自己的性格爱好选择适当的方式怡情养性。要保持情绪乐观,胸怀开阔,树立信心。

(2)合理饮食:围绝经期妇女肾气衰,天癸将竭,月经频繁,经血量多,经期延长,往往出现贫血,可选食鸡蛋、动物内脏、瘦肉、牛奶等高蛋白食物以及菠菜、油菜、西红柿、桃、橘等绿叶蔬菜和水果纠正贫血。应当少吃盐,不要吃刺激性食品,如酒、咖啡、浓茶、胡椒等。平时可选食黑木耳、黑芝麻、胡桃等补肾食品。

(3)适度劳逸:围绝经期妇女应注意劳逸结合,保证睡眠和休息,不可过度安逸少动,要充分理解"流水不腐,户枢不蠹"的道理,宜做适当的劳作和运动,如打太极拳、练气功等,可以锻炼身体,分散注意力,顺利度过围绝经期。

(4)定期体检:围绝经期前后的妇女是生殖器肿瘤好发年龄,应定期做防癌普查。对发生的特殊腹痛、异常的阴道流血、异常增多的白带等情况,要及时检查,确定疾病性质,以便早期诊断、治疗。

第三节 不同体质的养生

体质指人体禀赋于先天,受后天多种因素影响,在其生长发育和衰老过程中,所形成的形态上和生理、心理上相对稳定的特征。体质往往决定着机体对某些致病因素的易感性及其所产生病变类型的倾向性。

体质养生是根据不同的体质,采用相应的养生保健方法和措施,以纠正其体质之偏,达到防病延年目的的养生法。

一、体质差异形成原因

体质形成的机制是极其复杂的,它是先天、后天以及机体内外环境多种复杂因素综合作用的结果。

(一)先天因素

先天因素,即"禀赋",指父母先天的遗传及婴儿在母体里的发育状况。父母的体质强弱、体型肥瘦以及性格可以通过胎传而影响后代,使后代亦可出现相类似的体型、性格等。另外,胎儿的发育营养状况,对体质特点的形成亦起着至关重要的作用。形体始于父母,体质是从先天禀赋而来,所以父母的体质特征往往能对后代产生一定影响。

(二)后天因素

后天因素主要包括性别、年龄、精神、营养等方面,其既可影响体质强弱变化,亦可改变体质类型。

1. 性别因素

一般认为男子以精、气为本,女子以血为本,男子多刚悍,女子多柔弱。女子由于有经、带、胎、产、孕、乳等特殊生理过程,因此体质与男子不同。

2. 年龄因素

因人体的形态结构、生理功能和代谢状况随着年龄而发生改变,所以体质可随着年龄的增长而发生变化。俗话说"一岁年纪一岁人"便是这个道理。

3. 精神因素

《素问·疏五过论》指出:"暴乐暴苦,始乐后苦,皆伤精气,精气竭绝,形体毁沮。"这说明强烈的精神刺激可直接损伤人的机体结构,使健康体质的基础发生动摇。

4. 饮食营养

《素问·平人气象论》指出:"人以水谷为本。"这说明体质不仅与先天禀赋有关,而且依赖于后天水谷的滋养,水谷是人体不断生长发育的物质基础。但营养不足或营养不当,则会引起体质虚衰或体质偏颇。

(三)环境因素

环境因素,可分为地理环境因素和社会环境因素,其对体质的形成和变化都有着密切关系。以下介绍地理因素对体质的影响。

清代徐徊溪《医学源流论》说:"人禀天地之气以生,故其气体随地不同。西北之人气深而厚,……东南之人,气浮而薄。"不同地区或地域具有不同的地理特征,包括地壳的物理性状、土壤的化学成分、水土性质、物产及气候特点等。不同地理环境下的人们各自形成了与其生存环境相协调的自我调节机制和适应方式,拥有各具特色的饮食结构、居住条件、生活方式、社会民俗等,从而产生和形成了不同的体质特征。

知识链接

体质的分类

中医学对人体体质的分类,在《黄帝内经》中主要有以下几种。

1. 阴阳五行分类

《灵枢·阴阳二十五人》根据人的体形、肤色、认识能力、情感反应、意志强弱、性格静躁,以及对季节气候的适应能力等方面的差异,将体质分为木、火、土、金、水五大类型。又根据五音的太少、左右手足三阳经,以及气血多少反映在头面、四肢的生理特征,将每一类型再分成五类,共为二十五型,统称"阴阳二十五人"。本法中强调以对季节的适应能力为体质的分类依据,具有实际意义。

2. 阴阳太少分类

《灵枢·通天》把人分为太阴之人、少阴之人、太阳之人、少阳之人、阴阳和平之人五种类型。本法是根据人体先天禀赋的阴阳之气的多少,来说明人的心理和行为特征,即气质方面的差别。

3. 禀性勇怯分类

《灵枢·论勇》根据人体脏气有强弱之分,禀性有勇怯之异,再结合体态、生理特征,把体质分为两类。其中,心肝胆功能旺盛、形体健壮者,为勇敢之人;而心肝胆功能衰减、体质屡弱者,系怯弱之人。

4. 体型肥瘦分类

《灵枢·逆顺肥瘦》将人分为肥人、瘦人、肥瘦适中人三类。《灵枢·卫气失常》又将肥人分为膏型、脂型、肉型三种,并对每一类型人生理上的差别、气血多少、体质强弱皆做了比较细致的描述。由于人到老年形体肥胖者较多,因此本法可以说是最早的关于老年人体质的分型方法。

二、常见不良体质养生

中华中医药学会 2009 年 4 月 9 日发布的《中医体质分类判定标准》,将体质分为平和质与气虚质、阳虚质、阴虚质、痰湿质、湿热质、血瘀质、气郁质和特禀质九个类型。另外,血虚质、阳盛质也是常见的体质类型。以下介绍阴虚质、阳虚质、气虚质、湿热质、痰湿质、血瘀质、气郁质、特禀质、血虚质、阳盛质等不良体质的养生方法。

(一)阴虚体质

1. 体质特点

形体消瘦,午后面色潮红,口咽少津,心中时烦,手足心热,少眠,便干,尿黄,不耐春夏,多喜冷饮,脉细数,舌红少苔。

2. 养生方法

(1)精神情志养生:阴虚体质之人性情急躁,常常心烦易怒,这是阴虚火旺、火扰神明之故,应遵循《素问·上古天真论》"恬惔虚无""精神内守"之养神大法。平素加强自我涵养，自觉养成冷静、沉着的习惯。不宜参加激烈的社会活动与竞争，应多练气功、打太极拳、钓鱼等，调节自身的精神情志，从而增强体质。

（2）生活起居养生：阴虚者，常有手足心热、口咽干燥、畏热喜凉，且冬寒易过、夏热难受。故在炎热的夏季应注意避暑。"秋冬养阴"，特别是秋季气候干燥，最易伤阴，对阴虚体质之人更为重要。居室环境应安静。

（3）饮食药膳养生：饮食调养的原则是滋阴潜阳，宜清淡，少吃辛辣、燥烈之品。宜食芝麻、糯米、蜂蜜、乳品、甘蔗、蔬菜、水果、豆腐、鱼类等食物，并可食用沙参粥、百合粥、枸杞粥、桑椹粥、山药粥。条件许可者，可食用燕窝、银耳、海参、淡菜、龟肉、蟹肉、冬虫夏草、老雄鸭等。对于葱、姜、蒜、韭、薤、椒以及酒等则应少吃、少饮。

（4）运动锻炼养生：不宜过激活动，着重调养肝肾功能，以太极拳、八段锦等较为适合。气功宜选择固精功、保健功、长寿功等，并注重咽津功法。

（5）内服药物养生：可选用滋阴清热之品，如女贞子、山茱萸、五味子、旱莲草、麦冬、天冬、黄精、玉竹、玄参、枸杞子、桑椹、龟板等。常用中成药有六味地黄丸、大补阴丸等。由于阴虚体质，又有肾阴虚、肝阴虚、肺阴虚、心阴虚等不同，故应随其阴虚的不同而调补之。

（二）阳虚体质

1. 体质特点

形体白胖，面色淡白，畏寒喜暖，手足欠温，小便清长，大便时稀，唇淡口和，常自汗出，脉沉乏力，舌淡胖。

2. 养生方法

（1）精神情志养生：阳气不足的人常有情绪不佳的表现，肝阳虚者善恐、心阳虚者善悲。因此，要善于调节自己的感情，消除或减少不良情绪的影响。宜多听音乐、多交朋友、多参加社会活动，以振奋精神、强健身体。

（2）生活起居养生：阳虚者，多形寒肢冷、喜暖怕凉，且不耐秋冬。故在严寒的冬季，要"避寒就温""春夏养阳"，在春夏之季，要注意培补阳气。另外，夏季不可在室外露宿，睡眠时不要让电扇直吹，空调温度不能太低，同时避免在树荫下、水亭中及过堂风很大的过道久停。

（3）运动锻炼养生：因"动则生阳"，故阳虚体质之人，要加强体育锻炼，春夏秋冬，坚持不懈，每天1～2次锻炼。具体项目，如散步，慢跑，打球，游泳，练太极拳、五禽戏、八段锦等，依体力强弱而定。气功方面，坚持做强壮功、站桩功、保健功、长寿功。

（4）饮食药膳养生：应多食有温阳作用的食品，如狗肉、鹿肉、羊肉、鸡肉等。根据"春夏养阳"的原理，夏日三伏，每伏可食附子粥或羊肉附子汤等药膳，借助天地阳旺之时，以壮人体之阳。平日宜少食、少饮寒凉食品，如西瓜、苦瓜、绿豆、绿茶、冷冻饮料等。

（5）内服药物养生：可选用温阳散寒之品，常用药物有鹿茸、海狗肾、蛤蚧、冬虫夏草、巴戟天、淫羊藿、仙茅、肉苁蓉、补骨脂、胡桃、杜仲、续断、菟丝子等，中成药可选用金匮肾气丸、右归丸、全鹿丸。若偏脾阳虚者，选择理中丸或附子理中丸；脾肾两虚者可用济生肾气丸。

（三）气虚体质

1. 体质特点

形体消瘦或偏胖，面色淡白，语声低怯，常自汗出，动则尤甚，体倦健忘，脉虚弱，舌淡苔白。

2. 养生方法

(1)精神情志养生：气虚之人，多有精神不振，故在精神调养方面，要省思少虑，以免损气伤身，影响健康。

(2)生活起居养生：气虚体质者，容易疲劳，故应起居有常，劳逸结合，防止过劳。

(3)运动锻炼养生：气虚之人，身体较弱，一般不宜运动过量，以防过汗伤气，应选择活动量小的运动，如散步、慢跑、打太极拳，或做强壮功、站桩功、保健功等气功。

(4)饮食药膳养生：宜食具有补气作用的食物，如粳米、糯米、籼米、小米、黄米、大麦、山药、马铃薯、大枣、胡萝卜、香菇、豆腐、鸡肉、鹅肉、兔肉、鹌鹑、牛肉、青鱼、鲢鱼。若气虚甚者，当选用人参莲肉汤或黄芪鸡、四君子鸭等药膳补养。

(5)内服药物养生：气虚之人宜常服黄芪、党参、人参等补气药物。气虚甚者，若脾气虚，宜选四君子汤或参苓白术散；若肺气虚，宜选补肺汤；肾气虚，多服肾气丸。

(四)湿热体质

1. 体质特点

面部油垢，易生痤疮，夏季易患皮肤病，平时易口干、口苦、口臭，汗黏而臭，身重困倦，大便黏滞不爽或燥结难解，小便短黄，男性易阴囊潮湿，女性易带下增多，色黄质稠，性情急躁，易怒，脉滑数，红苔黄腻。

2. 养生方法

(1)精神情志养生：湿热体质之人，时常精神困倦，急躁易怒。故应适当参加体育锻炼和兴趣活动，以振奋精神。同时宁神定志，舒缓情绪，以防情绪紧张急躁。

(2)生活起居养生：湿热体质之人应早睡早起，以防晚睡伤阴生热。不易居住在潮湿环境，以防外湿伤人。

(3)运动锻炼养生：湿热之人进行体育锻炼应动静结合。湿热之人一般体力较强，适合做中长跑、登山等较大强度的锻炼，以通过出汗排解体内湿气。

(4)饮食药膳养生：湿热体质之人饮食不宜过寒过辛，过寒则生湿，过辛则生热。少食肥甘，黏腻之物，不宜饮酒。宜食赤小豆、绿豆、燕麦、薏苡仁、鲫鱼等健脾利湿清热食物，或荷叶绿豆粥、龟苓膏等调理。

(5)内服药物养生：湿热体质用药宜服用茵陈、薏苡仁、栀子、车前草、滑石、溪黄草、木通、滑石、泽泻等偏凉性的祛湿药。因湿热体质有偏湿偏热之不同，在选用药物和方剂时应有所偏向。若湿重于热，宜用三仁汤加减；若湿热并重，宜用甘露消毒丹。

(五)痰湿体质

1. 体质特点

形体肥胖，肌肉松弛，嗜食肥甘，神倦身重，懒动嗜睡，口中黏腻，或便溏，脉濡而滑，舌体胖、苔滑腻。

2. 养生方法

(1)精神情志养生：痰湿体质之人，常有神倦嗜睡、情志抑郁的表现，因此应适当参加社交、兴趣活动，以振奋精神。合理安排休闲、旅游、度假活动，以舒畅情志。

(2)生活起居养生：不宜居住在潮湿的环境里。平时宜多进行户外活动，经常晒太阳或进行日光浴。在阴雨湿冷的气候条件下，应减少户外活动，避免受寒感湿。

（3）饮食药膳养生：饮食应以清淡为主，少食肥肉及甜、黏、油腻的食物，酒类也不宜多饮，且勿过饱。多食健脾利湿、化痰祛湿的食物，如海带、冬瓜、白萝卜、荸荠、紫菜、海蜇、洋葱、枇杷、白果、大枣、扁豆、薏苡仁、红小豆、蚕豆、包菜等，亦可选用山楂荷叶茶、薏苡仁粥、山药冬瓜汤等药膳调理。

（4）运动锻炼养生：痰湿之体质，因形体肥胖、易于困倦，故应根据自己的具体情况循序渐进、长期坚持运动锻炼，如散步、慢跑、打球、游泳、练八段锦等。气功以站桩功、保健功、长寿功为宜。

（5）内服药物养生：痰湿之形成与肺脾肾三脏关系最为密切，故药物养生重点在于调补肺脾肾三脏。若因肺失宣降、津失输布、液聚生痰者，当宣肺化痰，方选二陈汤；若因脾不健运、湿聚成痰者，当健脾化痰，方选六君子汤或香砂六君子汤；若肾虚不能制水、水泛为痰者，当温阳化痰，方选金匮肾气丸。

（六）血瘀体质

1.体质特点

面色晦滞，口唇色暗，眼眶暗黑，肌肤干燥，脉细涩，舌紫暗或有瘀点。

2.养生方法

（1）精神情志养生：血瘀体质在精神调摄上，要培养乐观的情绪。精神愉快则气血和畅，营卫流通，有利于血瘀体质的改善。反之，苦闷、忧郁则可加重血瘀倾向。

（2）生活起居养生：血瘀体质有血行不畅的特质，而血得热则行，得寒则凝。故在生活起居调摄上，起居作息要规律，保证良好睡眠，尽量不熬夜；要注意动静结合，不可过分安逸；要注意衣着和居室环境温暖舒适，避免寒冷刺激。

（3）运动锻炼养生：多做有益于心脏和血脉的活动，如年轻人可做跑步、登山、游泳、球类运动，中老年人可做太极拳、八段锦、站桩功、长寿功、内养功、各种舞蹈和保健按摩。总之以全身各部位都能活动起来，帮助气血运行、解除气滞血瘀为原则。

（4）饮食药膳养生：可常食桃仁、油菜、洋葱、山楂、玫瑰、山慈菇、黑豆等具有活血祛瘀作用的食物，酒可少量常饮，醋可多吃，山楂粥、花生粥亦颇相宜。凡具有寒凉、油腻、涩滞作用的食物都应忌食或少食，如西瓜、苦瓜、花生、蛋黄、奶酪、乌梅、柿子等。

（5）内服药物养生：可选用活血养血之品，如地黄、丹参、当归、川芎、五加皮、三七、茺蔚子等均可应用。

（七）气郁体质

1.体质特点

形体消瘦或偏胖，面色苍暗或萎黄，急躁易怒，或忧郁寡欢，胸闷不舒，时欲太息，脉弦，舌淡红、苔白。

2.养生方法

（1）精神情志养生：气郁体质的人性格内向，常处于抑郁的精神状态，应主动寻求快乐。多参加社会活动、集体文娱活动，常看喜剧、相声，勿看悲剧、苦剧，多听轻松的音乐，多读积极、富有乐趣、展现美好生活前景的书籍，以开阔胸怀，解除抑郁状态。

（2）生活起居养生：中医认为"郁而发之"。故在生活起居调摄上，起居作息要规律，应顺应四时变化调节起居；适度增加户外活动时间，多接触社会，疏解郁滞；居室要宽敞、明亮，衣着要宽松、舒适,勿使气机郁结。

(3)运动锻炼养生:多参加体育锻炼及旅游活动。因体育和旅游均能运动身体、疏通气血,同时通过欣赏自然美景也能调剂郁结的精神情志。气功方面,以强壮功、保健功、站桩功为主,着重锻炼呼吸吐纳功法,以开导郁滞。

(4)饮食药膳养生:可少量饮酒,以疏解气郁、活血通脉、振奋精神。多食行气的食物,如佛手、橙子、韭菜、茴香、大蒜、刀豆、洋葱、玫瑰、香橼等,亦可选用三七蒸鸡、山楂牛肉干、益母草煮鸡蛋等药膳调理。另外,对于西瓜、苦瓜等冰冷寒凉食物以及乌梅、柿子、酸枣、李子等涩滞食物,因其有凝滞气血的作用,故均应少吃或不吃。

(5)内服药物养生:常用香附、乌药、川楝子、小茴香、青皮、郁金等疏肝解郁的药为主组成方剂,如越鞠丸等。若气郁引起血瘀,当配伍当归、丹参等活血化瘀药。

(八)特禀质

1.体质特点

对外界环境适应性差,易发生过敏性疾病,如荨麻疹、鼻炎、哮喘等。

2.养生方法

(1)精神情志养生:特禀质应避免紧张情绪,保持恬惔虚无的精神状态。

(2)生活起居养生:避免冷风侵袭,少去人多、空气混浊的场所。注意室内定时通风换气,保持室内空气流通。在生活中应避免接触引起过敏的物品。被褥、毛毯等寝具应经常在阳光下晾晒,以避免尘螨滋生。在多粉尘或花粉的环境中应佩戴口罩。

(3)运动锻炼养生:积极参加各种体育锻炼以增强体质。

(4)饮食药膳养生:饮食宜清淡、营养均衡。不宜食用辛辣刺激食物、腥膻发物及含致敏物质的食物,如辣椒、酒、牛肉、羊肉、鹅肉、鱼、虾、蟹、蚕豆、浓茶等。预防过敏性鼻炎、哮喘等可选用黄芪杞菊茶,调治荨麻疹等可选用芫荽发疹饮。

(5)内服药物养生:缓解期可服用玉屏风散等增强肺卫之气。

(九)血虚体质

1.体质特点

面色苍白无华或萎黄,唇色淡白,不耐劳作,失眠多梦,脉细无力,舌质淡。

2.养生方法

(1)精神情志养生:血虚之人,若心血不足,易精神不振,失眠健忘,注意力不集中;若肝血不足易出现抑郁情绪。愉悦的情绪有助于气血调和,促进血的生成与运行,故血虚质之人日常宜通过欣赏轻快活泼的音乐、戏剧、小品、电影等振奋精神。

(2)生活起居养生:劳神伤血,应防止用脑过度或思虑太过。久视伤血,应防用眼过度。熬夜伤阴,应避免晚睡和睡眠不足。

(3)运动锻炼养生:血虚质之人不宜大强度的、过量的体育运动,以防过汗伤血,应选择运动量小、动作柔和的运动,如散步、慢跑、练太极拳等。

(4)饮食药膳养生:宜食有滋补阴血功效的食物,如桑椹、桂圆、当归、阿胶以及黑木耳、菠菜、胡萝卜、动物肝脏、乌鸡、甲鱼、海参等药食两用之品。若血虚甚者,可选用当归生姜羊肉汤或阿胶羊肝等药膳。

(5)内服药物养生:血虚之人宜服养血药,如当归、熟地黄、阿胶、制何首乌等,方剂可选用四物汤、归脾汤、当归补血汤等；若气血两虚，可选用八珍汤、十全大补汤、人参养荣汤等。由于补血药一般易滋腻碍胃，所以使用补血药应配伍理气药以运脾。

(十)阳盛体质

1.体质特点

形体壮实，面赤，声高气粗，性情急躁，活泼好动，喜凉怕热，口渴喜冷饮，小便黄赤，大便干结，舌红，脉数有力。

2.养生方法

(1)精神情志养生：阳盛之人好动易发怒，故平日要锻炼情绪控制能力，培养良好的性格，理性克服情感上的冲动。平时宜听一些舒缓的音乐以修身养性。

(2)生活起居养生：起居有常，忌熬夜伤阴，避免长期处于高温、燥热的生活和工作环境中。

(3)运动锻炼养生：阳盛之人体质多壮实，适合高强度体育运动，如游泳、球类、登山、长跑等。

(4)饮食药膳养生：宜食味甘稍苦、性寒凉，具有清热或兼具养阴生津作用的食物或药食两用物品，如香蕉、苹果、西瓜、番茄、莲藕、绿豆、苦瓜、芥菜、青菜，或赤小豆、莲子、蒲公英、竹叶、荷叶等。饮食宜清淡，忌食或少食辛香、辛辣、温热、燥烈食物，如鹿肉、狗肉、羊肉、牛肉、鸡肉、坚果、白酒等食品，辣椒、姜、葱等调料，以及煎炒油炸、烧烤等加工的食物。

(5)内服药物养生：宜使用菊花、金银花、苦丁茶、蒲公英等凉性药。寒凉药不可久服，以防过寒伤胃。

第四节　不同职业的养生

职业的差别，对人体的身心会造成各种不同的影响。因此针对不同职业的人群，根据因人养生的原则，要运用不同的养生方法。以下分体力劳动者和脑力劳动者两类介绍不同职业的养生保健。

一、体力劳动者养生

体力劳动者拥有的劳动条件和所处的劳动环境，密切的影响着劳动者的身体健康。体力劳动者主要以筋骨肌肉的活动为主，特征是体内物质代谢旺盛，能量消耗快而且多。另外，不同工种劳动者在进行工作时，身体需保持一定体位或者采取某种固定姿势或重复单一的动作，局部筋骨肌肉长时间处于紧张状态，久之可引起劳损。因此《素问·宣明五气》提出"久视伤血、久卧伤气、久坐伤肉、久立伤骨、久行伤筋"的理论。所以，体力劳动者的养生保健，首先要注意不断改善劳动条件和劳动环境。其次对于某些职业损害，如噪声、放射性物质、高温以及铅、汞、苯、甲醇、乙醇、有机磷、粉尘等，应根据不同工种积极采用相应的方法进行防护。要设法控制职业的危害因素，尽力防止职业病的发生。

(一)合理的膳食

体力劳动者要进行正常工作，首先必须要保证一定的热量摄入，要保证足够的热量供给。为此必须注意膳食的合理搭配和烹调、增加饭菜种类和质量，以满足机体对热量及各种营养素的需求。此外，根据不同工种在食物的选择上也要有所不同，从一定程度上抵消或解除有害因素的危害。如在寒冷环境下的体力劳动者，除了增加总热量，还应注意增加脂肪比重；从事高温作业的体力劳动者,因出汗多会造成体内无机盐和水分损失较多,故除了大量补充蛋白质及总热量外,还应注意补给含盐饮料和维生素 B、维生素 C 等;在矿井、地道、水下等黑暗环境下的工作人员,因不长接触阳光,故应注意补充维生素 A、维生素 D;长期接触苯的体力劳动者,膳食应当限制脂肪的摄入,提高蛋白质、碳水化合物和维生素 C 的摄入。

(二)适当的运动

不同工种的体力劳动者,经常采用某种固定姿势或一定体位进行劳动,身体某些部分肌肉持续运动,另外部分的肌肉处于相对静止状态,肌群不能均衡发展,因此需要选取相应体育运动项目锻炼相对静止的身体部位。售货员、车工等,长时间处于站立姿势,腰腿肌肉长期处于紧张疲劳状态,常出现腰酸腿痛,甚至腰肌劳损和下肢静脉曲张。针对这类体力劳动者可多做些摆腿、散步、慢跑、体操等运动。雕刻工、装配工、包装工等,长时间坐着,可选择全身性活动,特别是球类运动,可促进血液循环,增强手指、手腕的灵巧性和敏感性。

技工,如司机、挡车工、缝纫工及连续流水作业工人,费体力也费脑力,强体力劳动的同时,脑神经也高度紧张,易患失眠、头痛、神经性高血压等,运动时宜选择运动量小、动作柔和的项目,如太极拳、保健气功等传统健身术或者球类及器械体操运动等。

(三)工作与休息

体力劳动者上班时应认真执行劳动保护措施,并严格遵守劳动纪律和操作规程,防止工伤事故发生。下班后,要保证充足睡眠,以放松精神、解除筋骨肌肉的紧张与疲劳。充足的睡眠对于夜班工人尤为重要。除此之外,不同工种的工人可采取不同的休息方式。比如可尽量调整工作时间,或根据条件变换体位工作。另外,每天要有一定的放松时间,如下班后跳舞、听音乐、观鱼赏花等。长期站立者,应穿中、矮跟鞋以减轻疲劳,还可套上弹力护腿或打绑腿以减轻腿部疲劳、预防静脉曲张。黑暗环境工作者要加强户外活动,多晒太阳。

(四)适度的用脑

脑力活动是保证人健康长寿不可或缺的重要因素,古人所谓"神强必多寿"即是强调了合理用脑的重要性。各脏腑器官均有"用进废退"的规律。体力劳动者也要适度用脑,这样才能保证大脑活力旺盛,进而达到健康长寿的目的。在培养自己学习兴趣的同时,结合职业特点学习园艺、缝纫、绘画、棋弈等不同的技能。有意识地锻炼记忆力,下班后多读书看报,也可多参加动脑筋的活动等。

二、脑力劳动者养生

脑力劳动者因经常性的使用脑力去分析、思维和记忆,常有头晕头痛、心悸失眠、食欲不振等脑髓耗伤、心血暗耗、脾气郁结等症状或不适;经常昼夜伏案,长期承受单一姿势的静力性劳动,使肌肉长期处于持续紧张状态,易致气血凝滞而诱发多种疾病。因此,脑力劳动者的养生保健原则应是健脑养心、运动形体、心身兼顾。

(一)科学合理用脑

经常思考,注重创新,可有效刺激脑细胞的再生,恢复大脑活力,也是延缓人体衰老的有效方法。但是,大脑也不宜过度使用,一般连续伏案工作时间不应超过 2 小时。在眼睛感到疲乏时宜停止工作,或闭目养神,或眺望远景,或做深呼吸,或做简单的肢体运动。连续用脑时,要注意更换工作内容,如阅读、听录音、看图像等活动可交替进行,还可边听轻音乐边工作,以平衡左右脑的活动,减轻思维中枢的压力。有节奏地工作和学习,不仅有助于保护大脑,保持饱满的精神状态,而且还可以提高工作效率,收到事半功倍的效果。

此外,流通的新鲜空气、明暗适中的自然光线、安静的工作场所,是脑力劳动者保持大脑清醒状态、提高工作效率的最佳环境条件,需特别注意。

(二)饮食药物健脑

肾藏精,精生髓,髓聚成脑;心主血脉,主神志。因此,补肾益精、养心补血的食物、药物均有补脑、健脑、强志、增智的作用。食物,如花生、腰果、杏仁、胡桃等干果,大豆及其制品、牛奶、鸡蛋、鲜鱼、海参、淡菜以及动物脑、心、肝等内脏。药物,如地黄、何首乌、女贞子、杜仲、狗脊、桑寄生、菟丝子、山茱萸、鹿茸等。药食两用之品,如黑芝麻、龙眼肉、枸杞子、大枣、益智仁、肉苁蓉、当归、阿胶、人参等。另外,亦可选用药膳或中成药,如当归乌鸡汤、桂圆莲子粥、玫瑰花烤羊心等药膳,补脑丸、六味地黄丸、安神养心丸等中成药。

(三)运动按摩养生

脑力劳动者可通过常做运动、按摩等以达到舒筋活络、调畅气机的目的,从而防止各种骨关节病、心脏病及脑病的发生。

1.运动养生

跑步,因其有助于改善全身血液循环和内脏的功能,可以保证给予大脑充足的血氧供应,故其不仅是一项体育运动,也是最常被选用的健脑运动项目。乒乓球、网球等球类运动,因可训练大脑信息传导、反馈的速度,故可锻炼大脑反应的敏捷性。研究表明,倒立可以有效增加脑血流量,迅速消除眼花、耳鸣及脑缺氧状态;倒行可以帮助活动背部的肌肉韧带、调节脊神经的功能,可有效防治脑力劳动者的常见病,如颈椎病、腰腿关节病、肩周炎等。因此,脑力劳动者可根据自己的具体情况选择锻炼。

2.头部按摩

头部按摩,可以帮助疏通经络气血,改善头部的血液循环,有效消除大脑的疲劳感。以下介绍三种具体的按摩方法。

(1)头顶按摩:以双手搓头皮,从前发际到后发际做梳头动作数次。

(2)头侧按摩:用双手拇指按住两边太阳穴,其余四指从头两侧由上至下做直线按揉;再按揉太阳穴,顺时针与逆时针方向各数次。

(3)浴面摩眼:两手搓热后,从上至下,从内至外摩面数次;可同时配合做眼部保健操。

目标检测

一、选择题

(一)单项选择题

1.以下属于妊娠期禁忌用药的是(　　　)

A.乌头　　　　　　B.白术　　　　　　C.黄芩　　　　　　D.续断

2.青春期指的是(　　　)

A.12～18 岁　　　B.14～24 岁　　　C.12～18 岁　　　D.12～24 岁

3.男性生殖功能的有无主要取决于(　　　)

A.肾精、肾气的盛衰　　B.肝的盛衰　　　C.脾胃的盛衰　　　D.肺的盛衰

4. 形体消瘦,午后面色潮红,口咽少津,心中时烦,手足心热,少眠,便干,尿黄,不耐春夏,多喜冷饮,脉细数,舌红少苔。属于( )

A. 阳虚　　　　　　B. 血虚　　　　　　C. 痰湿　　　　　　D. 阴虚

(二)多项选择题

1. 以下哪些是老年人饮食养生的要点( )

A. 营养丰富　　　　B. 食宜清淡　　　　C. 食宜温和　　　　D. 食宜辛辣

E. 卫生清洁

2. 妇女经期保健的原则是( )

A. 寒温适宜　　　　B. 饮食节制　　　　C. 调畅情志　　　　D. 劳逸结合

E. 卫生清洁

3. 体质差异形成的原因有( )

A. 环境因素　　　　B. 营养因素　　　　C. 性别因素　　　　D. 年龄因素

E. 精神因素

4. 常见不良体质有哪些( )

A. 阳虚　　　　　　B. 血虚　　　　　　C. 痰湿　　　　　　D. 血瘀

E. 气盛

5. 体力劳动者养生应做到( )

A. 合理的膳食　　　B. 运动锻炼　　　C. 科学的工作与休息　　　D. 合理用脑

E. 科学用脑

6. 脑力劳动者的保健原则应是( )

A. 健脑强骨　　　　B. 动静结合　　　C. 运动按摩　　　　D. 合理膳食

E. 运动养生

二、简答题

1. 简述老年人的用药原则。

2. 简述影响乳汁正常分泌的原因。

3. 什么是体质养生法?

4. 脑力劳动者如何科学用脑?

三、案例分析题

1. 张某,男,68 岁,平时习惯性感冒发烧,情绪抑郁,睡眠差,倦怠乏力。患有高血压、高血脂多年。请对其提出合适的养生建议。

2. 王某,女,35 岁,月经不调,经前、经期小腹疼痛,近几年来月经时,经期有时长达 10 多天不止。其表现为面色苍白,长有扁平疣,腰痛怕冷,目倦神疲,心悸,胆怯,善太息,易动情,爱哭,头顶偏凉,闷痛,按压舒服。根据所学提出合适的养生建议。

第十四章　亚健康与中医干预

学习目标

【学习目的】通过对亚健康与中医干预的学习,充分认识中医在干预亚健康方面的优势,掌握亚健康干预的原则,制订个体化的养生方法。

【知识要求】掌握亚健康的基本概念及中医治未病的基本内容。

【能力要求】运用亚健康干预的原则,制订个体化的养生方案。通过实践,掌握亚健康状态非药物疗法的具体运用。

亚健康指非病非健康状态,该状态又被称为次等健康状态,是介于健康和疾病的一种临界现象。20世纪80年代中期布赫曼教授首次提出亚健康概念,其发现除健康状态和疾病状态外,人体还存在着一种非健康、非患病的中间状态,即亚健康状态。亚健康概念提出后,逐渐被后来的研究证实。世界卫生组织(WHO)将亚健康称为"慢性疲劳综合征";我国中华中医药学会发布的《亚健康中医临床指南》指出:亚健康指人体处于健康和疾病间的一种状态,处于亚健康状态者,不能达到健康的标准,表现为一定时间内的活力降低、功能和适应能力减退,但不符合现代医学有关疾病的临床或亚临床诊断标准。

近年来,亚健康已成为困扰人们生活、工作的重大问题。据统计,我国约有70%的人属于亚健康人群。亚健康人群虽然未患病,但若处理不及时、不恰当,则存在发生某种疾病的潜在危险,严重威胁着人类的健康及生活质量。针对亚健康状态人群做多学科全面综合的评价,对危险因素进行干预,对日常生活的要求进行安排,能有效改善健康功能状态的减退,对提高人们的生活质量、延长人们的寿命都十分有利。以"治未病"为主导思想的中医学在养生保健方面的优势,为亚健康状态的中医药干预提出了有效的理论和丰富的方法。中医理论强调"整体观念",认为人体本身,以及人与自然、社会是一个统一体。健康状态是人体内部与外界环境间的动态平衡,即"阴平阳秘,精神乃治"。疾病则是在某些因素作用下,破坏了"阴平阳秘"而发生的"阴阳失调"。众多中医医家对亚健康病因、病机认识的侧重虽有不同,但大多倾向于其发生的关键是在先天禀赋偏阴、偏阳的基础上,因情志不遂、劳逸失度、饮食起居不节而致脏腑经络功能紊乱,阴阳失衡,产生气滞、血瘀、痰湿等病理产物,进而出现虚实夹杂的证候。

第一节　亚健康干预的意义和原则

一、亚健康干预的意义

(一)转变医疗模式

21世纪医学模式正在发生转变,将从"生物医学模式"转变为生理、心理、社会、环境四者相结合的新医学模式,这种医学模式将更加注重亚健康,重视干预亚健康状态。研究表明,许多疾病是由亚健康状态发展而来,其发病与多种危险因素的相互复杂作用有关,同时这些疾病是可以预防的。在新医学模式面前,中国传统健康文化和中医学将发挥重要的作用。实施积极干预战略,对疾病的发病率、致死率的控制有积极作用,极大降低患病人数和医疗费用开支,有利于社会经济的稳定和可持续发展。

(二)更新健康观念

WHO 在提出健康新概念和健康标准后,继而又修改了《国际疾病分类标准》,特别指出了亚健康状态及其人群健康这一全新概念。健康观念正在"以疾病为中心"转向"以人(个体化)为中心","以疾病诊断、治疗为中心"转向"以维持、促进人的健康为中心"。整个社会的健康服务理念也因此发生深刻变化。健康服务战略前移,重心下移,将对处在健康状态的个人、家庭、社区人群具有积极预防作用,对处在亚健康状态的人们具有积极治疗与指导作用,改善不良健康状况。随着医学观念的更新,全社会对健康的理解更加深入,形成了以自我保健为主的大健康观。

(三)提高健康素养

居民健康素养是反应国家卫生发展的重要评价指标,个人可通过其获取和理解健康信息,并运用这些信息维护和促进自身健康能力和基本素质。亚健康在各类人群中普遍存在,针对亚健康状态人群进行科学、全面的综合评价,以便合理安排日常生活,对损害健康的危险因素进行有效干预,能够改善健康功能状态。研究适用于我国国情的与健康评价相关的健康生活的内容、指标和方法,对全面提高我国居民健康素养有重要意义。

二、亚健康干预的原则

(一)提高健康素养

WHO 对健康进行阐述时强调身体健康、心理健康、社会适应能力良好和道德健康四个方面都应健全。中医学对健康状态的认识是"形与神俱",核心是形体气血、精神情志、社会适应能力和道德健康的和谐统一,即"四维健康观"。我们要全面提高健康思想素养、健康知识素养、健康道德素养、健康心理素养和健康身体素养等健康素养,这些素养是一个有机的整体,缺失一样则不能达到完全健康的目的。

健康思想素养,是健康首先要达到的素养。只有存在要求健康的想法,才会有追求健康的行动,健康思想素养因此是其余健康素质的基础和前提。有了健康的思想,就有了学习健康知识的热情,以求掌握健康知识,用以指导自己的健康行动,达到身体健康的目的。

健康道德素养,是人们在追求自己健康的时候,要有必要的道德,首先不得因自己追求健康妨碍别人的利益,其次要正确指导他人维护好健康。

健康心理素养,这是身体健康的一个重要的方面。体健为健,心怡为康,仅仅体健不能称为真正的健康。

健康身体素养,是一个综合性指标,其具体要求一般认为是 WHO 的对健康的 10 条标准及 14 条标准,具体参见第二章相关内容。

(二)调整生活方式

生活方式的健康与否是决定人身体是否健康的重要因素。WHO 在分析了世界人口健康长寿的资料后指出:"个人的健康和寿命 60％取决于自己的生活方式,15％取决于遗传,10％

取决于社会因素,8%取决于医疗条件,7%取决于气候的影响。"明确指出了健康的决定因素是人们自己的生活方式,其也是调整亚健康状态最重要的原则。

生活方式包括人们在生活中所采用的任何态度和方法。好的生活方式,就是健康的生活方式,是指有利于身体健康和防治疾病,能提高人们健康水平的科学生活模式,这种生活方式将人们日常生活和平时防病有机联系到一起,对防御慢性病和一般性传染病都有积极的效果。不好的生活方式影响人们的健康,很多慢性病就是因为不良生活方式而引起的。

(三)优化饮食结构

优化饮食结构占个人生活方式的70%,是实现理想健康状态的基本前提和物质保证。构成人体细胞的主要成分在原子水平上含有氧、氢、碳、氮、钙及磷等六十多种元素,在分子水平上则是由七大营养素构成。优化饮食结构,从根本上调整饮食上不符合健康生活的饮食习惯和饮食方法,使之达到健康生活的要求。这种健康生活,既是一种日常生活,又是一种治病方式,把预防和治疗慢性病融入于每日的生活中,以战胜亚健康状态,恢复健康。合理的饮食结构就是要做到饮食的多样化,各类食物种类齐全、比例适当、数量充足,同时要特别重视食性"寒热温凉"、食味"酸苦甘辛咸"的和谐,从而达到平衡膳食。

(四)综合干预调理

亚健康状态具有广泛的社会性和特有的时代性,而现代医学对于亚健康目前尚无明确的诊断标准,也缺乏有效的干预措施。中医学的整体观念,以及在长期临床实践中积累和升华提炼的诸多养生与治疗法则和方法,为针对亚健康病因进行整体调节、综合干预提供了规范。中医药干预亚健康状态,应充分发挥"治未病"的特色与优势,坚持中医理论指导,实现日常饮食、生活起居及精神情志等生活方式的个体化调节以及中医药辨证调理等综合干预方法的有机结合。这些种类繁多、内容丰富、各具特色的方法,对亚健康的干预提供了理论指导与技术支持。

第二节 中医治未病及亚健康干预

"治未病"是中医理论体系的重要组成部分。由于中医关于"病"的概念涵盖了西医学的疾病和亚健康状态,因此,中医"治未病"中的"病"亦指西医学所言"亚健康"的概念。中医"治未病"与西医学分级预防疾病的观点异曲同工,非常符合亚健康状态的干预原则与要求,已成为中医干预亚健康的主要手段之一。

知识链接

中医治未病的概念

"治未病"一词,首见于《黄帝内经》。《素问·四气调神大论》指出:"圣人不治已病治未病,不治已乱治未乱。……夫病已成而后药之,乱已成而后治之,譬犹渴而穿井,斗而铸锥,不亦晚乎!"说明"治未病"即是预防疾病,并阐明了"治未病"的重要性。

"治未病"与西医学的"预防"一词有相似的含义,指采取一定的措施,防止疾病的发生和发展。包括未病先防、既病防变与瘥后防复等三个方面:未病先防,指在疾病未发生之前,积极做好各种预防工作,以达到防止疾病发生、延年益寿的目的;既病防变,指疾病已经发生,则争取早期诊断与治疗,防止疾病的发展与传变;瘥后防复,指在疾病初愈期,采取巩固性治疗或预防性措施,防止已愈的疾病复发。因此,对于疾病的预防,"治未病"理论适用于疾病发展的各个阶段,并能有效地指导临床实践。

一、中医治未病的基本内容

(一)未病先防

未病先防,指在未患病之前采用预防的方法从而避免亚健康与疾病的发生,适用于未病的健康人群。包括祛除各种影响健康的因素和主动养生保健。影响健康的因素包括外因和内因。外因包括环境和角色要求等;内因包括自身抗病能力、主动和不主动的健康意识等。对于外因,我们要学会适应环境,并通过努力去改善环境,避免疾病的发生;对于内因,我们要增强健康意识,积极行动,通过各种养生保健手段做到"未病先防"。

(二)欲病救萌

欲病救萌,是当亚健康状态发展到接近疾病的阶段时,要抑制它的萌芽、发生,即治病于初始,避免症状越来越多,适用于亚健康状态的人群。如各种神经精神的轻度失调,表现为焦虑、抑郁、失眠、烦躁、梦魇或咽部如有异物等,若进一步发展就会演变成神经精神类疾病,根据中医辨证论治的指导思想,从郁、痰或痰火论治多能取得较好的效果,从而遏制疾病的发生,使患者趋向健康。

(三)既病防变

既病防变,指当机体已经处于疾病状态时,要早做诊断、及时治疗并预防,防止疾病转变殃及其他未病脏腑或危及生命。正如《金匮要略·脏腑经络先后病脉证第一》所述,"问曰:上工治未病,何也? 师曰:夫治未病者,见肝之病,知肝传脾,当先实脾。四季脾王不受邪,即勿补之。中工不晓相传,见肝之病,不解实脾,惟治肝也。"未病早防为上策,已病早治为中策,以败为戒为下策。因此东汉荀悦《申鉴·杂言》曰:"先其未然谓之防,发而止之谓之救,行而责之谓之戒。防为上,救次之,戒为下。"

(四)瘥后防复

瘥后防复是中医"治未病"的重要组成之一,与现代西医学三级预防中的康复性预防相似。"瘥后防复"即疾病初愈,机体阴阳平衡功能尚未稳定巩固的阶段,此时邪气未尽、正气未复,若不注意调摄,极易病复。《素问·热论》中"帝曰:热病已愈,时有所遗者,何也? 岐伯曰:……若此者,皆病已衰,而热有所藏,因其谷气相薄,两热相合,故有所遗也。帝曰:……治遗奈何? 岐伯曰:视其虚实,调其逆从,可使必已矣。"即表示疾病初愈,若调养不慎易致病复。故应当采取措施改善生理功能,增强机体康复功能,加快康复并防止复发。东汉张仲景在《伤寒论·辨阴阳易瘥后劳复病脉证并治》中指出:"大病瘥后,劳复者,枳实栀子豉汤主之。""病人脉已解,而日暮微烦,以病新瘥,人强与谷,脾胃气尚弱,不能消谷,故令微烦,损谷则愈。"体现了张仲景对"瘥后防复"的重视。"瘥后"即疾病初愈阶段,与健康的未病状态或是尚未传变的已病状态均有所不同。故瘥后防复虽然也是"未病先防",但指的是病初愈或将愈这一特殊状态,同样属于"治未病"范畴。因此,在病愈阶段,"治未病"就是调节机体阴阳,使之平衡达到功能稳定,从而防止疾病的复发。如临床上有些病人在感冒愈后一段时间内仍有轻度头痛、乏力、食欲不振、全身不适等症状,对此可运用中医四诊之法,给出证候的定位、定性诊断,采用适宜的中医干预方法。

二、中医干预亚健康的优势

(一)三因制宜

三因制宜是中医学治疗疾病的重要原则,也是干预亚健康的重要原则之一。这一原则体现了对亚健康个性化调理的优势,在亚健康的干预中具有重要意义。

1.因人制宜

因人制宜,指对亚健康人群病理性体质的辨析和干预。病理性体质为机体阴阳状态失衡,是机体在某些致病因素作用下所产生的阴阳偏盛偏衰或气血亏损失和,或形成某些病理性产物,如痰湿、瘀血等,从而导致机体对某些疾病有趋向性或易感性。调理病理性体质是亚健康干预的关键。优化改善病理性体质,有助于阻断亚健康状态发展到疾病状态。亚健康人群所呈现的病理性体质,中医养生实践中可依据气血阴阳的偏胜偏衰,分为阳虚、阴虚、气虚、血虚及阳盛、痰湿、气郁、血瘀、湿热等体质进行调理。中医体质理论着眼于全局和本质,以"整体观念""辨体论治"等为理论指导,分析人体阴阳虚实,针对人体不同的体质和证型,以调整阴阳、纠正气血偏颇,进而达到扶正祛邪为目的,最终帮助机体从亚健康回归到健康状态。所以,基于中医体质理论调理偏颇体质的方法不失为当下预防亚健康的最佳选择,值得我们在今后的工作中推广。

2.因时制宜

因时制宜,指根据季节、月令、昼夜等不同的特点,对亚健康人群提出适宜的养生调理方法。人体顺应四时则可安然无恙,若违背自然,寒温不适,燥湿不调,则有碍脏腑功能,使适应能力下降,易形成亚健康状态。中医在干预人体亚健康过程中,十分重视季节气候等时间对人体的影响作用,必须考虑人体与季节气候阴阳的逆从关系,根据不同季节气候的特点,来制订适宜的治疗原则。

3.因地制宜

因地制宜,指根据不同地域气候、地理环境、生活习惯和经济生活的特点,对亚健康人群提出适宜的干预方法。东南沿海的居民,环境温热潮湿,易形成痰湿或湿热病理体质,亚健康干预应注重清热、利湿、化痰。西北居民处于高寒干燥环境,腠理致密,易形成寒燥病理体质,亚健康干预应注重滋阴去燥,温阳祛寒。

(二)形神同治

形神统一的生命观是中医理论体系的基本观点。中医学认为,生命活动的根本特征是"形与神俱""形神合一"。神不能离开形体而存在,形亦离不开神,神既是生命活动内在的主宰,又是生命活动外在的表现。神必须依附于形才能完成其主宰生命的功能,形只有在神的统御下方能进行生命活动并产生生命现象。心理障碍是亚健康状态的重要原因,也是形神学说中形与神相互依存、相互作用的体现。因此,中医干预亚健康状态必须坚持"形神同治"的原则,既要改善人们的机体状态,又要关注人们的心理情感,将其心理行为症状纳入辨证体系,并在治疗过程中有针对性地引入中医传统的"以情胜情法""移情易性法",以加强心理疏导,达到身心同调、形神同治的效果。

(三)辨体调理

个体生理、病理上错综复杂的特征是由体质多元性的形成因素所致。《黄帝内经》记载了体质的形成,既受先天禀赋的影响,又与外界环境、饮食起居、情志状态、性别、年龄、疾病、药物及个人修为等后天因素息息相关。中医学认为体质是个体在其生长发育过程中形成的形体结构与功能方面相对稳定的特异性表现,在一定程度上反映了机体功能方面的特殊性和阴阳气血盛衰的禀赋特点。体质的不同决定了个体对致病因素趋向性、易感性的差异,同时决定患病后证候类型的不同。亚健康处于生理体质与病理体质的临界状态。体质因素主导着亚健康状态的转化,影响着亚健康的性质、转归、预后。不同体质类型与人体亚健康状态进一步发展为某一疾病具有一定的趋同性,即不同体质类型与亚健康状态发展成的疾病高度相关。因此,要想预防亚健康的发生,并防止其向某一种疾病转化,必须根据每个人的体质特征以及周围环境对个体的影响等因素,对机体内气血阴阳的偏颇进行调整,对病理体质状态进行调理、优化。改善因体质而表现出的病理状态是预防亚健康的最佳方案。

第三节　中医干预亚健康的方法

一、亚健康状态基本证候

根据中华中医药学会 2006 年发布的《亚健康中医临床指南》,亚健康状态的中医基本证候有以下 8 种类型,用以指导中医对亚健康状态的辨证调摄和干预。

(一)肝气郁结证

肝气郁结证是由于肝的疏泄功能异常,导致气机郁滞所表现出的证候。临床上主要表现为胸胁满闷,喜太息,周身窜痛不适,时发时止,情绪低落和(或)急躁易怒,咽部异物感,月经不调,痛经,舌苔薄白,脉弦。

(二)肝郁脾虚证

肝郁脾虚证是由于肝郁乘脾,脾失健运所表现的证候。临床上主要表现为胸胁满闷,喜太息,周身窜痛不适,时发时止,情绪低落和(或)急躁易怒,咽部异物感,周身倦怠,神疲乏力,食欲不振,脘腹胀满,便溏不爽或大便秘结,舌淡红或偏暗,苔白或腻,脉弦细或弦缓。

(三)心脾两虚证

心脾两虚证指心血虚证与脾气虚证同时出现的证候。临床上主要表现为心悸胸闷,气短乏力,自汗,头晕头昏,失眠多梦,食欲不振,脘腹胀满,便溏,舌淡苔白,脉细或弱。

(四)肝肾阴虚证

肝肾阴虚证指肝肾两脏阴液亏虚,虚热内扰所表现的证候。临床上主要表现为腰膝酸软,疲乏无力,眩晕耳鸣,失眠多梦,烘热汗出,潮热盗汗,月经不调,遗精早泄,舌红少苔,或有裂纹,脉细数。

(五)肺脾气虚证

肺脾气虚证指由于脾肺两脏气虚,功能减退所表现的证候。临床上主要表现为胸闷气短,疲乏无力,自汗畏风,易于感冒,食欲不振,腹胀便溏,舌淡苔白,脉细或弱。

(六)脾虚湿阻证

脾虚湿阻证指脾气虚弱,脾失健运,湿浊内阻所表现的证候。临床上主要表现为神疲乏力,四肢困重,困倦多寐,食欲不振,腹胀便溏,面色萎黄或㿠白,舌淡苔白腻,脉沉细或缓。

(七)肝郁化火证

肝郁化火证指肝气郁滞,气郁化火而肝经火盛,气火上逆的证候。临床上主要表现为头胀头痛,眩晕耳鸣,胸胁胀满,口苦咽干,失眠多梦,急躁易怒,舌红苔黄,脉弦数。

(八)痰热内扰证

痰热内扰证指痰火内盛,扰乱心神,以神志症状为主的证候。临床上主要表现为心悸心烦,焦虑不安,失眠多梦,便秘,舌红苔黄腻,脉滑数。

二、亚健康状态药物疗法

亚健康状态的中医病因病机主要为饮食不节、劳逸损伤、七情内伤等导致气机紊乱、脏腑阴阳气血失调。亚健康状态的症状表现几乎与肝、心、脾、肺、肾五脏都相关,主要临床表现是疲劳,精神压力亦对其发生有重要影响,所以亚健康的临床表现以虚证为主,虚中夹实,而脏腑气机失调是关键。亚健康状态的药物疗法正是基于这种认识的用药。

(一)药物选择

对中医干预亚健康的中药使用频数的研究表明,使用较高的单味药物有黄芪、白术、党参、山药、人参、熟地黄、当归、白芍、陈皮、柴胡、茯苓、川芎、山茱萸、牡丹皮等药物。依据循证医学的理论,这些药物应是当前亚健康状态药物疗法的主要选择药物,提示亚健康状态的药物疗法应以补虚、调补脏腑为主,兼顾理气和化瘀。从其他相关中药的使用来看,在补虚同时应重视活血化瘀、理气、安神、利水渗湿等方面的综合运用。

(二)辨证用药

辨证论治是中医学的基本特点,也是亚健康状态药物疗法的基本原则。根据亚健康状态中医临床基本证候,可通过"辨证",采用个体化的药物干预方法。亚健康状态药物疗法在实际应用中最好选择中成药剂型,如丸剂、散剂、颗粒剂等剂型,以及药膳的药茶、膏方等品种,其口感较好、不伤脾胃,适宜久服,适用于亚健康者长期服用。

1.**肝郁气滞证**

【治法】疏肝解郁,行气止痛。

【方药】柴胡疏肝散(柴胡、白芍、香附、川芎、枳壳、甘草)。

2.**肝郁脾虚证**

【治法】疏肝健脾。

【方药】逍遥散(柴胡、白芍、当归、白术、茯苓、薄荷、煨姜、甘草)。

3.**心脾两虚证**

【治法】健脾养心。

【方药】归脾汤(黄芪、党参、白术、茯苓、当归、酸枣仁、远志、龙眼肉、木香、甘草)。

4.**肝肾阴虚证**

【治法】滋补肝肾。

【方药】六味地黄丸(熟地黄、山药、山茱萸、丹皮、泽泻、茯苓)。

5.**肺脾气虚证**

【治法】补益肺脾。

【方药】玉屏风散（黄芪、白术、防风）。

6. 脾虚湿阻证

【治法】健脾渗湿。

【方药】参苓白术散（党参、白术、茯苓、白扁豆、薏苡仁、山药、莲子、桔梗、砂仁、甘草）。

7. 肝郁化火证

【治法】疏肝清热。

【方药】丹栀逍遥散（丹皮、栀子、柴胡、白芍、当归、白术、茯苓、薄荷、煨姜、甘草）。

8. 痰热内扰证

【治法】清热化痰。

【方药】黄连温胆汤（黄连、竹茹、半夏、茯苓、枳实、陈皮、甘草）。

三、亚健康状态非药物疗法

亚健康状态的症状集中表现在躯体、心理和社会交往几方面，是由于政治、经济、社会、文化等诸多因素对人体不良刺激所造成的。因此，单纯的药物干预效果未必明显。现代研究认为，亚健康状态的治疗应多种方法相结合，综合干预是最终策略，非药物疗法是其重要的干预手段。

（一）营养食疗

中医营养食疗是在中医理论指导下，根据食物的性味、归经、功能，作用于不同脏腑，通过对机体进行调理和治疗来防治疾病、维护健康，是中医学的重要组成部分。中医学自古就有药食同源的说法，《周礼》曰："以五味、五谷、五药养其病。"《素问·脏气法时论》曰："毒药攻邪，五谷为养，五果为助，五畜为益，五菜为充，气味和而服之，以补精益气。"唐代孙思邈在《千金要方》中也指出："夫为医者，当须先洞晓病源，知其所犯，以食治之，食疗不愈然后命药。"所以古人认为"安身之本必资于食，救疾之速必凭于药"。《黄帝内经》中还指出："药以祛之，食以随之"。故疾病初愈应合理饮食，劳逸得当，起居有常。此时邪气未尽，机体正气尚未完全恢复，若饮食不慎，或过于劳累，都易使正气更加亏虚，导致再次感染病邪，或体内余邪复盛，引起旧疾复萌。合理的营养食疗具有调节脏腑功能，祛除病邪，滋补强身，养颜美容，延年益寿的作用。食疗简便易行，不良反应小，易为人们接受，是干预亚健康的常用方法。

然而并不是所有的食物都是有益的，有的食物反而对亚健康者以及患者的疾病有害，甚至可能因为饮食不当，导致人们从亚健康状态转化为疾病状态，或导致疾病加重，难以救治。《金匮要略》云："肝病禁辛，心病禁咸，脾病禁酸，肺病禁苦，肾病禁甘。春不食肝，夏不食心，秋不食肺，冬不食肾，四季不食脾。"又曰："凡饮食滋味以养于生，食之有妨，反能为害，……所食之味，有与病相宜，有与身为害，若得宜则益体，害则成疾，以此致危。"这说明饮食与人体健康之间存在着宜与忌、利与害的辩证关系。饮食对人体健康影响很大，如果不知禁忌，饮食无度，对身体不仅没有益处，反而有害。

营养食疗干预亚健康，首先必须熟悉食物的性味、归经等"食性"，这是营养食疗干预亚健康的基础。食物的"性"，即温、热、平、寒、凉。一般认为，寒凉性食物大都具有清热泻火、凉血解毒作用，常用于热性病证；温热性食物大多具有温中助阳、散寒通脉等作用，常用于寒性病证；平性食物则有健脾开胃、补益身体的作用。食物的味，包括辛、甘、酸、苦、咸五种。辛，指辛辣或辛香的滋味，有发散、行气、行血等作用；甘，指甘甜或甘淡的滋味，有滋补、和中、缓急作用;酸,指有酸的味道,具有收敛固涩作用;苦,指有苦的味道,具有泻火、燥湿、宣泄等作用;咸,指有咸的味道,具有软坚散结及润下通便作用。食物的归经也是食物性能很重要的方面,其本质指食物对机体脏腑经络的选择性,只有与性味结合方可完整的反应食物的性能,以防治疾病,维护健康。

应在明确食物"食性"的基础上,根据亚健康状态的中医证候特征辨病施食、确立饮食宜忌,如寒证者宜食温性、热性食物,忌食寒凉、生冷食物;热证者宜食寒凉平性食物,忌食温燥伤阴食物;虚证者忌食性质寒凉食物,由于虚证患者多数脾胃功能减退,消化吸收功能不良,因此也不宜吃肥腻、油煎、坚硬的食物;实证者饮食宜忌要根据辨证情况而定。应根据调理者的状态、表现制订合理的膳食,避免刺激、伤胃、碍胃之品,使中土健运,生化之源不竭,气血充足,才能改善机体的亚健康状态。

(二)针灸治疗

针灸通过刺激经络和腧穴,调节机体脏腑、气血、经络的阴阳平衡,泻其有余、补其不足,使机体趋于"阴平阳秘,精神乃治"的健康状态,从而恢复自我调节功能。目前,针灸治疗已成为中医干预亚健康的一种特色且有效的方法。

针灸干预亚健康常用的穴位有百会、气海、关元、神阙、命门、中脘、足三里、三阴交、背俞、合谷、太冲、涌泉等。通过对这些穴位施以针刺、艾灸或拔罐治疗,可达到培补元气、强壮脏腑功能、扶正祛邪、治病保健的效果。在这些穴位中足三里和三阴交是针灸干预亚健康的主要穴位,足三里穴是足阳明胃经的下合穴,通过针刺或艾灸,既能扶正培元,提高人体的抗病能力,又能促进食欲,恢复机体精力;三阴交穴为足三阴经交会穴,具健脾、益肝、补肾的功效,更可助益运化、疏经通络。

此外,也可用耳压法进行干预调理,常用穴位有神门、交感、皮质下、内分泌、肝、脾、胃、心、肾等耳穴点。常规消毒后,将在75%的酒精中泡过的生王不留行籽放于约 6×6mm 的胶布中间,对准提前选好的耳穴最为敏感处,将其贴于耳郭上,嘱患者每日自行按压耳穴处 3~5 次,每次每穴约 1 分钟(以自觉局部胀痛发热为度),3 天一换,左右耳交替施术,4 周一疗程。

近年来也有人应用穴位电兴奋疗法调治亚健康,穴位电兴奋疗法是应用电流强度大、持续时间短的感应电、断续直流电刺激人体腧穴来治疗疾病的一种方法。该法具有镇静、兴奋、镇痛、调节自主和内脏神经、改善血液循环、防止肌萎缩等作用。适用于神经衰弱、头痛、急性软组织挫伤、周围性神经瘫痪、腰腿痛、坐骨神经痛、胆道蛔虫、内脏下垂、泌尿系结石、肠胃功能紊乱、尿潴留、皮神经炎等症。

(三)推拿治疗

推拿疗法的优势在于既没有药物的毒副作用,也没有针灸对机体组织的损伤作用,在治疗过程中给人以舒适感觉,能通过激发人体经络系统,实现祛邪扶正、平衡阴阳、调节脏腑气血,从而使机体的正常活动得以恢复和维持,将机体各脏腑组织器官的功能调节到接近于最佳状态,并有效缓解症状,促使体力和脑力的恢复与协调发展,最适合亚健康人群的养生保健。

目前常见的推拿(按摩)方法有循经取穴推拿、辨证推拿、整脊疗法、按摩足反射区、推拿(按摩)综合运用全身、足反射区推拿(按摩)和耳穴按压、自我保健推拿(按摩)等。推拿(按摩)的常用手法有按、摩、推、拿、揉、捏等,操作一般要先轻后重、柔和持久、由慢而快、由浅到深、先急后缓。按法是用手指或手掌在适当部位进行按压,可治疗局部肌肉肿胀麻木、痹痛瘫痪、扭伤挫伤等,适用于全身各部操作。摩法是用拇指指腹或手掌的尺侧(小鱼际)在某部位或穴位上做轻缓的盘旋摩动,摩时用力要均匀,动作要协调,适用于四肢、头、胸及腰部,可治疗痹痛瘫痪、麻木胀满等。推法是用指腹或掌跟在需要治疗的部位或穴位上,分别向前后、左右、上下用力推动,可用于躯干和四肢部,适用于消化不良、肝胃不和、胸腹胀满、肢体瘫痪、麻木、痹痛等的治疗。拿法是用拇指和示(食)指或拇指同中指屈成弧形,扣捏在对称的两个穴位或皮肤、肌肉、筋膜上,用力提拿,可用单手或双手进行,适用于肌肉丰厚处,可治疗肌肉筋骨痛风、劳损、麻木不仁等。揉法是用手指指腹或手掌贴附于皮肤上,做轻微的圆形或螺旋形揉动,适用于全身各处,可治疗腰背、四肢、头部、腹部疾病。捏法是用手指挤捏皮肤、肌肉、筋膜,多配合拿法使用,可单手或双手捏,适用于全身各处,可治疗头、项、背、腰、四肢部痹痛等。除上述手法外,还有拍法、摇法、弹法、叩法、振法等。这些都是在推拿(按摩)中常用的手法,可结合亚健康者的情况使用。

(四)情志调摄

中医学认为健康是人与自然、人与社会、自身形体与神志之间的动态平衡,而亚健康和疾病则是人体的阴阳失衡。中医学强调"形神合一",重视精神情志因素在疾病发生、发展、预后等各方面所起的作用,相应的就产生了具有中医特色的精神情志调摄疗法。

1. 情志相胜法

中医学将情志活动归为五志,五志之间具有相克相胜的规律,即悲胜怒、怒胜思、思胜恐、恐胜喜、喜胜悲。根据情志与五行之间的配属,用一种情志有效地抵消或制约原有的过盛之情志,从而治愈疾病,就是情志相胜法。元代张子和指出:"悲可以治怒,以怆恻苦楚之言感之;喜可以治悲,以谑浪亵狎之言娱之;恐可以治喜,以恐惧死亡之言怖之;怒可以治思,以污辱欺罔之言触之;思可以治恐,以虑彼志此之言夺之。"此类方法在运用时需灵活掌握,并把握好情志刺激的"度",方可取得良好疗效。

2. 移精变气法

移精变气法,是医生运用各种方法来转移亚健康者以及患者的精神意念活动,借以调理和纠正其气机紊乱等病理状态,促使疾病亚健康状态得以改善或康复的一种精神情志疗法。该疗法是在"形神合一"理论指导下,通过"治神以动其形"而达到治疗目的。具体又可分为精神转移法和情志导引法两类。精神转移法即将亚健康者或患者的精神意念活动从亚健康状态或疾病及其内心思虑的焦点上转移或分散至其他方面去,以缓解或消除这些精神意念的恶性刺激引起的病理改变,促使亚健康状态改善或疾病趋向康复。情志导引法即主要通过医生指导亚健康者或患者进行呼吸吐纳锻炼,或配合一些动作来引导或控制其精神意念活动,而达到移精变气的治疗目的。

3. 顺情从欲法

顺情从欲法指顺从亚健康者或患者的某些意愿,满足其一定的身心需求,以排解致病心因的一种精神情志疗法。人的情绪变化取决于需要的满足与否,若客观事物能满足其需要,则产生肯定的情绪体验;否则,会产生否定的情绪体验,而否定的情绪体验往往通过对人体神经、内分泌、免疫系统产生影响而导致亚健康或疾病。所以,对欲求得不到满足而导致的亚健康或疾病,往往需要从其愿顺其情,使患者怡然喜悦,心情舒畅,才能解除疾病。本疗法有较普遍的适用性,对那些因外界条件所限,或个人过分压抑、胆怯、内向而愿望难遂、积日成疾的患者尤为适宜。

4.激情刺激法

激情刺激法指激发强烈、短暂的情绪使亚健康者或患者处于激情或应激状态,借其势来治疗疾病的方法,是医生有意识地诱发亚健康者或患者强烈而短暂的情绪,以达到治病的目的。人的情志变化,尤其是在激情和应激的情况下可引起生理、病理的突然改变,如果掌握适当,且应用到治疗上,可收到立竿见影的疗效,但难度较大。归纳历代医案有惊恐应激法、愤怒应激法、羞辱应激法等。

(五)吐纳导引

生命在于运动,运动是人类生命活动过程中的一种重要形式。吐纳导引是基于中医理论的一种健身疗法,"导"指宣导气血,"引"即伸展肢体,"导引"就是宣导气血、伸展肢体,用以防治疾病,维护健康。其最大的特点是"形、意、气"三者相结合,即运动肢体身躯以练形,锻炼呼吸以练气,并以意导气行。传统的中医导引方法形式多样,目前应用比较多的有五禽戏、易筋经、八段锦、太极拳等"动功",以及内养功、放松功、六字诀、真气运行五步功等"静功"。运动贵在坚持,重在适度,对运动的正确的态度是持之以恒、量力而行、因人而异、灵活掌握。

现代研究认为,运动锻炼可调节精神,可消除消极情绪,使人感到心情舒畅,更快地脱离病态心理,对中枢神经系统、呼吸系统、消化系统和心血管系统都有良好的改善作用。此外,运动还可以增加热量消耗,促进脂肪的分解,降低血脂,改善心血管功能,提高机体免疫力。亚健康者通过运动可以调节和改善机体的内分泌功能,提高脂质过氧化酶的活性,减少脂质过氧化,使身体各器官、系统的功能活动更加协调,进一步达到延年益寿的目的。

(六)四时养生

《素问·四气调神大论》记载:"春三月……夜卧早起,广步于庭,被发缓行,以使志生""夏三月……夜卧早起,无厌于日,使志无怒,使华英成秀,使气得泄""秋三月……早卧早起,与鸡俱兴,使志安宁,以缓秋刑""冬三月……早卧晚起,必待日光,使志若伏若匿,若有私意,若已有得"。强调了符合四时阴阳变化规律的生活起居习惯能使人与自然达到"天人合一"的和谐状态,进而对人的精神意志进行调养,以达到预防疾病的保健作用。如不遵循四时季节气候的变化规律,就会出现相对应的脏腑疾病,如春三月"逆之则伤肝,夏为寒变,奉长者少";夏三月"逆之则伤心,秋为痎疟,奉收者少,冬至重病";秋三月"逆之则伤肺,冬为飧泄,奉藏者少";冬三月"逆之则伤肾,春为痿厥,奉生者少",《金匮要略》认为"若人能养慎",不至邪风侵犯经络,不让身体变得虚,那么疾病就没有办法进入腠理。

四时养生干预亚健康的具体方法,可参考"第十二章因时养生"的相关内容。

目标检测

一、选择题

(一)单项选择题

1.《黄帝内经》中"治未病"体现了哪几个方面?(　　　)

A. 未病先防,既病防变　　　　　B. 欲病救萌,既病防变

C. 未病先防,病愈防复　　　　　D. 欲病救萌,病愈防复

2.《金匮要略·脏腑经络先后病脉证第一》指出:夫治未病者,见肝之病,知肝传脾,当先实( )

A. 心　　　　　　　　B. 肝　　　　　　　　C. 脾　　　　　　　　D. 肾

3.“因地制宜”是根据什么特点对亚健康人群进行干预的(   )

A. 亚健康人群病理性体质的辨析和干预　　　　　B. 季节、月令、昼夜等不同特点

C. 根据不同地域气候、地理环境、生活习惯和经济生活的特点　　　D. 以上都不是

4. 营养食疗干预亚健康,首先必须熟悉食物的哪些方面?(   )

A. 性味、归经　　　　B. 口味、性味　　　　C. 归经、寒热　　　　D. 温凉、组成

(二)多项选择题

1. 亚健康干预的原则是什么(   )

A. 提高健康素养　　　　　　　　B. 调整生活方式

C. 优化饮食结构　　　　　　　　D. 综合干预调理　　　　E. 更新健康观念

2. 中医治未病的基本内容有哪些?(   )

A. 未病先防　　　B. 欲病救萌　　　C. 既病防变　　　D. 病愈防复　　　E. 以上都不是

3. 中医干预亚健康的方法有哪些?(   )

A. 药物疗法　　　B. 营养食疗　　　C. 针灸治疗　　　D. 推拿治疗　　　E. 情志调摄

4. 情志调摄的方法有哪些?(   )

A. 情志相胜法　　　　　　　　B. 移精变气法

C. 顺情从欲法　　　　　　　　D. 激情刺激疗法　　　　E. 吐纳导引法

二、简答题

1. 亚健康状态的中医基本证候有哪几种类型? 分别是什么?

2. 针灸治疗干预亚健康的原理是什么?

3. 对待运动的正确态度是什么?

三、案例分析题

1. 肝郁气滞证的亚健康者怎么治疗?

2. 用针灸来治疗亚健康者,通常选用哪些穴位?

参考文献

[1] 王玉川.中医养生学[M].上海:上海科学技术出版社,2008.

[2] 郭海英.中医养生学[M].北京:中国中医药出版社,2009.

[3] 马烈光.中医养生保健学[M].北京:中国中医药出版社,2009.

[4] 谭兴贵.中医养生保健研究[M].北京:人民卫生出版社,2009.

[5] 王德瑜,邓沂.中医养生康复技术[M].3版.北京:人民卫生出版社,2019.

[6] 高新彦,徐文峰.男性养生保健指南[M].北京:人民军医出版社,2005.

[7] 邓沂.黄帝内经养生智慧解密[M].北京:中国中医药出版社,2017.

[8] 邓沂.时间智慧:24节气巧经养生[M].西安:西安交通大学出版社,2018.

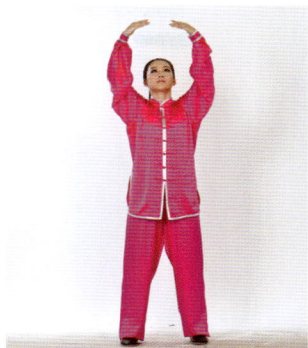

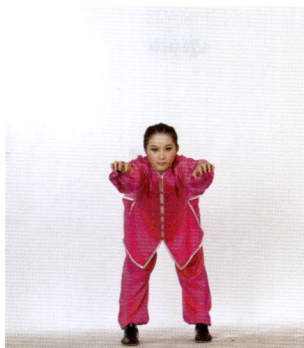

图 1　第一式　虎举　　　　　图 2　第二式　虎扑　　　　　图 3　第三式　鹿抵

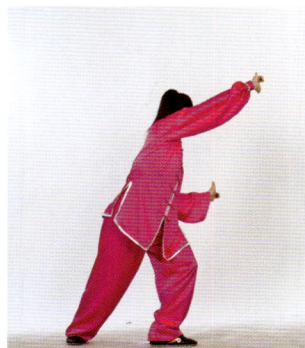

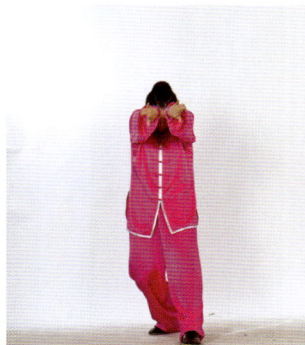

图 4　第四式　鹿奔　　　　　图 5　第五式　熊运

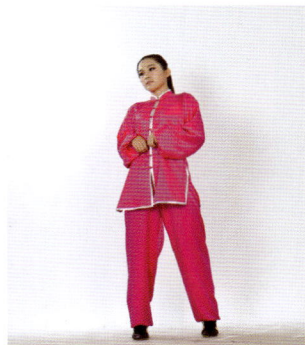

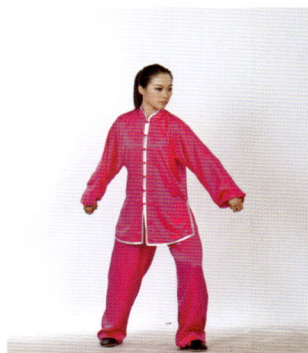

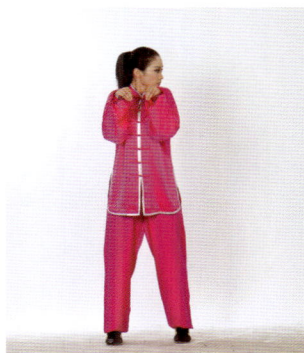

图 6　第六式　熊晃　　　　　图 7　第七式　猿提　　　　　图 8　第八式　猿摘

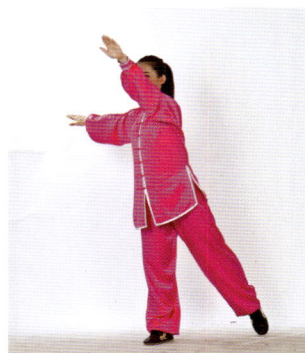

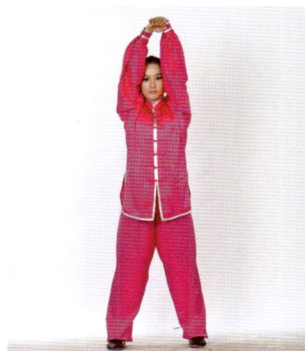

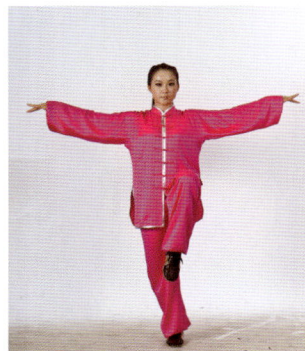

图 9　第九式　鸟伸　　　　　图 10　第十式　鸟飞

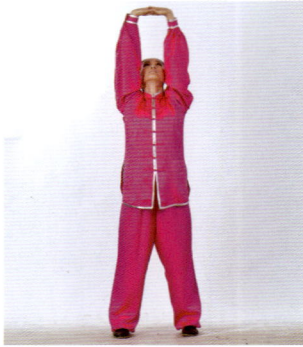

图 11　第一式　双手托天理三焦　　图 12　第二式　左右开弓似射雕　　图 13　第三式　调理脾胃须单举

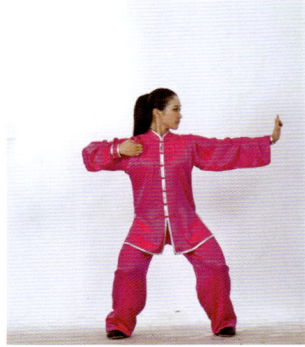

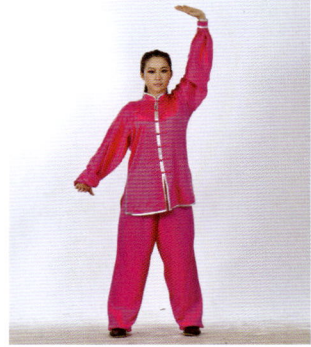

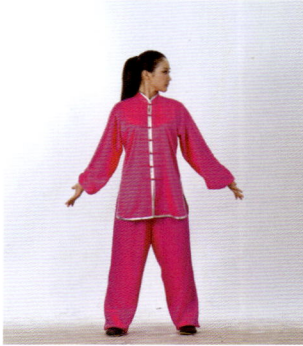

图 14　第四式　五劳七伤往后瞧　　图 15　第五式　摇头摆尾去心火　　图 16　第六式　两手攀足固肾腰

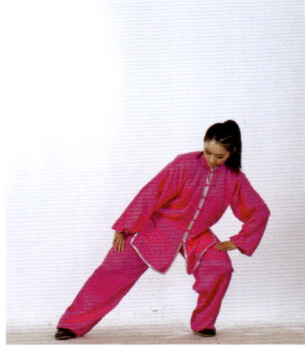

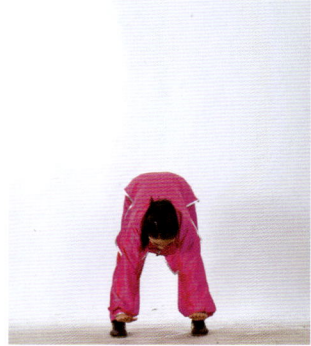

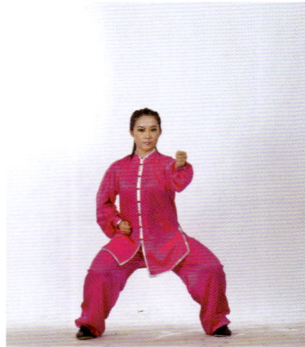

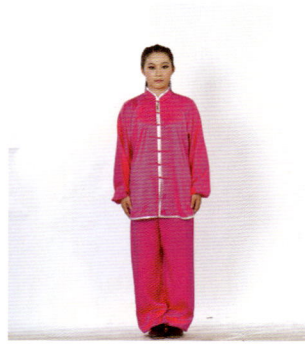

图 17　第七式　攒拳怒目增气力　　图 18　第八式　背后七颠百病消

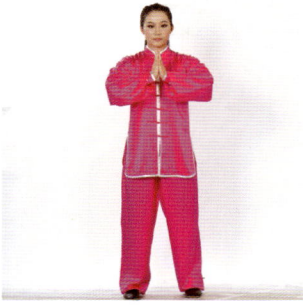
图 19　第一式　韦驮献杵第一势

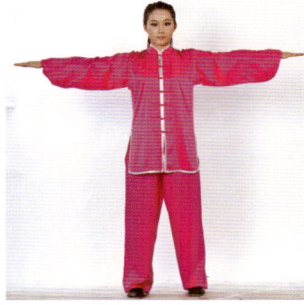
图 20　第二式　韦驮献杵第二势

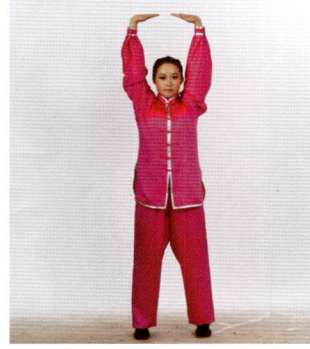
图 21　第三式　韦驮献杵第三势

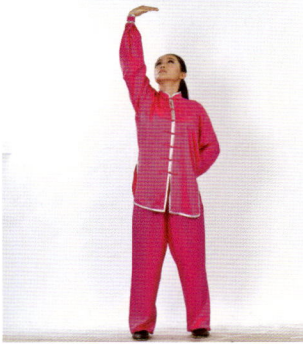
图 22　第四式　摘星换斗势

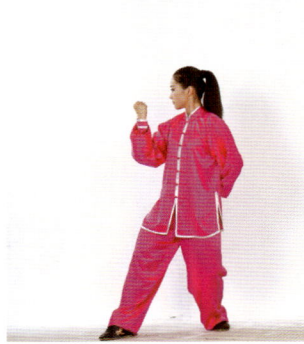
图 23　第五式　倒拽九牛尾势

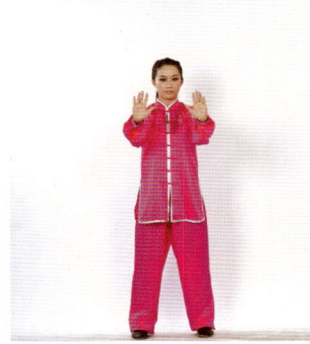
图 24　第六式　出爪亮翅势

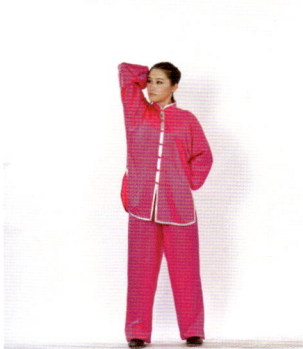
图 25　第七式　九鬼拔马刀势

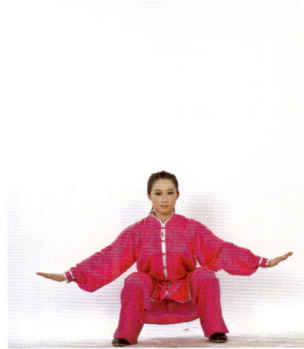
图 26　第八式　三盘落地势

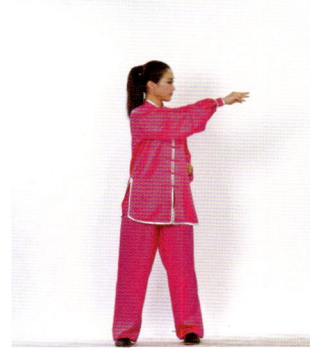
图 27　第九式　青龙探爪势

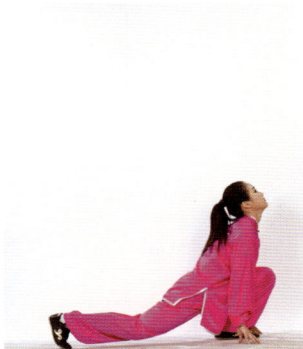
图 28　第十式　卧虎扑食势

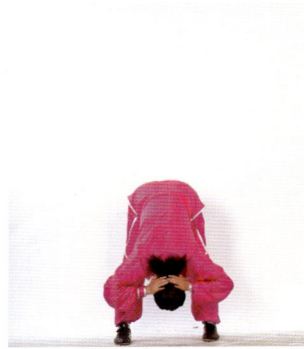
图 29　第十一式　打躬势

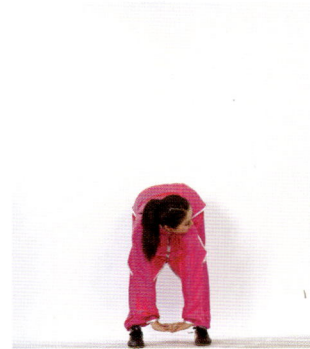
图 30　第十二式　掉尾势